本书系

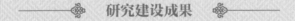

国家中医药管理局刘志明国医大师传承工作室

国家中医药管理局全国名老中医药专家刘志明名老中医传承工作室

北京中医药薪火传承"3+3"工程刘志明名老中医工作室

北京中医药薪火传承"新3+3"工程刘志明"三名"传承工作室

北京中医药薪火传承"新3+3"工程刘志明门人（刘如秀）传承工作站

中国中医科学院学部委员学术传承与传播专项项目（CI2022E012XB）

中央高水平中医医院临床科研项目（HLCMHPP2023053）

————❖ **研究建设成果** ❖————

国医大师 刘志明

用药经验集

主审　刘志明

主编　刘如秀

副主编　刘金凤

编委　（以姓氏笔画为序）

马龙　马志忠　王瑛

刘如秀　刘金凤　关宣可

李茜　李琳　杨为伟

吴敏　吴巧敏　汪艳丽

张芹　赵玲瑜　胡东鹏

郭艳琼　常兴　蒋力治

蒲湘毅

人民卫生出版社

·北京·

图书在版编目（CIP）数据

国医大师刘志明用药经验集 / 刘如秀主编 . —北京：人民卫生出版社，2024.6

ISBN 978-7-117-36374-7

Ⅰ. ①国… Ⅱ. ①刘… Ⅲ. ①中药学 －临床药学 －经验 －中国 －现代 Ⅳ. ①R285.6

中国国家版本馆 CIP 数据核字（2024）第 109470 号

人卫智网	www.ipmph.com	医学教育、学术、考试、健康，购书智慧智能综合服务平台
人卫官网	www.pmph.com	人卫官方资讯发布平台

国医大师刘志明用药经验集
Guoyi Dashi Liu Zhiming Yongyao Jingyan Ji

主　　编：刘如秀
出版发行：人民卫生出版社（中继线 010-59780011）
地　　址：北京市朝阳区潘家园南里 19 号
邮　　编：100021
E - mail：pmph @ pmph.com
购书热线：010-59787592　010-59787584　010-65264830
印　　刷：天津善印科技有限公司
经　　销：新华书店
开　　本：710×1000　1/16　　印张：19　　插页：2
字　　数：321 千字
版　　次：2024 年 6 月第 1 版
印　　次：2024 年 7 月第 1 次印刷
标准书号：ISBN 978-7-117-36374-7
定　　价：88.00 元

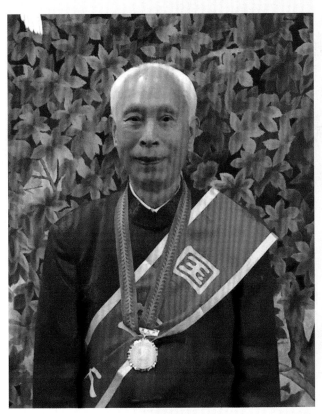

图 1　国医大师刘志明

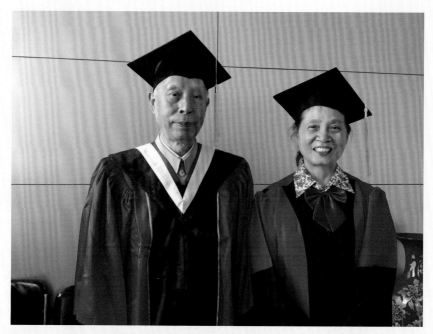

图 2　国医大师刘志明与首批学术继承人刘如秀教授

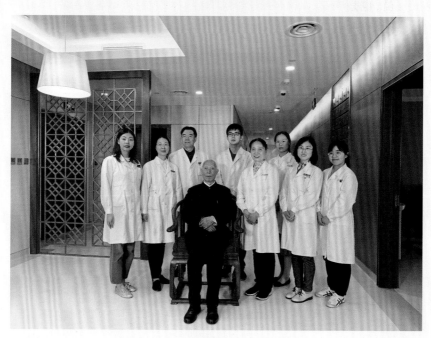

图 3　国医大师刘志明与传承团队

序　言

刘志明,1925年出生,湖南湘潭人,国医大师,首届首都国医名师,首批全国老中医药专家学术经验指导老师,首批博士生导师、博士后指导老师、传承博士后指导老师,中央保健会诊专家,首批享受国务院政府特殊津贴专家,资深研究员。曾任中国中医科学院及广安门医院学术委员会副主任委员、学位委员会委员;中华中医药学会副会长;第六、七、八届中国人民政治协商会议全国委员会委员;现任中华中医药学会顾问,中国中医科学院首届学部委员。

刘老出身岐黄世家,自幼师承名家,因擅治热病闻名遐迩,受周恩来总理钦点入京,参与中国中医科学院建院筹备工作,成为中国中医科学院第一批医疗科研人员,也是现在唯一健在的老专家。刘老善治外感热病、心脑血管疾病、老年病、痹证、肿瘤等疾病。刘老临床师古不泥古,擅用经方治疗疑难杂症,加减变化,十分灵活,疗效显著。

自1991年,刘老被评为首批国家500名老中医药专家学术经验继承工作指导老师之一并开始收徒,到2008年北京中医药薪火传承"3+3"工程刘志明老中医工作室成立,此后国家中医药管理局"刘志明名中医研究室"、"名医名家传承工作室"、"国医大师刘志明传承工作室"、京津冀中医药协同发展项目"刘志明老中医学术传承推广"以及北京市名中医身边工程"国医大师刘志明团队"等项目相继启动,刘老传承团队先后与北京市和平里医院、北京市门头沟妇幼保健院、河北省保定市第一中医院、北京市西城区什刹海社区卫生服务中心以及湖南省湘潭市中医医院等医院合作,并形成传承推广基地,进行学术传承及人才培养。此书的编撰正是基于大量师承学员跟诊学习总结而得以成形,希望以此为契机,进一步深入总结和整理刘老的学术思想和临证经验,为弘扬名老中医经验和建设中医药事业贡献微薄之力。

国医大师刘志明工作室

2024年2月

前　言

　　刘志明老中医出身于岐黄世家,幼承庭训,自幼受名师点拨,深究古籍,博采众长。青年时期的刘老先后悬壶于三湘之地,成为享誉一方的名医。中华人民共和国成立后,应党中央召唤,进京相继参与中医研究院(现中国中医科学院)筹备工作,组建建院八大组之一的传染病组,为中医药的推广和发展做出了重大的贡献。刘老读悟并重,实践求真,取各家所长,融会贯通,在先贤学术精华基础上反复实践打磨,深耕于中医临床八十余载,最终形成了完备的学术理论体系,对于中医事业发展而言,这是一笔宝贵的资源,值得后辈传承与发扬。

　　本书在《刘志明医案精解》的基础上,结合刘老常用单药和方剂,由刘老学术继承人刘如秀教授及传承弟子合作完成。全书共分"单药篇""对药篇""方剂篇"三大部分,系统阐述了药物的量效关系、炮制变化、药物配伍规律、古方新用、独创方运用等,精炼地概括总结了刘老一生的用药心得和体会,以期全面、完整地阐述国医大师刘志明教授学术经验的精华。

　　本书即将付梓,承蒙各级领导的深切关怀,各位同道的指导与斧正,各位同门的鼎力相助,在此谨表谢意。命笔之时,就书中有关中药单药、对药部分内容,曾请益于广安门医院药剂科杨响光副主任,良朋嘉惠,并志简端。

　　刘老学术思想博大精深,编者才疏学浅,恐不能透彻领悟其精髓,管窥之见不足之处敬请读者不吝赐教。

刘如秀　刘金凤

2024 年 2 月于北京

目 录

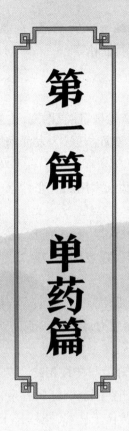

第一篇　单药篇

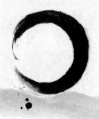

一、麻　黄

麻黄始载于《神农本草经》,味辛、微苦,性温,入肺、膀胱经,刘老临床常用于主治外感风寒、咳嗽气喘、水肿等。

【用药心得】

1. 发汗解表　麻黄味辛发散,性温散寒,主入肺与膀胱经,善于宣肺气、开腠理、透毛窍而发汗解表,发汗力强,为发汗解表之要药。刘老认为麻黄功能发散风寒,入肺经,可广泛应用于风寒感冒、咳嗽等病症。如《本草纲目》所言:"麻黄乃肺经专药,故治肺病多用之。张仲景治伤寒,无汗用麻黄,有汗用桂枝。"

2. 宣肺平喘　麻黄辛散苦泄,温通宣畅,主入肺经,可外开皮毛之郁闭,以使肺气宣畅,内降上逆之气,以复肺司肃降之常,故刘老常用于肺气郁闭之喘咳。

3. 利水消肿　麻黄上宣肺气,发汗解表,可使肌肤之水湿从毛窍外散,并通调水道、下输膀胱以助利尿之力,故刘老常用于水肿、小便不利兼有表证者。

4. 随证配伍举隅

(1)风寒感冒:刘老常用麻黄与桂枝相配。麻黄性温,味辛而苦,其用在迅升;桂枝性温,味辛而甘,其能在固表。证属有余,故主以麻黄必胜之算也;监以桂枝,制节之师也。故麻黄长于祛邪,桂枝长于和内,两者相合,在表之邪,必尽去而不留。两药共治外感风寒表实证,以增强发汗散寒之力。

(2)咳嗽气喘:刘老常用此药治疗咳嗽气喘。如寒痰停饮,咳嗽气喘,痰多清稀者,常配伍细辛、干姜、半夏等,如小青龙汤。如肺热壅盛,高热喘急者,每与石膏、杏仁、甘草配用,以清肺平喘,如麻杏石甘汤。

(3)风水水肿:刘老常用麻黄配伍生姜、白术等发汗解表、利水退肿药治疗风邪袭表之水肿、小便不利等症,如越婢加术汤。

5. 使用方法及用量　水煎服,10~30g。宜后下,解表宜生用,平喘宜炙用。蜜麻黄可用于表证已解,气喘咳嗽等症。

【病案举例】

陈某,女,50岁,教师。2020年10月4日初诊。患者反复声音嘶哑伴咽痛近 3 年,曾经本地多家医院确诊为"慢性声带炎",予抗生素治疗无效。多次就诊,先后予以桔梗汤、百合固金汤口服及木蝴蝶、玉竹、西洋参、桔梗、玄参、石斛、甘草代茶饮,病情反复加重,后就诊于刘老。诊见患者舌质淡红,苔薄白,右关脉缓而无力,右尺脉虚,左关脉小弦,反复声音嘶哑、咽痛,且有劳累后加重的特点,自诉兼有腰膝酸冷胀痛,脉证合参,本病当属少阴证"喉痹",予麻黄附子细辛汤加减。

处方:麻黄 6g,炒白芍 9g,当归 9g,炮附子 9g,桔梗 9g,炒白术 9g,炙甘草 5g,细辛 3g。5 剂,水煎服。

二诊时声音嘶哑较前稍减轻,已无明显咽痛。

按语:因患者有"反复音哑、咽痛"症状,同时该病人脉沉细,提示肾阳不足,舌质淡、苔薄白,则提示肾阳虚寒证,结合兼症"腰膝酸冷胀痛",故本病辨证当为少阴病。故予麻黄附子细辛汤,本病究其根本是素体阳虚,鼓动无力,津不上承,则音哑、咽痛随之而来。方用麻黄以散太阳之表邪,附子、细辛温少阴之里阳,白术、当归活血益气,以上荣咽户,开利咽喉,白芍、甘草养阴生津以润喉,桔梗引药直达病所。诸药配伍,温阳养阴生津并行,相得益彰。

二、石　膏

石膏始载于《神农本草经》,味甘、辛,大寒,入肺、胃经,刘老临床常用于主治温热病、肺热咳喘、牙痛、消渴等。

【用药心得】

1. **清热泻火**　本品性味辛甘寒,性寒清热泻火,辛寒解肌透热,甘寒清胃热、除烦渴。刘老认为此药可广泛用于温热病气分实热证及胃火上攻之牙痛、头痛等。

2. **除烦止渴**　本品辛能发汗解肌,甘能缓脾益气、生津止渴,刘老临床用于烦热口渴等。

3. **随证配伍举隅**

(1)温热病气分实热证:温病气分实热证见壮热、烦渴、汗出、脉洪大者,刘老常与知母合用,如白虎汤。

(2)暑热气津两伤证:刘老常与石膏、竹叶等同用,如竹叶石膏汤。

(3)肺热喘咳证:本品辛寒入肺经,善清肺经实热,刘老常配伍麻黄、杏仁

3

等治疗肺热咳喘证,如麻杏石甘汤。

(4) 胃火牙痛、头痛: 刘老常配伍黄连、升麻等药清泻胃火,如清胃散。

(5) 实热消渴: 刘老常用此药配知母、生地黄等治疗邪热上攻、耗伤津液之消渴证,如玉女煎。

4. 使用方法及用量 水煎服,15~60g,生石膏多用于实证,需打碎先煎,治疗温病烦渴、发热甚者剂量宜大,外用可用于湿疹创面。

【病案举例】

王某,女,73岁。2020年8月23日初诊。患者15年前外感后开始出现反复咳嗽咳痰,并逐渐出现气促,遇寒则易复发,2天前患者感冒后出现发热,上述症状加重,故来诊。就诊时症见:咽痒咳嗽,咳黄痰,痰多,难咳出,胸闷、气促,动则加重,发热,无汗,心烦,纳寐差,小便黄,大便干结。舌红绛,苔黄腻,脉滑数。诊为咳嗽,证属风热外袭,痰热蕴肺,治当清热宣肺,降气化痰,予白虎汤加减。

处方: 生石膏30g,知母9g,荆芥9g,金银花12g,栀子9g,黄芩12g,杏仁9g,川贝母6g,赤芍12g,法半夏9g,大黄(后下)3g,车前子(包煎)9g,蝉蜕9g,甘草6g。水煎服,每日1剂,3剂。

二诊时患者后已无发热,咳嗽气促症状均好转,痰量较前减少,大便已解,续予原方加西洋参5g,3剂。

按语: 患者既往咳喘病史多年,此次发病是由于外感风热,风热之邪引动痰热,故见发热,咳黄痰,胸闷,气促,动则加重,表里俱重,应表里双解,初起在表,当以汗解。但此案其病因为温热之邪,若以辛温发汗,则可助长热势,故以辛凉之品金银花、栀子散热,但发汗之力不足,故以荆芥、蝉蜕合用,解表退热,发汗祛邪;刘老常用辛凉之石膏配合知母清泻气分之热,与辛温荆芥、蝉蜕共作祛邪之功,以达"轻可去实"之效,方中配合大黄、车前子使邪热从二便排出。黄芩、川贝、赤芍、法半夏等清泄肺热,化痰祛邪;杏仁宣肺,与诸药相合使邪去而气顺,肺气宣肃有常。

三、桂　枝

桂枝始载于《名医别录》,味甘、辛,温,入心、肺、膀胱经,刘老临床上常用于治疗虚人外感、关节痹痛、胸闷、心悸、痰饮等。

【用药心得】

1. 解表　桂枝归肺经，主表；归太阳膀胱经，辛甘温煦，甘温通阳扶卫，其开腠发汗之力较麻黄温和，而善于宣阳气于卫分，畅营血于肌表，故有助卫实表、发汗解肌、外散风寒之功。刘老认为表实无汗、表虚有汗及阳虚受寒者，均可使用。

2. 通经脉止痹痛　桂枝性温，能化阴寒，有通达之力，能温通经络，散在表之风寒湿热之邪，故能宣通痹痛。故刘老善用此药治各种痹阻于肌肉经络骨节的疼痛。

3. 化湿浊，助阳化气　本品甘温，既可温扶脾阳以助运水，又可温肾阳、逐寒邪以助膀胱气化，而行水湿痰饮之邪。刘老认为此药为治疗痰饮，心阳不振的常用药。

4. 随证配伍举隅

(1)风寒感冒：刘老常用此药治疗各种风寒感冒证，若表实无汗，常与麻黄同用，以开宣肺气、发散风寒，如麻黄汤；若表虚有汗，常与白芍同用，以调和营卫、发汗解肌，如桂枝汤；若素体阳虚，常与麻黄、附子、细辛配伍。

(2)痹证：刘老常喜用桂枝与知母组药对，采撷于仲景《金匮要略》桂枝芍药知母汤，治疗寒热错杂痹痛。刘老指出此方用于风寒湿侵入日久，逐渐化热，形成寒热错杂之象，临床上多见于各种关节疼痛。

(3)痰饮证：如脾阳不运，水湿内停所致的痰饮病眩晕、心悸、咳嗽者，刘老常用此药与茯苓、白术同用，如苓桂术甘汤；若膀胱气化不行，水肿、小便不利者，每与茯苓、猪苓、泽泻等同用，如五苓散。

(4)心悸：心悸动、脉结代者，刘老常用此药与甘草、人参、麦冬等同用，如炙甘草汤；若阴寒内盛，引动下焦冲气上凌心胸所致奔豚者，常重用本品，如桂枝加桂汤。

5. 使用方法及用量　水煎服，解表宜生用 6~10g，治疗风湿痹痛可加大剂量，用到 20g，温经通阳宜炒用 6~10g。

【病案举例】

赵某，男，48 岁，2020 年 1 月 21 日初诊。患者失眠 15 天。现症见：失眠，以早醒为主，梦多，焦虑，口干、口苦、口臭，饮水多，喜饮温水，鼻塞，流清涕，纳一般，大便干，小便黄，夜尿 2~3 次；舌淡苔黄腻，脉滑。诊为不寐证，证属外有表寒,里有郁热,治当解表和营卫,清里健脾胃,予桂枝汤合栀子豉汤加减。

处方:桂枝 9g,生姜 9g,淡豆豉 9g,白芍 9g,炙甘草 9g,半夏 9g,大枣 12g,佩兰 9g,栀子 5g,杏仁 9g,苍耳子 9g。7 剂,水煎服。

服后失眠、焦虑明显改善,醒后能入睡,鼻炎症状明显改善。

按语:《内经》认为人体阴阳二气与睡眠直接相关。如《灵枢·口问》"阳气尽,阴气盛,则目瞑;阴气尽,而阳气盛,则寤矣",说明阴阳二气调节睡眠,阴阳不交则失眠。《灵枢·营卫生会》曰"壮者之气血盛,其肌肉滑,气道通,荣卫之行不失其常,故昼精而夜瞑。"因此,阴阳营卫调和是维持正常睡眠节律的根本原因。本例患者初诊以营气耗伤为主要病机,患者出现鼻炎、清涕等表束不解、水饮上泛症状,此时患者表里病机并存,予桂枝汤,方中桂枝、白芍、生姜、大枣调和营卫,健运脾胃,栀子、淡豆豉清心除烦,宽胸理气,佩兰芳香开窍,半夏消积化痰,联合苍耳子、杏仁开窍解表、泄热润燥,诸药配合桂枝汤,兼清表里、调阴阳,炙甘草调和诸药,使患者表里、阴阳、营卫、气血调和,夜寐得安,诸症缓解。

四、荆　芥

荆芥始载于《神农本草经》,味辛,微温,入肺、肝经,刘老临床常用于主治外感表证、麻疹不透、风疹瘙痒等。

【用药心得】

1. 祛风解表　荆芥辛散气香,长于发表散风,且微温不烈,药性和缓,为发散风寒药中药性最为平和之品。刘老认为外感表证,无论风寒、风热或寒热不明显者,均可广泛使用。

2. 透疹消疮　本品质轻透散,祛风止痒,宣散疹毒。刘老认为可治疗表邪外束之麻疹。

3. 随证配伍举隅

(1)外感表证:刘老常配荆芥、防风以成发表轻剂,用量较轻,刘老不仅于外感风寒之证多选此药对,对温热病治疗亦常用之,因为治疗温热病初起发热表证,辛凉之品虽可散热,但发汗力较弱,若配伍少量辛温之品,能解表发汗以祛邪。如荆防败毒散。用于麻疹不透、风疹瘙痒,刘老常配伍蝉蜕、薄荷、苦参、防风使用。

(2)**疮疡初起兼有表证**：偏于风寒者，刘老常配伍羌活、川芎、独活等药；偏于风热者，常配伍金银花、连翘等。

4. 使用方法及用量 水煎服，生用剂量为6~10g；炒黄减少辛散之性，入血分解伏郁之热，剂量为5~9g；荆芥炭治失血之血晕，可用到20g。

【病案举例】

李某，女，28岁。2016年11月4日初诊。患者平素食辛辣肥甘，3年前开始面颊部出现绿豆大痤疮，中间可挤出白色脓栓，色红疼痛，经中西药治疗后稍有好转，但停药易反复，痤疮渐增多增大，此起彼伏。刻诊：两侧面颊部及颈部多发红色脓疱，痒痛兼具，以痛为主，面部较油腻，月经量少，色黯红，大便干结，舌红、苔薄黄，脉弦滑。诊为痤疮，证属湿热瘀结，治以清热祛湿，散结消疮，方药以荆防败毒散合五味消毒饮加减。

处方：荆芥9g，防风9g，羌活9g，独活9g，柴胡9g，前胡9g，桔梗9g，枳壳9g，川芎6g，金银花9g，紫花地丁10g，赤芍9g，茜草9g，夏枯草15g，蒲公英15g，茯苓12g，甘草6g。7剂，水煎服，并用药汁洗面，早晚各1次。

患者诉药后症状明显好转，痒痛消失，大便顺畅。守方加减继进10剂，皮疹消失，无新发皮疹。遂前方加减巩固治疗1个月，至今未发。

按语：患者过食辛辣肥甘，脾胃运化失司，湿热内生，郁结不解，循经上犯，熏蒸颜面，气滞血阻则生痤疮。荆芥、防风、羌活、独活祛风除湿，发散郁结；柴胡、桔梗清热升清，引药上行；枳壳、前胡降气消痰；川芎行气活血；茯苓健脾渗湿；金银花、紫花地丁、蒲公英清热解毒；茜草清热活血调经；夏枯草清肝散结；赤芍清热凉血；甘草调和诸药。全方共奏清热疏风、解毒祛湿、散结疗疮之功。

五、紫 苏 叶

紫苏始载于《本草经集注》，味辛，温，入肺、脾经，刘老临床常用于主治风寒感冒、胸闷呕吐等。

【用药心得】

1. 解表散寒 本品辛散性温，轻扬升散，偏走于肺，有宣肺气、散风寒、平咳喘之功。发汗解表之力较为缓和，刘老认为轻证可以单用，重证须与其他发散风寒药合用。

2. 行气宽中 本品味辛，能行气以宽中除胀，和胃止呕，兼有理气安胎之功。刘老认为此药可用于治疗中焦气机郁滞之胸脘胀满，恶心呕吐。

3. 随证配伍举隅

(1) **风寒感冒**：因其外能解表散寒，内能行气宽中，兼化痰止咳之功，适用于风寒感冒合并肺气闭塞的发热咳喘、胸闷不舒者。刘老常与前胡、陈皮配伍，采用《太平惠民和剂局方》之参苏饮，祛邪、止咳并行，双管齐下，既能疏散外邪，又能宣肺止咳。风寒表证而兼气滞，胸脘满闷、恶心呕逆者，刘老常与香附、陈皮配伍，如香苏散；咳喘痰多者，与杏仁、桔梗等药同用，如杏苏散。

(2) **脾胃气滞、胸闷呕吐**：偏寒者，常与砂仁、丁香等温中止呕药同用；偏热者，常与黄连、芦根等清胃止呕药同用，刘老常用薛生白《湿热病篇》黄连苏叶汤治疗肺胃不和之恶心呕吐，紫苏叶辛温宣达，黄连苦寒清降，两药配伍既有栀子豉汤宣达郁热之妙，又寓泻心汤辛开苦降之意。

(3) **梅核气**：刘老常用此药与半夏、厚朴等药同用，治疗七情郁结，痰凝气滞之梅核气，如半夏厚朴汤。

4. 使用方法及用量 水煎服，不宜久煎，适用于外感风寒轻证，表证10~12g，胃痛6~15g，安胎者多为6~9g。

【病案举例】

李某，女，62岁，2020年12月10日就诊。患者1月前受凉后出现恶寒发热，在当地社区医院治疗后(具体用药不详)，发热缓解，但出现剧烈咳嗽，服用西药症状未改善。现症见：咳嗽频繁，晨起尤甚，喉中痰阻感，日间咳白色稀痰，晨起伴少许黄黏痰，平素易感冒，神疲乏力，气短懒言，无呕吐。纳差，口淡无味，夜寐欠安，舌质淡红，苔白，脉浮弱。诊为感冒，证属气虚外感，治以益气解表，理气化痰，方药以参苏饮加味。

处方：人参9g，紫苏叶10g，陈皮10g，枳壳15g，前胡10g，法半夏10g，葛根20g，木香6g，桔梗10g，茯苓15g，炙甘草6g，浙贝母10g，鱼腥草20g。5剂，每日1剂，水煎后于中晚饭后半小时分服，咐患者忌辛辣、油腻、生冷、鱼虾蟹等发物。

二诊患者诉咳嗽较前明显好转，喉中痰阻感较前减轻，痰量较前减少，精神亦较前好转，舌质淡，苔薄白，脉弱，治疗仍守前方5剂。

按语：患者老年女性，表现为感冒后咳嗽剧烈，咳白痰，晨起明显，伴黄痰，辨证为气虚复外感风邪,阻碍气机运行,津液不能正常输布,聚而为痰湿内阻,郁而化热,故以白痰为主,伴晨起黄痰。正气不足,故倦怠乏力、气短懒言、脉弱。总之,其病机主要是脾肺气虚、外感风寒,内有痰阻气滞,故治当益气解表,理气化痰。方中紫苏叶、葛根、桔梗疏风解表宣肺;前胡、陈皮、枳壳降气宽胸;半夏、茯苓、浙贝母化痰止咳;人参健脾益气,与紫苏叶相伍,扶正托邪;鱼腥草清肺解热;木香醒脾畅中,加强行气之效;炙甘草补气和中,调和诸药。全方宣发与肃降兼顾,化痰与健脾益气相伍,恢复肺脾两脏的生理功能,促进中焦水谷津液气化,上焦津液得以输布。诸药合用,共奏益气解表、理气化痰之效。

六、防　风

防风始载于《神农本草经》,味辛、甘、微温,入膀胱、肝、脾经,刘老临床常用于主治外感表证、风疹瘙痒、风湿痹痛等。

【用药心得】

1. **祛风**　本品味淡气轻,性温质润,乃"风药之润剂",刘老认为此药可随诸经之药,各经皆至,能散周身风邪,治一身之风。刘老指出防风不仅有祛风解表之功,还有祛风胜湿、祛风止痒之效。

2. **胜湿止痛**　本品辛温,功能祛风散寒,胜湿止痛,为刘老常用祛风湿、止痹痛之药。

3. **祛风止痉**　本品既能辛散外风,又能息内风以止痉。刘老常用此药治疗痉证,如《名医别录》"胁痛,胁风头面去来,四肢挛急,字乳金疮内痉。"

4. **升阳运脾**　《本草备要》曰"防风辛甘微温,升浮为阳",李东垣明确指出"若补脾胃,非此引用不能行"。根据这个认识,刘老认为防风有升浮的作用,使阳气由下而上,弥散升发。故刘老常用此药主治脾虚不能运化诸症,如泄泻、饮食减少等。

5. **随证配伍举隅**

(1) 各种"风证":刘老对防风"祛风"的功效可理解为配祛风解表药,治外感表证,如《摄生众妙方》荆防败毒散,以防风配荆芥疏风散邪;配祛风通窍药,治偏正头痛,如《太平惠民和剂局方》川芎茶调散,以防风配伍白芷、羌活、藁本、细辛祛风通各经窍;配祛风胜湿药,治风湿痹证,如孙思邈《备急千金要方》防风汤,以防风配杏仁外泄卫实,白术、生姜、半夏健运中焦脾运;配透疹止痒药,治麻疹及皮肤瘙痒,如《丹溪心法》当归饮子,以防风配白蒺藜、荆芥祛风止痒。

(2)外感表证: 刘老治疗风寒表证,头痛身痛、恶风寒者,常与荆芥、羌活同用,如荆防败毒散;外感风湿,头痛如裹、身重肢痛者,每与羌活、藁本、川芎等药同用,如羌活胜湿汤;风热表证,发热恶风、咽痛口渴者,常配伍薄荷、蝉蜕、连翘等辛凉解表药;气虚外感风寒者,常与黄芪、白术等药配伍,如玉屏风散。

(3)风湿痹痛: 刘老常用此药与羌活、独活、桂枝等药物同用,治疗风寒湿痹,肢节疼痛、筋脉挛急者,如蠲痹汤。

(4)泄泻: 此药有升清燥湿之性,故刘老常用于脾虚湿胜,清阳不升之泄泻,如升阳益胃汤;若肝脾不和所致泄泻,常与白术、白芍、陈皮等同用,如痛泻要方。

6. 使用方法及用量 水煎服,10~15g。一般生用,或入丸散,可煎水熏洗,止泻宜炒用,止血炒炭用。

【病案举例】

吴某,女,56岁。2020年11月8日初诊。患者平素喜食辛辣,自述有头晕病史6年。在当地医院诊为梅尼埃病,曾多次静脉注射丹参、天麻素治疗,病情时有反复,遂来求治于刘老。诊见:形体丰腴,面色潮红,头目昏眩,畏寒、口干咽燥,心烦少寐,纳谷不香,大便秘结3天一行,舌质红,苔黄腻,脉弦滑。诊为眩晕,证属风热壅盛,腑气不通,治当疏风清热,荡涤内结,予防风通圣散加减。

处方: 生石膏(先煎)、滑石、生山楂、川牛膝各30g,薄荷、荆芥、炙麻黄、防风各9g,炒黄芩、生山栀、制大黄、益母草、地龙、当归、川芎各6g,芒硝9g(冲服)。

连服3剂,大便通畅,眩晕减轻,上方去芒硝,继用5剂,除大便溏外,口味如常,头目昏眩止,原方去制大黄,生石膏、滑石均改为15g,继7剂,诸症悉平。

按语: 本案以头目昏眩、咽干燥、大便秘结为主症,加之又是形体丰满之人。其病机为阳盛热结所致。正如清·何梦瑶云"凡病多发热,热生于火",金元四大家之一刘完素曰"阳热发则郁甚于上""阳热易为郁结",进一步论述了火热之邪、阳热郁结的发病机制。用防风通圣散加减治疗,意在清热、解表、通里。用寒凉的生石膏、滑石、炒黄芩、生山栀以清肺胃之热;取制大黄、芒硝以泻大肠实热;选防风、荆芥、薄荷、炙麻黄以疏风清热;当归、川芎活血养血,使祛邪不伤正,泻下不伤里;生山楂、川牛膝、地龙、益母草活血祛瘀。全方共奏表里、气血、三焦通治之效果,使药直中病所,眩晕自愈。

七、薄 荷

薄荷始载于《新修本草》,味辛,凉,入肺、肝经,刘老临床常用于主治风热感冒、风疹瘙痒、胸闷胁痛等。

【用药心得】

1. **疏散风热** 本品辛以发散,凉以清热,清轻凉散,为疏散风热之良药,《本经逢原》载"薄荷辛凉上升,入肝、肺二经,辛能发散,专于消风散热。"临床上刘老常用薄荷治疗风热感冒,温病初起伴见发热、微恶寒、无汗等症。

2. **疏肝行气** 薄荷入肝经,其性轻扬上升,陈士铎曰"夫薄荷入肝、胆之经,善解半表半里之邪,较柴胡更为轻清。"由此可见,薄荷具有疏肝解郁之功效。刘老认为本品兼入肝经,故能疏肝行气。

3. **随证配伍举隅**

(1)**风热感冒、温病初起**:刘老用治风热感冒或温病初起、邪在卫分,常与金银花、连翘、牛蒡子、荆芥等配伍,如银翘散。

(2)**风热头痛、咽喉肿痛**:刘老用治风热上攻,头晕,宜与川芎、白芷等配伍,如上清散;用治风热壅盛,咽喉肿痛,常配伍桔梗、生甘草、僵蚕,如六味汤。

(3)**麻疹不透、风疹瘙痒**:刘老常用此药与荆芥、防风、蝉蜕、牛蒡子等配伍。

(4)**胸闷胁痛**:刘老常用此药配当归、白芍、柴胡治疗胸胁胀痛,月经不调,如逍遥散。

4. **使用方法及用量** 水煎服,3~6g,不宜久煎,或入丸散,或浸酒或炙黄研末。

【病案举例】

李某,女,28岁,2020年11月13日初诊。患者2个月前因感情问题,出现情绪波动,食量大,口臭,时有嗳气,大便干结。在口腔科检查无异常。舌质红,苔黄腻,脉弦数。诊为口臭,证属肝郁化火乘脾,治以疏肝解郁,清热泻火,予逍遥散加减。

处方：柴胡、茯苓、当归、沙参、麦冬、木香各15g，白术、甘草各9g，生石膏（先煎）、白芍、薏苡仁各30g，薄荷6g，砂仁5g。5剂，水煎服，日1剂。

二诊：患者诉口气减轻，大便较前通畅。舌淡红，苔薄白，脉弦细。

处方：柴胡、当归、白术、甘草各10g，薄荷6g，木香、茯苓各15g，白芍、薏苡仁各30g。5剂。

患者诉未有不适，病愈。

按语：口气多由口腔疾病引起，消化系统疾病亦可导致。患者情志不畅，肝郁犯脾，脾失运化，浊气内蕴，从口而出，则为口臭。方用柴胡疏肝解郁，茯苓安神健脾，当归活血行气，白芍养阴柔肝，白术、甘草健脾，薄荷除秽清热，木香行三焦之气，砂仁化湿，生石膏清热生津，薏苡仁健脾利湿，沙参、麦冬养阴增液行舟。复诊，患者病情好转，故减柴胡用量，去石膏、沙参、麦冬、砂仁，仍着重于疏肝解郁，健脾养阴。药证相符而获良效。

八、蝉　蜕

蝉蜕又名蝉衣，始载于《名医别录》，味甘、咸，寒，入肺、肝经，刘老临床常用于主治湿热病、风疹瘙痒、破伤风等。

【用药心得】

1. **宣清郁热**　蝉蜕其性寒，轻清走上、疏风泄热以解表邪，杨栗山《伤寒瘟疫条辨》指出"僵蚕、蝉蜕为清化之品，散肿消郁，清音定喘，使清升浊降，则热解而证自平矣"。刘老取杨栗山思想应用蝉蜕、僵蚕治疗外感热病。

2. **利咽透疹**　蝉性善鸣，取象比类，故为中医喉科喑哑的要药；另本品具有宣散透发、透疹止痒之效，汪昂《本草备要》曰："其气清虚而味甘寒，故除风热；其体轻浮，故发痘疹；其性善蜕，故退目翳，催生下胞；其蜕为壳，故治皮肤疮疡瘾疹；其声清响，故治中风失音。"刘老常用此药治疗皮肤瘙痒、麻疹以及外感热病初起见声音嘶哑、咽喉肿痛等。

3. **明目退翳**　本品入肝经，善疏散肝经风热，而肝开窍于目，故刘老常用此药取其明目退翳之功。

4. **息风止痉**　本品甘寒，既能疏散肝经风热，又可凉肝息风止痉，故刘老常用此治疗各种痉证。

5. 随证配伍举隅

(1) 外感热病：刘老师从温病名家杨香谷老先生，深受清代温病大家杨栗山思想的影响，认为温病的病机为"怫热在里，由内而达于外"，主张"热病初期即用表里双解""热病重症关键在于祛邪"，采用"升而逐之"，切忌"热邪闭郁"。基于此，刘老采用杨栗山《伤寒瘟疫条辨》中升降散治疗杂气所致热郁的温病，方中并用僵蚕、蝉蜕，取其辛凉透邪、宣清郁热之力，升阳中之清阳，避免邪气郁闭于内，透邪外出。

(2) 麻疹、风疹：刘老认为麻疹、风疹病机为风邪侵袭人体，导致营卫不和、气血不利，阻碍气机，影响血液运行，皮毛失于濡养，因此而出现瘙痒等症状，故有"治风先治血，血行风自灭"之说。临床常用消风散加减，方中蝉蜕凉散风热，开宣肺窍，其气清虚，善于透发，可疏风止痒、透疹；僵蚕祛风散结，加荆芥、防风、牛蒡子疏风解毒。

(3) 目赤翳障：刘老常用此药治疗风热上攻或肝火上炎之目赤肿痛，常与菊花、决明子同用，如蝉花散。

(4) 急慢惊风、破伤风证：刘老治疗小儿急惊风，常与天竺黄、栀子、僵蚕等药配伍；慢惊风常配伍全蝎、天南星等；治疗破伤风常与天麻、僵蚕、全蝎同用。

6. 使用方法及用量 水煎服，疏散风热，用量宜 9~10g；用于变态反应及瘙痒性皮肤病，可用到 15g 及以上；用于解痉止搐，剂量可增大到 30g 及以上。但剂量过大时，部分患者出现嗜睡现象。

【病案举例】

李某，女，55 岁。2020 年 7 月 15 日初诊。患者自诉近半年来常感胸部闷热，体温升高，每于午后或生气则加重，于 3 个月前出现耳鸣，伴有乏力，眠浅且入睡难，纳可，二便调。实验室检查未见明显异常。其丈夫诉其平时容易焦虑烦躁，舌红苔薄黄，脉弦数。诊为内伤发热，郁火内伏，治当疏肝解郁，宣泄郁热，予升降散合丹栀逍遥散加减。

处方：蝉蜕 9g，炒僵蚕 6g，姜黄 9g，大黄 3g，牡丹皮 9g，栀子 10g，当归 9g，炒白芍 9g，薄荷 6g，甘草 6g，北柴胡 9g，茯苓 15g，泽泻 9g，生黄芪 15g，黄芩 9g，法半夏 9g，夏枯草 20g，炒酸枣仁 20g，合欢皮 30g。7 剂，每日 1 剂，水煎分 2 次服。并嘱患者调畅情志。

二诊：患者诉近来未再出现发热，胸部闷热感较前大为好转，且紧张焦虑情况亦有明显改善，睡眠质量明显改善。原方再服 7 剂。

按语: 朱震亨《丹溪心法·六郁》曰:"气血冲和,万病不生,一有怫郁,诸病生焉。"该患者平素情思细腻,肝气不舒,气郁日久化热,故出现胸部闷热,辨证为郁火内伏,选方升降散合丹栀逍遥散加减。方中僵蚕、蝉蜕有辛凉宣透退热之功效;姜黄、大黄行气活血,向上散发郁热,向下泄热通便,通调三焦气机,使郁热之邪上散下泄;牡丹皮性凉,清热凉血;栀子苦寒质轻,能通达三焦;茯苓健脾培本;白芍、当归补阴血,阴血足则能涵养肝木;薄荷、柴胡善能调达肝胆,透达木郁,升发火郁。诸药相合,符合"木郁达之"之法。同时因患者病久且有乏力的表现,故加用生黄芪,同时配伍半夏、夏枯草、酸枣仁、合欢皮以安神助眠,黄芩清心除烦,其中半夏、夏枯草为刘老治疗失眠常用药对。半夏夏日而秀,夏枯草夏日而枯,二药合用有调和阴阳而调整睡眠之功。

九、桑　叶

桑叶始载于《神农本草经》,味甘、苦,寒,入肺、肝经,刘老临床常用于主治风热感冒、肺热咳嗽、眩晕等。

【用药心得】

1. **疏散风热**　本品甘寒质轻,轻清疏散,虽疏散风热作用较为和缓,但又能清肺热、润肺燥,故刘老常用于风热感冒或温病初起等。

2. **清肺润燥**　本品味苦,性寒,入肺经,吴鞠通在《温病条辨》中曾指出"桑叶芳香有细毛,横纹最多,故亦走肺络,而宣肺气"。根据其清肺润燥之功,刘老常配伍杏仁、沙参,用于治疗咽干鼻燥、干咳少痰之外感温燥证;配伍石膏、麦冬、枇杷叶,用于治疗咳喘、口干之温燥伤肺证。

3. **平抑肝阳,清肝明目**　本品苦寒,入肝经,可平肝潜阳,且能清泻肝热,同时甘润养阴明目。

4. **随证配伍举隅**

(1)**风热感冒,温病初起:**刘老常用此药治疗风热感冒或温病初起,温热犯肺,症见发热、咽痒、咳嗽等,常配伍菊花、连翘、薄荷等,如桑菊饮。

(2)**咳嗽:**刘老常用此药治疗各种咳嗽,若以肺热为主,常与杏仁、贝母同用,如桑杏汤;若以燥热为主,常配石膏、麦冬等,如清燥救肺汤。

(3)**眩晕、目赤眼花:**对于眩晕,刘老提出"眩晕乃肝肾两脏本虚标实之证"的创见,制定"平补阴阳,养脑定眩"之法。对于肝阳上亢所致头晕,刘老常用此药配伍菊花、白芍、石决明等平抑肝阳药;治风热上攻、肝火上炎所致的目赤、涩痛、多泪,可配伍菊花、蝉蜕、夏枯草、决明子等疏散风热、清肝明目之品;若肝肾精血不足,目失所养,眼目昏花,视物不清,常配伍滋补精血之黑芝麻。

5. 使用方法及用量 水煎服,5~10g。一般生用,煎服或入丸散,外用煎水洗眼,蜜制可增强润肺止咳之功效。

【病案举例】

患者,女,4岁,2020年7月5日初诊。患者咳嗽流涕加重3天。伴咽喉疼痛,睡眠可,大小便正常,舌红苔薄腻,左关弦,右寸浮数。诊为咳嗽,证属风热犯肺,治以清热疏风,利咽止咳,予桑菊饮加减。

处方:桑叶9g,菊花9g,桔梗9g,生甘草5g,杏仁9g,连翘10g,薄荷9g,芦根12g,淡竹叶6g,金银花9g,黄芩5g,罗汉果1枚。5剂,每日1剂,水煎服,分早晚两次餐后温服。

1周后二诊,患者咳嗽流涕咽痛痊愈。守方3剂进一步巩固疗效。

按语:本案患者发病正为风热当令之季节(立夏前后),风温袭肺,肺失清肃,所以气逆而咳。受邪轻浅,所以无身热,而流涕咽喉微痛。因此,治当辛以散风、凉以清肺为法。本方桑菊饮加减,方中桑叶清透肺络之热,菊花清散上焦风热,并作君药。臣以辛凉之薄荷,助桑、菊散上焦风热,桔梗、杏仁一升一降,解肌肃肺以止咳。连翘清透膈上之热,芦根清热生津止渴,用作佐药。甘草调和诸药,是作使药之用。诸药配合,有疏风清热、宣肺止咳之功。本案加金银花、黄芩增强清肺胃之热利咽消肿之功,淡竹叶生津润肺,兼清肺热;罗汉果味甘性凉,归肺、大肠经,有润肺止咳、生津止渴的功效,适用于肺热或肺燥咳嗽、百日咳及暑热伤津口渴等,此外还有润肠通便的功效,此处一举两得,疗效也较佳。

一〇、菊 花

菊花始载于《神农本草经》,味辛、甘、苦,微寒,入肺、肝经,菊花位列上品,刘老临证认为,风邪上扰引发的头面部肿痛,及情志不畅、肝火上炎所致头目眩晕、目赤肿痛均为所治。临床常用于主治风热感冒、眩晕等。

【用药心得】

1. 疏散风热 本品味辛疏散,体轻达表,气清上浮,微寒清热,功能疏散肺经风热,但刘老认为其发散表邪之力稍弱。

2. 平抑肝阳 本品性寒,入肝经,能清肝热、平肝阳,刘老常用治肝阳上亢证。

3. 清肝明目 本品辛散苦泄,微寒清热,入肝经,既能疏散肝经风热,又能清泻肝热以明目,故刘老常用于治肝经风热,或肝火上攻所致目赤肿痛。

4. 清热解毒 本品味苦性微寒,能清热解毒,可用治疮痈肿毒。

5. 随证配伍举隅

(1)风热感冒,温病初起:刘老常与功能相似之桑叶同用,同时配伍连翘、薄荷等,如桑菊饮。

(2)眩晕:若肝火上攻出现眩晕、头痛,或肝经热盛、热极动风者,可与羚羊角、钩藤、桑叶等清肝热、息肝风药同用,如羚角钩藤汤。

(3)疮痈肿毒:刘老常与金银花、紫花地丁等药物同用。

6. 使用方法及用量 水煎服,5~10g。疏散风热宜用黄菊花,平肝清肝明目宜用白菊花,炒炭适用于咯血证。

【**病案举例**】

同桑叶篇。

一一、柴　胡

柴胡始载于《神农本草经》,味辛、苦,微寒,归肝、胆、肺经,刘老临床常用于主治表证发热、少阳证、脏器脱垂、肝郁气滞等。

【**用药心得**】

1. 解表退热 本品性寒味辛苦,味辛能散,苦能泄,微寒可清热,善祛邪,功善透表邪热,外感表证无论风寒、风热均可使用。可疏散少阳半表半里之邪,是治疗少阳证之主药。刘老临床中常配伍防风、生姜等治疗外感风寒,如《景岳全书》正柴胡饮;配伍菊花、薄荷治疗外感风热。

2. 疏肝解郁 柴胡香气馥郁,辛行苦泄,善条达肝气,《药品化义》曰:"柴胡,性轻清,主升散,味微苦,主疏肝。"刘老常配伍理气药以疏肝行气,如香附、川芎;配伍补血药以养血疏肝,如当归、白芍。

3. 升举阳气 本品能升举脾胃清阳之气,刘老用以治疗各种气虚下陷病症。

4. 随证配伍举隅

(1) **发热**：刘老认为临床上柴胡除外感风寒、风热可用,内伤气虚、气郁发热,均可用配伍柴胡以退热。外感风寒轻证,症见微恶风寒、发热、无汗等,常配伍防风、生姜等药,如正柴胡饮;风热感冒,发热、头痛等症,常与菊花、薄荷、升麻等辛凉解表药同用;气虚气郁发热,常配伍升麻、葛根等,如《脾胃论》升阳散火汤。

(2) **肝郁气滞**：刘老常用此药治疗各种郁证,尤其常用于更年期综合征。若肝失疏泄,气机阻滞所致少腹胀痛、情志抑郁、妇女月经失调、痛经等症,常与香附、川芎、白芍同用,如柴胡疏肝散;若肝郁血虚,脾失健运,妇女月经失调,乳房胀痛,胁肋作痛,神疲食少,脉弦而虚者,常配伍当归、白芍、白术等,如逍遥散。

(3) **脏器脱垂**：刘老常用此药配伍人参、黄芪、升麻等治疗各种中气不足、气虚下陷所致脏器脱垂或倦怠食少等症。

5. 使用方法及用量 水煎服,解表退热用量宜大,20g 及以上,疏肝理气宜 10g,升阳举陷用量宜轻 5~9g。

【病案举例】

黄某,女,50 岁,2020 年 7 月 28 日初诊。患者近 1 年经常夜间汗出,上半身明显,情绪烦躁,曾予滋阴清热、收敛止汗等中药治疗,均无明显改善。刻下症见:夜间盗汗,以上半身为主,伴潮热,夜寐不安,平素情绪易激动烦躁,视物模糊,腰背酸痛,神疲易倦,纳差,大便欠畅,舌淡红,苔白,脉弦细。诊为盗汗,证属少阳郁热,阴阳失和,治当清透郁热,调和阴阳,予柴胡加龙骨牡蛎汤合甘麦大枣汤加减。

处方：柴胡 9g,半夏 15g,党参 20g,炒白术 12g,黄芩、桂枝各 9g,炒白芍 12g,炙甘草 3g,煅龙骨(先煎)、煅牡蛎(先煎)、淮小麦各 30g。

服用 7 剂诸症悉减,再以原方加减调理 1 个月,后随访盗汗已愈,情绪平稳,睡眠改善。

按语：本案患者反复盗汗,他处曾予滋阴降火中药治之,效果不佳。刘老分析患者正值七七,处于肾气衰、天癸竭、冲任脉衰的自然变化中,机体内外环境发生变化,自身阴阳、气血、营卫失调,脏腑功能紊乱,导致少阳郁热,枢机不利,营卫失和,心神失养,出现一系列躯体、心理症状。治疗上当以调和阴阳、气血、营卫为要,予柴胡加龙骨牡蛎汤合甘麦大枣汤加减。其中柴胡味苦微寒,气质轻清,可疏少阳经中之郁热;黄芩苦寒、气味较重,可清少阳胆腑之郁火。二药合用,可清疏并行,调畅气机,枢转少阳。半夏和胃降逆,散结消痞;党参、炒白术健脾益气;桂枝、炒白芍一散一收,调和营卫;煅龙骨、煅牡蛎重镇安神、收敛止汗;淮小麦、炙甘草养心安神。诸药合用,使少阳郁热得清,枢机得利,通达三焦,出汗止而夜寐安。

一二、葛　根

葛根始载于《神农本草经》,味辛、甘,凉,入脾、胃、肺经,刘老临床常用于主治表证发热、项背痛、麻疹、泄泻等。

【用药心得】

1. **解肌退热**　本品甘辛性凉,轻扬升散,具有发汗解表、解肌退热之功。无论风寒、风热,只要为外感表证发热,刘老常用此药。

2. **透疹**　本品味辛性凉,有发表散邪、解肌退热、透发麻疹之功,刘老常用此药治疗麻疹。

3. **生津止渴**　本品甘凉,于清热之中,又能鼓舞脾胃清阳之气上升,而有生津止渴之功,刘老常用此药治疗消渴证。

4. **升阳止泻**　本品味辛升发,能升发清阳,鼓舞脾胃清阳之气上升而奏止泻痢之效,刘老常用此治疗各种泄泻。

5. **随证配伍举隅**

(1)**表证发热,项背痛**:刘老治疗风热感冒,常与薄荷、菊花等配伍;风寒感冒,邪郁化热,常与柴胡、黄芩、羌活等配伍,如柴葛解肌汤;本品既能辛散发热以解表热,又能缓解外邪郁阻、经气不利、筋脉失养所致项背强痛,刘老常用此药与麻黄、桂枝同用,如葛根汤,或与桂枝、白芍同用,如桂枝加葛根汤。

(2)**麻疹**:麻疹初起,表邪外束,疹出不畅,常与升麻、芍药、甘草等同用,如升麻葛根汤;若麻疹初起,已现麻疹,但疹出不畅,刘老常配伍牛蒡子、荆芥、蝉蜕、前胡等药,如葛根解肌汤。

(3)**热病口渴**:刘老常与芦根、知母、生地黄、麦冬等配伍使用。

(4)**泄泻**:对湿热泄泻,刘老常与黄芩、黄连、甘草同用,如葛根芩连汤;对脾虚泄泻,常配伍人参、白术、木香等药,如七味白术散。

6. **使用方法及用量** 水煎服,10~30g。解肌退热、透疹、生津液宜生用,升阳止泻宜煨用。

【病案举例】

刘某,女,80岁。2020年7月9日初诊。患者反复头晕10年,复发加重1周。来诊时症见:头晕,时有头痛,颈项部僵硬,心慌,伴易疲劳,口干,口苦,多梦,纳欠佳,二便调,舌瘀紫,苔薄黄稍腻,脉弦滑无力。诊为颈源性眩晕,外有表邪,内有痰热,治当解表疏经、清热化痰,予葛根汤合黄连温胆汤加减。

处方:葛根20g,羌活9g,麻黄5g,桂枝9g,白术12g,陈皮9g,法半夏9g,竹茹20g,胆南星6g,茯神9g,远志9g,白芍9g,黄连9g,柴胡15g,生甘草6g。5剂,水煎服,每日1剂。

二诊头晕有好转,仍胸闷、心慌,余症有好转,舌紫黯,苔薄,脉沉细无力。守一诊方加枳壳9g,易白术20g。10剂,水煎服,每日1剂。

按语:患者80岁,年老体弱,外邪入表,脾失健运,易致痰浊内生化热,痰浊随气上逆,蒙蔽清窍,故出现头昏头晕头痛;扰动心神,故出现心慌、多梦;邪阻经络,故见颈背部僵硬不适;痰浊郁久化热伤阴,故出现口干口苦;脾气不足,故可出现疲劳,纳欠佳。故辨证为外有表邪,内有痰热。方用葛根汤合黄连温胆汤,方中葛根祛风湿舒筋骨,羌活祛风湿止痛,白术、陈皮益气健脾化痰,法半夏、竹茹、胆南星清热燥湿化痰,茯神、远志养心安神,远志兼以祛痰开窍,黄连清心安神,柴胡、白芍清肝养肝,麻黄、桂枝二药合而发汗解表,生甘草调和诸药。二诊时加枳壳宽中行气以助痰散而解除胸闷,加重白术用量加强健脾运脾,以绝生痰之源。服用10剂,以达慢病缓图之功。

一三、知 母

知母始载于《神农本草经》,味苦、甘,寒,入肺、胃、肾经,刘老临床常用于主治烦渴、潮热、便秘等。

【用药心得】

1. **清热泻火** 本品甘寒质润,善清肺胃气分实热,《本草备要》曰:"知母,泻火补水,润燥滑肠……上清肺金而泻火(泻胃热、膀胱邪热、肾命相火),下润肾燥而滋阴,入二经气分。"刘老常用此药治疗邪热亢盛,症见壮热、烦渴、脉洪大之阳明经证;味苦,入肺经,有清肺泻火之功,可治疗肺热咳喘等病症。

2. 滋阴润燥 本品入肾走血,可泻有余之相火,《景岳全书》"知母能消肺金,制肾水化源之火,去火可以保阴,是即所谓滋阴也",刘老常用此药治疗肾阴不足、阴虚火旺之骨蒸潮热、盗汗心烦、口渴引饮、不寐等。

3. 随证配伍举隅

(1)热病烦渴、内热消渴:刘老在治疗温热病邪在气分者、消渴病中常选用白虎汤治疗,以知母配伍石膏;症见形体消瘦、皮肤偏白、烦渴多饮、口舌干燥、便秘常用白虎加人参汤治疗;阴虚内热之消渴,常与葛根、天花粉同用,如玉液汤。

(2)咳嗽:刘老常用知母配合百合治疗阴虚肺热的百合病,滋阴清肺,引肺热从小便去也;在治疗阴虚燥咳或肺热咳嗽时,知母与川贝母同用,二药配伍,并走上焦,清气滋阴、降气润燥、化痰止咳。

(3)潮热:刘老常用滋肾丸、知柏地黄汤,知母、黄柏相配,"泻无根之肾火,疗有汗之骨蒸,止虚劳之阳盛,滋化源之阴生"。

(4)便秘:对于阴虚肠燥便秘,刘老常用此药与生地黄、玄参、麦冬同用。

4. 使用方法及用量 水煎服,10~15g。清热泻火宜生用,滋阴降火宜盐水制用。

【病案举例】

张某,男,83岁,2019年5月20日初诊。患者7年前出现夜间汗出明显,醒后汗止,其间反复发作,否认"糖尿病、甲状腺功能亢进、结核、肿瘤"病史,平日喜饮酒,问诊求医多次,汗出症状均未见好转。近半月来汗出症状加重,鼻塞,偶见鼻衄,纳食夜寐差,大便干结,2至3天1次,夜尿频,舌淡红,苔黄腻,脉弦细。诊为汗证,阴虚湿热,治以养阴敛汗、清热利湿,方药以知柏地黄汤加减。

处方:知母、黄柏、苍术、白术、山茱萸各15g,熟地黄、生地黄、山药、牡丹皮、黄连、黄芩、五味子、诃子各9g,薏苡仁30g,甘草6g。7剂,水煎服,每日1剂。

二诊:患者诉夜间汗出症状较前缓解。未见鼻衄再发,纳食可,夜寐欠佳,大便仍干,2天1次,夜尿次数较前减少。舌质黯,苔薄黄腻,脉细。上方加火麻仁30g,10剂,煎服法同前。药尽汗止,鼻衄未发,大便调。

按语:患者夜间汗出,醒后汗止,属于典型的盗汗症状。患者为老年男性,已及耄耋之年,本就"肝气衰……天癸竭,精少,肾脏衰",体质当偏肝肾阴虚,阴虚则阳盛,夜寐时卫阳入于里而加重内热,又因湖南气候偏湿,易外感湿邪,湿热互结,损伤正气,正气虚则腠理不固,逼津外泄,故见睡时汗出;醒时卫气又出于表,故见汗止。患者盗汗病程长达7年之久,汗出过多,加重津液损耗,阴亏则虚火生,虚火上炎,迫血妄行见鼻衄,火扰心神见寐差;长期治疗的疗效不佳,患者易情志不畅,肝气郁结,木火乘土,又加上患者有长期饮酒的习惯,导致脾胃升降失利,内生湿热,纳食不佳。该病症虚实夹杂,但病机应属阴虚为本,湿热为标,治法当以滋阴清热敛汗为主,标本兼顾,故选用偏于滋补肝肾的知柏地黄汤,并在其基础上进行加减用药。方中熟地黄为君,填精益髓,另以生地黄增强其养阴之效;山茱萸滋补肝肾,山药涩精固肾,两者共为臣药以助君药滋补肾精之功。该方将原方中泽泻、茯苓减去,改用为苍术、白术、薏苡仁三味,意在增强健脾祛湿的作用,脾气健则湿自除。知母、黄柏均入肾经,前者滋阴润燥,善清下焦相火,后者清热燥湿,善消下焦湿热。黄芩、黄连苦寒清热,五味子、诃子酸涩止汗,甘草调和诸药。全方补泻兼施,共奏滋阴敛汗与清热利湿之效。

一四、芦 根

芦根为禾本科植物芦苇的根茎,始载于《名医别录》,味甘,性寒,入肺、胃经,刘老临床常用于主治胃热呕吐、肺热咳嗽、肺痈吐脓等。

【用药心得】

1. **清肺热而祛痰排脓** 本品甘寒入肺经,善于清透肺热,祛痰排脓。刘老临床用于痰热咳嗽,甚则肺痈吐脓患者,常常以芦根代苇茎,作苇茎汤以清热化痰排脓。

2. **清胃热、降逆止呕又可生津除烦** 本品性味甘寒,既能清胃热而止呕逆,刘老临证常常与竹茹、生姜等配伍清胃止呕;又能清透肺胃气分实热,生津止渴、除烦,刘老临证以芦根大量单用或合用以治热病伤津、烦热口渴者。

3. **随证配伍举隅**

(1)**肺热咳嗽、肺痈:**本品善入肺经,长于清泻肺热,祛痰排脓,刘老临床上用其治疗各种原因所致的肺热咳嗽,多与黄芩、川贝母、瓜蒌等药同用;遇到肺痈咳吐脓痰的患者,常与薏苡仁、瓜蒌等同用,治以清肺化痰、祛湿排脓。

（2）热病烦渴：本品既能清泻肺胃气分实热，又能生津止渴、除烦，故可用治热病伤津，烦热口渴，临床上刘老常大量单用芦根或与麦门冬、天花粉等同用，清热润肺、生津止渴。

4. 使用方法及用量　水煎服，15~30g，鲜品需要加倍；因目前中药房普遍缺少苇茎供应，所以临床上需要使用苇茎时也多以芦根代替。

【病案举例】

罗某，男，55岁，2021年1月7日就诊。患者发现右下肺肿块近2年，持续口服靶向药，多次复查病情尚平稳。现易感冒、咳嗽，尤其夜间热时咳嗽明显，咳痰，灰色易咳出，夜间口干喜饮，纳可，大便稍干，小便调，夜寐可。舌质红，苔薄黄，脉细数。既往吸烟，慢性咳嗽，高血压病史1年余，血压平稳。患者证属阴虚肺热，痰瘀互结，治宜滋阴清肺，止咳化痰，方以苇茎汤合蒌贝二陈汤加减。

处方：苇茎24g，薏苡仁15g，杏仁9g，法半夏9g，黄芩12g，瓜蒌12g，川贝母9g，前胡9g，化橘红9g，沙参15g，生黄芪18g，甘草6g。

随访患者服药15剂后口干喜饮明显改善，咳嗽频次较前减少。

按语：该病例辨证为阴虚肺热，痰瘀互结，病因在痰瘀之邪所致肺气脉络不利，日久郁而化热、耗气伤津，方中用苇茎、黄芩、瓜蒌清热化痰，苇茎兼以润肺止渴，杏仁、前胡降气化痰止咳，半夏燥湿化痰，沙参清肺生津，川贝母清热润肺、化痰止咳，化橘红燥湿化痰行气，薏苡仁清热祛湿排痰，久咳肺气伤，故以生黄芪益气，甘草调和诸药。

一五、决　明　子

决明子首载于《神农本草经》，其味甘、苦、咸，微寒。归肝、大肠经，刘老临床应用决明子多取其清肝明目功效治疗目病。

【用药心得】

1. 清肝明目、润肠通便　决明子主入肝经，功善清肝经之热，解目赤肿痛、羞明多泪等，常配黄芩、芍药同用，如决明子散；若配菊花、青葙子等，还可用于治疗肝经风热上攻之头痛目眩，如决明子丸；同时本品味苦质润，兼入大肠经，其滑利通泄，具有清热润肠通便之效，故刘老也常用其治内热肠燥之大便秘结,常与瓜蒌仁、火麻仁等润肠通便药同用。

2. 随证配伍举隅

(1)目赤肿痛、目黯不明:本品入肝经,清肝热,善治肝火上炎之目赤肿痛等目病,刘老临床上常常以决明子散或取决明子单药加入处方中治以清肝明目,临床上多见血压控制不佳的患者,其往往面红目赤,刘老辨证加入决明子不仅能清热明目,还有辅助降压之效。

(2)头痛目眩:本品苦寒清泻,既能清泻肝火,又兼能平抑肝阳,刘老临床上善用决明子联合钩藤、菊花等治疗肝火上攻或肝阳上亢之头痛目眩。

3. 使用方法及用量 煎服,9~15g。用于润肠通便,不宜久煎。

【病案举例】

郭某,女,53 岁,2020 年 7 月 15 日初诊。患者诉自汗 6 个月。现自汗出,动则加剧,自觉视力下降,较前模糊,无畏寒,发热,纳食可,睡眠佳,大小便正常,面部稍红,舌淡红,苔薄白,脉沉细。既往有高血压病病史 5 年,未规律服用降压药,测血压 158/92mmHg。证属肝肾阴虚,处方杞菊地黄汤加减以补肝益肾。

处方:菊花 9g,白芍 12g,茯苓 12g,生地黄 20g,山茱萸 12g,泽泻 9g,石决明 30g,决明子 15g。

患者服药 14 剂后自汗症状较就诊前有明显改善,视物模糊也有改善。

按语:患者中老年女性,已过七七之年,辨证以肝肾本虚为主,兼有虚热为标,故用杞菊地黄汤补肝益肾,酌加决明子、石决明清利肝经之热,清肝明目降压,考虑枸杞有助热之性,故未用,处方虽简,理法方药均能恰到好处,疗效明显。

一六、天 花 粉

天花粉首载于《神农本草经》,"主消渴、身热、烦满大热,补虚、安中、续绝伤",为葫芦科植物栝楼的干燥根,其味甘、微苦、微寒,归肺、胃经。刘老临床多用于肺热咳嗽、内热消渴、疮疡肿毒等病症。

【用药心得】

1. 清热泻火兼以生津止渴 《本草汇言》曰:"天花粉……退五脏郁热,如心火盛而舌干口燥,肺火盛而咽肿喉痹,脾火盛而口舌齿肿,痰火盛而咳嗽不宁……其性甘寒,善能治渴,从补药而治虚渴,从凉药而治火渴,从气药而治郁渴,从血药而治烦渴,乃治渴之神药也。"天花粉甘寒,既可清热泻火解毒,又可生津止渴,刘老临床上常常应用天花粉治疗各种脏腑内热导致的烦渴、咳嗽等症。

2. 消肿排脓 《日华子本草》:"通小肠,排脓,消肿毒,生肌长肉,消扑损瘀血。"本品苦寒,具有清热解毒之效,并可消肿排脓,刘老临床上治疗结节、占位、肿瘤等患者时,酌加天花粉取其清热解毒消肿之效。

3. 随证配伍举隅

(1)肺热燥咳、热病烦渴、内热消渴等:本品甘寒,既可以清肺热,又可以润肺燥,刘老临床诊治肺热咳嗽常常以天花粉配天冬、麦冬、生地黄等,治以清热润肺止咳,此法尤适用于肺癌放疗后肺热燥咳的患者;天花粉既清肺胃二经实热,又可以生津止渴,故刘老临床也常用治热病烦渴、内热消渴等,刘老多与芦根、麦冬、玉竹、沙参等联用,如遇到内热较盛,热盛消渴的患者,刘老常配麦冬、芦根、白茅根等药,热盛耗气伤津,兼有气虚时酌加人参、西洋参等品。

(2)疮疡肿毒:本品可清热泻火解毒,并消肿排脓以疗疮,临证中常与金银花、白芷、穿山甲等同用,刘老临床以本品治疗结节、占位等病症时,多与土茯苓、白花蛇舌草、夏枯草等清热解毒、散结消肿之品合用。

4. 使用方法及用量 煎服,10~15g。不宜与乌头类药材同用。

【**病案举例**】

许某,女,46岁,2020年8月13日首诊。患者诉神疲乏力半年有余,现精神不振,乏力,思睡,纳食可,大小便正常。月经规律,量不多,无血块、痛经,舌淡胖,苔薄黄,脉弦细。甲状腺彩超:甲状腺右侧叶中部实性结节 TI-RADS 4c 类。证属少阳郁结证,处方小柴胡汤加减治以和解少阳,散结开郁。

处方:柴胡9g,半夏9g,茯苓12g,陈皮9g,黄芩12g,天花粉12g,浙贝母12g,甘草9g,玄参12g。

1个月后电话回访,服药后患者精神明显好转,继续按服原方。

按语:患者体弱正气不足,气结痰阻于颈前,不可妄用汗吐下法,宜用和解法,刘老以小柴胡汤和解少阳,配合天花粉、浙贝母清热养阴、散结消肿,茯苓、陈皮健脾理气化痰,玄参滋阴益肾、泻火解毒,如此扶正祛邪兼施,患者精神好转,正气来复,祛邪外出。

一七、金　银　花

金银花始载于《新修本草》,为忍冬科植物忍冬的干燥花蕾或带初开的花。味甘,寒。归肺、心、胃经。刘老临床应用本品多取其祛风清热解毒之效,治疗风热感冒、热毒肿痛等病症。

【用药心得】

1. **清热解毒**　本品味甘性寒,清热解毒之效强,且泻中有补,多用于治疗各种肿毒、痈疮等,刘老临证时如患者有痈疮等疾患,常常在处方基础上合用本品以取其清热解毒之效。

2. **疏散风热**　本品甘寒质轻,长于疏风清热,适用于外感热病,刘老作为温病大家,临证经验丰富,自述温病病势急骤,疾病初期需要重用清热解毒之品,多与连翘、石膏等联用。

3. **随证配伍举隅**

(1) **痈肿疔疮,丹毒等**:《本经逢原》言:"金银花……解毒祛脓,泻中有补,痈疽溃后之圣药。"本品清热解毒、消散痈肿力强,为治热毒疮痈之要药,刘老临床中治热毒所致的咽痛、疔疮、丹毒等症,常常根据药物归经与野菊花、蒲公英、板蓝根、牛蒡子、大青叶、紫花地丁等清热解毒之品联用。

(2) **风热感冒,温病等**:本品既能清热解毒,又能疏散风热,适用于外感风热、温病。治疗风热感冒、温病初起,身热头痛,咽痛口渴时,刘老多与连翘、薄荷、牛蒡子等同用,如病势急、热势重,刘老常常配伍大剂量的石膏清热泻火。

4. **使用方法及用量**　煎服,6~15g。疏散风热、清泻里热以生品为佳。

【病案举例】

傅某,女,14 岁,2020 年 7 月 12 日初诊。患者诉胸前、后背、面部红疹 1 年有余,多伴有轻微瘙痒,易疲劳,口干,饮水不多,易心烦,纳可,眠安,大便成形。头发易油腻。舌质红苔白,脉细稍数。初潮 12 岁,4~6 天干净,色红,少量血块。诊断为湿疹,血中风热,治当清热凉血祛风,兼以利湿,予当归饮子加减。

处方:生地黄 24g,当归 9g,连翘 12g,赤小豆 12g,金银花 12g,防风 12g,薄荷 6g,荆芥穗 6g,苦参 12g,赤芍 9g,滑石 15g,生石膏 15g。水煎服,每日 1

剂,服药14剂。

2020年7月30日二诊,患者诉服药后明显好转,不需擦药,7月27日反复一次,已自行消失,目前仅感上午精神稍差,心烦减轻,耳后渗液瘙痒,余无不适。舌质红苔白,脉细滑数。湿热之邪,原方加薏苡仁15g,赤小豆加量至20g以清利湿热,继服10剂。

按语:患者皮肤病久治不愈,伤及阴血,血虚于里,化生风热,同时有口干、心烦、皮疹色红、瘙痒等症状,综合舌脉为风热之证,处方当归饮子清热凉血,养血祛风,佐金银花、薄荷清散风热,凉血解毒,使热从肌表透散;苦参清热燥湿,滑石、石膏寒凉泄热,三药相合使热从小便而出;《内经》云"诸痛痒疮,皆属于心"。刘老于方中配伍赤芍、连翘、赤小豆,治以清心火、利湿热。

一八、连　翘

连翘始载于《神农本草经》,其味苦,微寒,归肺、心、小肠经,刘老临证常用连翘治疗风热外感、温病、痈疽、丹毒等病症。

【用药心得】

1. **清热解毒、消肿散结**　本品善于清热解毒、散结消肿,《神农本草经》言:"主寒热,鼠瘘、瘰疬、痈肿、恶疮、瘿瘤、结热、蛊毒。"刘老临床应用本品亦多见于热毒肿痛诸证,常常与牡丹皮、蒲公英、夏枯草、浙贝母等同用。

2. **疏散风热**　本品苦寒,可祛风清热,常常用于风热外感、温病等病症,刘老临证多与金银花、牛蒡子等同用,如银翘散等。

3. **随证配伍举隅**

(1)痈疽、丹毒等:本品苦寒,功用与金银花相似,长于清火解毒,又能消散痈肿结聚,故前人有"疮家圣药"之称。刘老常常以此治疗各种热毒所致的皮肤、软组织红肿,临床常根据药物归经与牡丹皮、夏枯草、浙贝母、板蓝根、紫花地丁等清热解毒、化痰散结之品同用。

(2)风热感冒,温病初起:本品苦寒,外可疏散风热,内可清热解毒,常与金银花相须为用治外感风热及温热病。治外感风热或温病初起,咽痛发热,配伍金银花、薄荷、牛蒡子等药,如银翘散;若温病热入营分,可配伍生地黄、玄参等,如清营汤;热入血分,可配伍生地黄、天花粉、石菖蒲等,如神犀丹。本品苦寒清降之性较强,长于清泻心火,故治热邪内陷心包,高热,烦躁,神昏等病症较为多用,常与黄连、莲子心等药配伍。

(3)**热淋涩痛**:本品苦寒可清心利尿,刘老临证偶用本品配伍车前子、白茅根、竹叶等药治湿热壅滞所致之小便淋沥涩痛。

4. 使用方法及用量　煎服,6~15g。脾胃虚寒及气虚脓清者不宜用。

【病案举例】

刘某,女,51 岁,2020 年 7 月 21 日初诊。患者诉舌体发麻、游走性灼痛5 个月,伴口臭口干欲冷饮,腹胀,怕冷,纳食可,大便正常,小便黄。起病后,在湘雅医院经相关检查,诊断为"慢性咽炎,舌根淋巴滤泡增生"。舌红,苔黄腻,脉弱。证属湿热中阻证,治当清热祛湿,予清胃散加减。

处方:当归 12g,牡丹皮 9g,滑石 15g,连翘 12g,生地黄 18g,生石膏 15g,甘草 6g,赤小豆 12g,藿香 12g,扁豆 12g,桔梗 6g,黄芩 12g。水煎服,每日1 剂,10 剂。

患者服药 10 付后舌麻改善,舌体游走性灼痛减轻,发作次数明显减少,腹胀等症状减轻。

按语:患者以舌麻、游走性灼痛为主要表现,心开窍于舌,患者舌体呈游走性灼痛,提示有风有热,结合患者口臭、口干、腹胀、舌红苔黄腻等表现,辨病属湿热中阻,病位在脾胃与心,故处方清胃散治以清胃凉血,更加滑石助石膏之效,配伍连翘、赤小豆清心利尿泄热,藿香、扁豆醒脾除湿,桔梗开宣肺气。诸药合用清利中焦湿热,开上通下给邪气出路,使患者诸症改善。

一九、蒲　公　英

蒲公英始载于《新修本草》,其味苦、甘,性寒。归肝、胃经。刘老临床常常以此治疗痈肿疔毒、乳痈等病症。

【用药心得】

1. 清热解毒、消肿散结　本品苦、甘、寒,归于肝、胃经,具有清热解毒、消肿散结之功效,刘老经常与金银花、连翘、瓜蒌、白花蛇舌草等配伍使用。

2. 利湿通淋　本品归肝经,具有清热利湿、利尿通淋的作用,刘老临证常常与茵陈、栀子等联用治疗湿热黄疸,以及配伍利尿通淋之品,如八正散治疗热淋涩痛。

3. 随证配伍举隅

（1）**痈肿疗毒，乳痈内痛**：本品苦、甘、寒，能清解火热毒邪，故为清热解毒、消痈散结之佳品，可内服亦可外敷，其归于肝经，兼能疏郁通乳，故又为治疗乳痈之要药，用治乳痈肿痛，可单用本品浓煎内服，或以鲜品捣碎外敷患处。刘老临床常常在乳腺炎、乳腺癌患者的处方中酌加本品。本品亦可治疗诸如疗毒肿痛等感染性疾病，常常与金银花、连翘、紫花地丁等同用。

（2）**热淋涩痛，湿热黄疸**：本品能清利湿热，利尿通淋，对湿热引起的淋证、黄疸等有较好的疗效。刘老临证治热淋涩痛时，常与车前子、瞿麦等同用；治疗急性肝炎等病患中的湿热型黄疸，常与茵陈、栀子、大黄等同用。

4. 使用方法及用量　煎服，9~15g。

【病案举例】

罗某，女，38岁，2020年10月13日初诊。患者"右乳腺癌"术后1月余，未行放化疗，手术、检查未发现转移，精神可，睡眠可，自觉手术伤口麻，手抬举时轻微疼痛。月经13岁初潮，行经期6~7天，月经周期26天，末次月经10月7日，量色质正常，产2流1。舌质淡红，苔薄白，脉细弱。辨证气血不足，治当补益气血，理气祛痰，予小柴胡汤合蒌贝二陈汤加减。

处方：柴胡10g，黄芩10g，半夏10g，西洋参9g，北沙参15g，瓜蒌10g，青贝12g，当归12g，白芍10g，蒲公英10g，白花蛇舌草30g。水煎服，日1剂。

随访患者服药50剂后无特殊不适，后停服。

按语：《黄帝内经》中相关记载提示：足阳明胃经，行贯乳中；足太阴脾经，络胃上膈，布于胸中；足厥阴肝经上膈，布胸胁绕乳头而行。所以乳腺疾患常常与肝胃相关，患者乳腺癌术后，正气已伤，虽已手术，余邪未清，治法以扶正为主，兼以祛邪，方中小柴胡汤调和肝脾，瓜蒌、青贝、北沙参祛痰逐瘀，当归、白芍养血和血，同时配伍蒲公英、白花蛇舌草清热解毒。本方中配伍加入蒲公英取其善治乳痈肿痛，有清热解毒散结消肿之效。

二〇、土茯苓

土茯苓始载于《本草纲目》，其味甘、淡，性平。归肝、胃经。刘老临床多用本品治疗各种湿热病症。

【用药心得】

1. 除湿清热、通利关节 本品味甘、淡,性平,可清利湿热,具有通利关节之功,刘老常常应用本品治疗各种湿热所致的关节、皮肤疾患,多与薏苡仁、木瓜、苍术、黄柏、苦参等同用。

2. 随证配伍举隅

(1)关节、筋骨疼痛:本品甘淡,清热利湿,通利关节,《本草正义》言"土茯苓……利湿去热,能入络,搜剔湿热之蕴毒。"湿热毒邪蕴积于关节,导致关节不利、疼痛,刘老多应用本品通利关节,多与薏苡仁、木瓜、威灵仙等同用。

(2)湿疹瘙痒、热淋等:本品甘淡渗利,解毒利湿,适用于湿热引起的热淋、带下、湿疹、湿疮。刘老临证治疗热淋,常与萹蓄、蒲公英、车前子等同用;治湿热皮肤瘙痒,多与白鲜皮、茵陈等配伍。

3. 使用方法及用量 水煎服,15~60g。

【病案举例】

杨某,男,43 岁,2021 年 5 月 13 日初诊。患者双手湿疹、瘙痒反复发作 3 年,现排气多,疲乏无力,偶有反酸、嗳气,左肩酸胀疼痛,晨起口苦,纳可,易醒,小便可,大便稀,舌胖,苔白黄稍腻,脉弦。有颈椎病病史。辨证属血虚湿热,治当养血活血,清利湿热,予四物汤加味。

处方:生地黄24g,白芍 12g,川芎 6g,当归 9g,荆芥 9g,薄荷 6g,栀子 9g,黄柏 9g,苦参 12g,甘草 12g,土茯苓 15g,连翘 12g。水煎服,每日 1 剂,7 剂。

患者服药 7 剂后症状均有改善。

按语:湿疹患者多有湿热内蕴,又外感风邪,两邪相搏而发病,湿蕴于内日久耗伤阴血,出现血虚,亦有燥风内生,其本在血虚,标在湿热,刘老处方四物汤重用生地黄养血润燥以治其本,荆芥、薄荷祛风,土茯苓、连翘、苦参、栀子、黄柏清热化湿以治其标,全方共奏养血清热祛湿之功,甘草固护脾胃并调和诸药。

二一、白花蛇舌草

白花蛇舌草始载于《广西中药志》,为茜草科植物白花蛇舌草的全草。其味微苦、甘,性寒。归胃、大肠、小肠经。刘老常用本品治疗痈肿疮毒以及各类癌病。

【用药心得】

1. **清热解毒** 本品有较强的清热解毒作用,用治热毒所致诸证,内服外用均可。其还具有消肿散结之效,刘老常常单用或配伍金银花、连翘等用以治疗各种热毒肿痛等疾患。

2. **利湿通淋** 本品有清热利湿通淋之效,刘老亦常常与车前草、栀子、瞿麦等药配伍治疗热淋。

3. **随证配伍举隅**

(1)**痈肿疮毒,咽喉肿痛**:本品苦、甘,性寒,清热解毒较强。常治疗痈肿疮毒,既可单用鲜品捣烂外敷,也可与金银花、连翘、野菊花等同用。刘老常常以本品配伍黄芩、玄参、板蓝根等治疗咽喉肿痛;在辨证用药的基础上合用本品治疗各类癌病,如患者条件允许还配伍麝香、牛黄同用。

(2)**热淋涩痛**:本品甘寒,有清热利湿通淋之效,刘老临证常与白茅根、车前草、石韦等同用治疗下焦湿热所致小便淋沥涩痛诸证。

4. **使用方法及用量** 水煎服,15~60g。外用适量。

【病案举例】

彭某,女,22岁,2020年7月初诊。患者因"左上肺黏液表皮样癌"于2019年12月行手术治疗,后予以靶向药物持续治疗半年,出现面色黄、巩膜黄,查肝功能转氨酶升高,易疲劳,咽喉异物感,晨起有痰,色白,怕冷,纳可,大便溏。舌质淡红,舌尖红,苔薄白,脉滑。月经周期正常,量偏少。证属痰瘀互结,肺脾气虚,治当补脾益肺,逐瘀化痰,予苇茎汤合蒌贝二陈汤加减。

处方:苇茎30g,杏仁9g,半夏9g,黄芩12g,瓜蒌12g,浙贝12g,前胡9g,化橘红9g,北沙参18g,生黄芪18g,甘草6g,薏苡仁15g,白花蛇舌草30g。

患者服药15剂后咽痒、咳痰有所改善,疲劳感减轻。

按语:癌病的发生往往由痰瘀、气滞、毒邪等相互瘀结所致,患者手术治疗后行靶向治疗,正气受损,尤以肺脾两脏明显,肺为储痰之器,脾为生痰之源,刘老予苇茎汤合蒌贝二陈汤治以补脾益肺,逐瘀化痰,标本同治,另以黄芪、北沙参化痰益气,使攻不伤正;配伍白花蛇舌草取清热解毒、消肿散结之效以治疗肺癌病。

二二、栀 子

栀子首载于《神农本草经》,其味苦,性寒。归心、肺、三焦经。刘老常以本品治疗湿热黄疸、热病烦闷、血证等。

【用药心得】

1. **泻火除烦** 本品苦寒,能清三焦之热,可泻心火除烦,临床上常常用以治疗热扰心神所致心烦、胸闷,常与淡豆豉同用,如栀子豉汤。

2. **清热利湿** 本品苦寒,归于三焦经,有清热利湿、利尿退黄之效,刘老常常配合大黄、茵陈等同用利湿退黄。

3. **凉血解毒** 本品性寒,既可清热解毒,亦可入血分而凉血止血,刘老临证常常配伍黄连、黄芩、黄柏等,如黄连解毒汤治以泻火解毒。

4. **随证配伍举隅**

(1) **湿热黄疸**:本品苦能燥湿,寒能清热,善于清利肝胆湿热,刘老既往诊治急慢性肝炎患者,属肝胆湿热之黄疸者,常与茵陈、大黄等同用。

(2) **热病烦闷**:本品能清泻三焦火邪,泻心火而除烦,为治热病心烦、躁扰不宁之要药,刘老临证中不仅常与淡豆豉同用,如遇到火热炽盛,弥漫三焦而见高热烦躁者,常与黄芩、黄连、黄柏等同用,清泻三焦热毒以除烦醒神。

(3) **目赤肿痛**:本品能泻火解毒,可清肝胆上炎之火,刘老临证中常与黄连、龙胆草、夏枯草等药配伍。

(4) **血热吐衄**:本品性寒,入血分,有凉血止血之效,常用于治血热妄行的多种出血。刘老临证中常常辨证配伍白茅根、大黄、侧柏叶、黄连、黄柏等药,治疗吐血、衄血者。

(5) **淋证涩痛**:本品既能清下焦湿热,又可凉血止血,可治血淋、热淋涩痛,刘老临证中常与滑石、车前子、木通等同用,如八正散。

(6) **热毒疮疡**:本品苦寒,清热泻火,凉血解毒,临证中可用于治疗热毒疮疡,红肿热痛者,刘老常与金银花、连翘、蒲公英等同用。

5. **使用方法及用量** 煎服,6~10g。外用生品适量,研末调敷。生栀子走气分而清热泻火,焦栀子及栀子炭入血分而凉血止血。又传统认为,栀子皮(果皮)偏于达表而去肌肤之热,栀子仁偏于走里而清里热。

【病案举例】

张某,男,56 岁,2020 年 7 月 22 日初诊。患者失眠半年余,易醒,醒后难入睡,伴有四肢乏力,困重,偶感心烦,无口干头晕,纳可,二便调。舌质淡红苔薄白,脉细滑。平素血压偏高,喜吸烟、饮酒。证属气阴不足,痰热扰神,治当益气养阴,化痰宁心安神,予十味温胆汤加味。

处方:茯神 12g,酸枣仁 12g,远志 5g,生地黄 18g,西洋参 5g,麦冬 9g,五味子 6g,竹茹 9g,丹参 12g,黄芩 9g,栀子 9g,石决明 30g。水煎服,每日 1 剂,7 剂。

服药 7 剂后随访患者失眠有所改善,睡眠时间延长,心烦有所减轻,四肢乏力仍有,嘱继续服药,未再复诊。

按语:病人因喜烟、酒,脾气受损而失于运化,痰湿内生,日久郁而化热,其本在心脾两虚,而标在痰热内盛,本虚标实,刘老以十味温胆汤加减清热化痰治其标,健脾养心、益气养阴扶其本,配伍栀子、石决明清心热、安心神。诸药合用,使失眠、心烦等症状改善。

二三、黄　芩

黄芩始载于《神农本草经》,其味苦,性寒。归肺、胆、脾、大肠、小肠经。有清热燥湿,泻火解毒,止血,安胎之效。刘老临证常用于治疗咳嗽、肺炎等呼吸道感染性疾病与湿热类疾病。

【用药心得】

1. 清热燥湿,泻火解毒　本品苦寒,归肺、脾、胃等经,具有清热燥湿、泻火解毒之功,尤其擅长清中上焦之湿热,泻肺火及上焦实热,刘老临证中如有中上焦湿热、肺经实火,属于必用之品。

2. 止血安胎　本品可清热泻火以达到凉血止血之功,更可以炒炭后使用加强止血之效,配伍当归以治崩漏,如子芩丸。本品还有清热安胎之功,以治疗血热胎动不安,配伍生地黄、黄柏等药同用,如保阴煎。刘老临证虚证患者居多,常配伍熟地黄、续断、人参等药同用,如泰山磐石散。

3. 随证配伍举隅

(1)肺热咳嗽:本品主入肺经,善清泻肺火及上焦实热,刘老临证中常配苦杏仁、桑白皮、苏子等,如清肺汤,以治肺热咳嗽气喘。本品苦寒,有清热泻火之效,刘老临证中如遇到上焦火热旺盛的患者,常配薄荷、栀子、大黄等药同用,如凉膈散。

(2) **湿温、痞满、泄痢**:本品有清热燥湿之效,尤善清肺胃胆及大肠之湿热,如有湿热阻遏气机导致湿温,刘老常配薏苡仁、滑石、白豆蔻等,若因湿热阻遏中焦出现痞证,常配黄连、干姜、半夏等如半夏泻心汤,此为刘老常用方;如湿热之邪扰动大肠,出现泄痢等,刘老常合配黄连、葛根等药用,如葛根黄芩黄连汤。

(3) **血热吐衄**:本品有凉血止血之效,可用治火毒炽盛迫血妄行之衄血等病症,刘老常辨证配伍大黄,大、小蓟,地榆,槐花等治疗不同部位出血。

(4) **痈肿疮毒**:本品有清热泻火解毒之功,临床中遇到火毒炽盛之痈肿疮毒,刘老常与黄连、黄柏、栀子等配伍,如黄连解毒汤。

4. **使用方法及用量**　水煎服,3~10g。清热多生用,安胎多炒用,清上焦热可酒炙用,止血可炒炭用。

【病案举例】

蒋某,男,68岁,2020年8月3日初诊。患者以畏寒、发热、咳嗽3天来诊。3天前感冒,畏寒明显,自服药后畏寒减轻,但仍有发热,口干喜饮,咳嗽,咳声嘶,痰少色黄,易咳出,咽喉痛,流清涕,头晕,纳可,二便调。既往有冠心病史,舌质黯红,苔薄黄,脉弦偏数。肺部CT:慢性肺部间质性病变,并炎性病变,建议复查。证属表寒里热,痰热蕴肺,治以麻杏石甘汤合贝母瓜蒌散加味。

处方:杏仁9g,生石膏30g,甘草6g,紫苏叶9g,荆芥9g,前胡9g,半夏9g,黄芩12g,瓜蒌12g,川贝母9g,橘红9g,北沙参12g。水煎服,每日1剂,3剂。

随访当晚服1次后体温即正常,第3天症状消失。

按语:患者外感风寒之邪,邪气入里化热,与肺内伏痰相搏结,形成外有表寒内有肺热之象,《伤寒论》有言"发汗后,不可更行桂枝汤,汗出而喘,无大热者,可与麻黄杏仁甘草石膏汤"。刘老治疗上以麻杏石甘汤宣肺清肺,考虑患者年老且有冠心病,未用麻黄宣散,换用紫苏叶、荆芥宣肺解表于外,生石膏辛凉清热于里,黄芩、半夏清肺化痰,瓜蒌、川贝母润肺化痰散结,前胡、橘红化痰止咳,北沙参养肺阴。处方味少药专,3剂药为患者解决感冒、肺炎之证,实乃大师之法。

二四、黄　　连

黄连始载于《神农本草经》,其味苦,性寒。归心、脾、胃、肝、胆、大肠经。

刘老临床中常用本品治疗中焦湿热所致胃热呕吐、血热吐衄、心烦失眠等。

【用药心得】

1. **清热燥湿**　本品大苦大寒，具有清热燥湿之功，其归经为心、脾、胃、肝、胆等中焦脏腑，是故尤长于清泻中焦湿热，临床用途广泛，刘老常常辨证应用本品治疗中焦湿热诸证。

2. **泻火解毒**　本品苦寒，既能清热祛湿，又能泻火解毒，亦擅于治疗各种痈肿疔毒。

3. **随证配伍举隅**

(1)**高热神昏、心烦不寐**：本品大苦大寒，有泻火解毒之功，尤善清泻心经实火，可用治心火亢盛所致神昏、烦躁之症。刘老临证若有大实大热而神昏的患者，常配石膏、知母、玄参、牡丹皮等药同用，如清瘟败毒饮；如遇到三焦热盛而烦躁之症，刘老常配黄芩、黄柏、栀子以同清三焦之热；若热盛伤阴而心烦不寐，刘老常配黄芩、白芍、阿胶等，如黄连阿胶汤。

(2)**血热吐衄**：本品大苦大寒，还可清热泻火而凉血止血，临证中刘老常配大黄、黄芩，以治邪火内炽，迫血妄行之吐衄，如泻心汤。

(3)**湿热痞满、呕吐吞酸**：本品苦寒，专走中焦，尤长于清中焦湿热，如有湿热阻滞中焦所致痞满等诸证，刘老常辨证配伍黄芩、干姜、半夏，如半夏泻心汤，此方刘老常常辨证加减治疗各种中上焦湿热证；刘老亦喜好配伍吴茱萸，组成左金丸用于肝火犯胃所致胁肋胀痛、呕吐吞酸之症。

(4)**湿热泄痢**：本品苦寒善去脾胃大肠湿热，为治泄痢要药，刘老临证中常配木香同用，以治湿热泄痢，若兼有发热，与葛根、黄芩等药同用，如葛根黄芩黄连汤。

(5)**目赤牙痛**：本品既能清热燥湿，又能泻火解毒，临证中多见胃火上攻，牙痛难忍之症，刘老常配伍生地黄、升麻、牡丹皮、石膏等药同用，如清胃散。

4. **使用方法及用量**　水煎服，2~5g。外用适量。本品除生用外，还有酒制黄连善清上焦火热，多用于目赤肿痛、口疮；姜制黄连善清胃和胃止呕，多用治寒热互结，湿热中阻，痞满呕吐；萸制黄连善疏肝和胃止呕，多用治肝胃不和之呕吐吞酸。

【病案举例】

刘某，女，51岁，2020年8月4日初诊。患者诉腹痛反复发作10年，阵发性加剧半年,以少腹刺痛为主,起病后多次接受西医治疗,病情无明显好转,口苦、口干,喜热饮,近15天来,间断下腹部疼痛,坠胀感,纳食可,睡眠佳,大便每日2次不成形,小便正常。舌红,苔薄黄,脉弦细。既往有支气管扩张,乳腺增生病史,剖宫产手术史,绝经3年。诊为腹痛,证属脾虚湿阻,治当健脾燥湿、理气止痛,予归芍六君子汤合香连丸加减。

处方:当归9g,党参12g,茯苓12g,木香6g,白芍9g,白术9g,陈皮9g,黄连6g,吴茱萸6g,甘草6g。

患者服用14剂后疼痛明显减轻,后自觉疼痛部位上移,续以原方调整白芍12g,加川芎6g,服用10剂后疼痛消失,1个月后回访未复发。

按语:患者腹痛10年,久病多虚,脾虚失于运化,易致湿浊阻滞,气机不畅,郁久化热,而成虚实夹杂之证,脾虚为本,气滞湿阻血瘀为标,处以归芍六君子汤以健脾燥湿行气养血活血止痛,《成方便读》"以六君子为君,加当归以和其血使瘀者去而新者得有所归,白芍通补奇经,护营敛液,有安脾御木之能"。合用香连丸,清热燥湿、行气止痛。诸药合用,祛邪扶正,顾护脾胃,使十年之疾得以缓解。

二五、黄 柏

黄柏始载于《神农本草经》,其味苦,性寒。归肾、膀胱经。刘老临床常常用本品治疗泄痢、黄疸、热淋等湿热诸证。

【用药心得】

1. **清热燥湿** 本品苦寒,归肾、膀胱、大肠经,有清热祛湿之效,尤善清下焦之湿热,配伍萆薢、车前子等,如萆薢分清饮清利膀胱湿热。

2. **泻火除蒸** 本品苦寒,有泻火除热之效,如有肝肾阴虚火旺,刘老临证常配伍知母、熟地黄等品如知柏地黄汤,滋阴降火,清热除蒸。

3. **解毒疗疮** 本品苦寒可泻火解毒、清热燥湿,能治湿热毒盛诸如湿疹、疮疡等疾患。

4. **随证配伍举隅**

(1)**湿热泻痢、黄疸**:本品苦寒,归大肠经,善除大肠湿热以治泄痢,刘老临证中常配白头翁、黄连等药用,如白头翁汤;刘老述以往诊治肝炎黄疸患者,属湿热蕴积之证,也常常以本品配合栀子、茵陈等同用。

（2）**湿热带下、热淋**：本品苦寒归肾、膀胱经，长于清泻下焦湿热，刘老偶用本品配山药、芡实、车前子等药同用，治疗湿热下注之带下；刘老临证热淋涩痛属湿热下注之证，常配萆薢、茯苓、车前子等药同用。

（3）**湿热痿证**：本品专清下焦湿热，临证中用治湿热下注所致下肢肿痛、痿证，常配苍术、牛膝、薏苡仁等，刘老临证中亦常常配伍知母、熟地黄、龟甲等药同用，治阴虚火旺之痿证。

（4）**疮疡肿毒、湿疹**：本品既能清热燥湿，又能泻火解毒，刘老临证中遇到属湿热内盛之疮疡肿毒、湿疹等症，尤其发于下焦者，常常用本品与黄芩、黄连、栀子、苦参等同用。

5. **使用方法及用量**　水煎服，3~12g。外用适量。

【病案举例】

赵某，男，56 岁，2020 年 7 月初诊。面颈部红疹 20 余年，每周发作 1 次，发作 3~4 天可自行缓解，进食牛肉、海鲜等易发，无瘙痒，口干不明显，纳可，精神可，睡眠可但常熬夜，常饮酒、吸烟。今年体检餐后血糖偏高，高血脂，无高血压病。舌质红，苔薄白，脉细弦滑，尺脉沉。诊为风瘙痒，证属肾阴不足，热邪上扰，治当滋肾养阴，清热散结，予六味地黄汤加味。

处方：生地黄 15g，熟地黄 15g，山药 12g，茯苓 12g，白芍 12g，当归 9g，天花粉 15g，川贝母 12g，连翘 15g，栀子 9g，黄柏 9g，甘草 5g。水煎服，每日 1 剂，10 剂。

半月后回访，患者症状明显减轻，虽仍会发作红疹，但程度减轻，1 天消失，继续服用。1 个月后回访，患者服用 15 剂后，自觉好了七成。2021 年 6 月回访，患者反馈共服用 30 剂，红疹基本消失，只稍进海鲜会发作。嘱戒烟酒，忌发。

按语：久病必虚，且患者长期熬夜，尺脉沉，考虑肾阴不足，虚热上扰，而面部红疹，在上部，又多见风热，治病从本，以六味地黄汤滋水制火，则无上盛下虚之患，加黄柏清虚热之本，合用栀子、天花粉、川贝母、连翘祛风清热散结，当归、白芍活血养血以免血虚生风之虞。病程虽长，但刘老辨证准确，用药精当，疗效明显。

二六、苦　参

苦参为豆科植物苦参的干燥根，其味苦，性寒。归心、肝、胃、大肠、膀胱经。刘老临床应用苦参多用来治疗湿疹湿疮等皮肤疾患。

【用药心得】

1. **清热燥湿,杀虫止痒**　《本草正义》有言"苦参,大苦大寒,退热泄降,荡涤湿火,其功效与芩、连、龙胆皆相近,而苦参之苦愈甚,其燥尤烈,故能杀湿热所生之虫,较之芩、连力量益烈"。因苦参苦寒能清热燥湿,杀虫止痒,刘老常常以此配伍黄柏、地肤子、蝉蜕、荆芥等治疗各种风疹、湿疹、疥癣等皮肤病变。

2. **清热利尿**　苦参苦寒,亦可清热利尿通淋,刘老临证时亦用于湿热下注小便淋沥涩痛之症。

3. **随证配伍举隅**

(1)**湿热泄痢,黄疸,赤白带下,阴肿阴痒**:本品极为苦寒,有清热燥湿之功,可用治疗多种湿热证。刘老时有辨证应用本品治湿热蕴结胃肠,腹痛泄泻。如有急性黄疸属湿热内盛,也可与龙胆、栀子等同用。因本品燥湿性强,临床上还经常用于湿热带下、阴肿阴痒等疾患,常配蛇床子同用。

(2)**湿疹湿疮、皮肤瘙痒**:本品能清热燥湿、止痒,为治皮肤病之要药,内服外用均可。刘老治疗湿疹、湿疮常配合黄柏、地肤子等同用,同时以苦参汤水煎外洗,效果甚佳。治皮肤瘙痒、风疹等皮肤疾患时,常配伍皂角、荆芥、防风、蝉蜕等药。

(3)**湿热淋痛,尿闭不通**:本品亦可清热利尿,用治湿热蕴结下焦所致小便不利、淋沥涩痛、尿闭不通,刘老常与石韦、瞿麦、车前子等药同用。

4. **使用方法及用量**　水煎服,4.5~9g。外用适量,煎汤洗患处。

【病案举例】

王某,男,46岁,2020年7月9日初诊。患者诉反复发作全身瘙痒4年余。患者4年前开始出现全身皮肤红丘疹,瘙痒明显,多方求诊,可止一时之痒,但反复发作,甚为苦恼。现皮疹此起彼伏,遇冷减轻,夜间加剧,抓挠则红丘疹明显,二便调。舌质红,苔薄黄,脉滑数。已戒烟戒酒。诊为风瘙痒,证属荨麻疹热入血分证,治以清热凉血,祛风止痒,予加味消风散加减。

处方:荆芥10g,蝉蜕6g,苦参12g,防风12g,知母12g,当归12g,生地黄30g,牡丹皮12g,地肤子15g,白鲜皮15g。水煎服,每日1剂,7剂。

2020年7月17日二诊:服药后第一、二天皮疹增多,瘙痒,三四天后皮疹消退,未出现瘙痒,继服7剂。2个月后电话回访,服药21剂后基本痊愈,偶因饮食等原因出现轻微瘙痒,很快自然消失。

按语:《内经》云"诸痛痒疮,皆属于心",心主血脉,痒多由血热所致,患者喜烟酒,易致内热;患者皮疹反复发作,此起彼伏,为风之证,遇冷减轻,夜间遇热加重,为血热之候,血热生风,故施以加味消风散,本方由《医宗金鉴》消风散增减而成,生地黄、当归凉血养血,荆芥、防风、蝉蜕祛风,苦参、地肤子、白鲜皮祛风止痒,知母、牡丹皮清热养阴凉血。全方清热凉血,祛风止痒,药简效彰。

二七、赤 芍

赤芍始载于《神农本草经》,味苦,性微寒,归肝经。刘老常用于治疗热入营血之温热病、瘀毒阻滞之肿痛疮疡等。赤芍炒后药性偏于缓和不伤中,多用于瘀滞疼痛;酒灸赤芍活血散瘀力胜,多用于跌打损伤、闭经、痛经。

【用药心得】

1. 清热凉血 赤芍苦寒,入肝经,走血分,清凉行散,《药品化义》曰"赤芍,味苦能泻,带酸入肝,专泻肝火,盖肝藏血,用此清热凉血"。赤芍善清血分实热,刘老临床用于治疗风温、斑疹等热入血分证,常与牡丹皮相须为用,配生地黄,既可清热凉血,又能滋养阴血。

2. 活血止痛 治疗血瘀诸证,常与白芍同用,多与川芎、当归等配伍,活血止痛,祛瘀生新,新血生而百病却。

3. 随证配伍举隅

(1)风温、斑疹:刘老认为风温发展即卫气营血的传变过程,邪热入里,刘老强调清热通里,常以赤芍、黄芩清泻气分热,如黄芩汤;赤芍配合牡丹皮、生地黄等清营凉血,如化斑汤、犀角地黄汤。

(2)胸痹、中风:赤芍祛瘀通经,刘老常用赤芍,配合川芎、三七等理气活血、宽胸通痹治疗胸痹;中风病患者多见半身不遂、口眼㖞斜、言语謇涩等经络瘀阻不通症状,或因气虚血行不畅,脉络瘀滞为病;或因痰瘀互结为病,或风痰阻络为病,刘老常以补气、化痰浊、活血通络数法并用,方药中常赤、白芍同用,以活血养血,加用黄芪、当归等益气活血之品,与地龙、川芎等活血通络之品配伍,增强祛瘀之效,治疗中风。

(3) 头痛、肢体胀痛：赤芍祛瘀行滞缓解疼痛，刘老常联合川芎、当归等调和气血止痛，配伍牛膝、珍珠母治疗肝阳上亢之头痛，配伍黄芩、桑叶、菊花治疗风热头痛，配伍细辛、白芷理气开窍治疗瘀血头痛等；配伍生地黄等治疗肢体疼痛。

4. 使用方法及用量 水煎服，6~12g。

【病案举例】

王某，女，57岁，2020年8月初诊。患者全身皮肤红色斑疹瘙痒20余年，反复发作，诊断为银屑病，多方治疗，时好时差，现易疲劳，稍口干，背部、双下肢皮肤红斑疹成片，色鲜红，瘙痒，皮屑，纳可，舌质淡红，苔白，脉细。平常血脂偏高。诊为银屑病，证属热入营血，血热生风，治当清热凉血、祛风止痒。

处方：生地黄30g，赤芍12g，牡丹皮6g，白鲜皮18g，甘草9g，连翘15g，金银花15g，赤小豆12g，黄芩9g，滑石12g。水煎服，每日1剂，10剂。

服药后症状明显减轻，继服10剂，斑疹大部分消退。

按语：银屑病俗称牛皮癣，是一种临床表现为红斑、鳞屑为主的慢性炎症性皮肤病，病程较长，易反复。本例患者皮肤红斑疹，色鲜红，瘙痒，为血热生风之证，久病正气不足，表现为易疲劳，舌质淡红，脉细，为虚实夹杂。急则治标，先予清热凉血，养血祛风止痒，犀角地黄汤清热凉血，连翘、金银花疏风清热，黄芩清热燥湿，滑石、赤小豆清热利湿，助热从小便出，白鲜皮清热利湿止痒，故热去风止，瘙痒休。但银屑病易反复发作，后期当补虚祛邪善后。

二八、牡 丹 皮

牡丹皮始载《神农本草经》，味苦、辛，性微寒；归心、肝、肾经。刘老常用于治疗热入营血、温毒发斑、无汗骨蒸、痈肿疮毒、经闭痛经、跌仆伤痛等病症。

【用药心得】

1. 清热凉血，活血化瘀 本品苦寒直折，入心肝血分，能清血分实热，功能清热、凉血止血。入血分而善于清透阴分伏热，为治无汗骨蒸之要药。辛行苦泄，有活血祛瘀之功，清热凉血之中善于散瘀消痈。刘老常用于血热、血瘀、痈肿疮毒等病症。

2. 随证配伍举隅

(1) **温病**：温热之邪迫入营血，血热妄行，可致发斑、吐血、衄血，刘老治疗外感热病，在强调祛邪的同时，不忘扶正，热病最易伤阴耗气动血，刘老常佐以牡丹皮、生地黄、赤芍等药清营凉血。

(2) **消渴**：《本草纲目》"牡丹皮，治手足少阴、厥阴四经血分伏火。盖伏火即阴火也，阴火即相火也，古方惟以此治相火，故仲景肾气丸用之。"刘老认为消渴病的基本病机乃阴虚燥热，其中阴虚为本，燥热为标，故常以清热生津、益气养阴为治疗法则，随病情进展，可损及元气精血，久则由阴损阳，刘老常针对病情，健脾滋肾并用，以牡丹皮配麦冬、生地黄等养阴清热。

(3) **心悸**：小儿心肌炎所致心悸常经久不愈，刘老认为小儿阳常有余，而阴常不足，反复发病，邪热稽留，耗伤心阴，治疗当清热养阴，而非重镇安神，刘老常以牡丹皮配生地黄、沙参、麦冬等养阴清热。

3. 使用方法及用量

煎服，6~12g。清热凉血宜生用，活血祛瘀宜酒炙用，止血炒炭用。

【病案举例】

陈某，男，55 岁，2020 年 7 月初诊。患者反复发作口腔溃疡 10 余年，此起彼伏，一周发作一次，一周愈合后再发，伴有疼痛，身上皮肤易生疖肿，脓出后愈合，口干不明显，喜热饮，晨起口苦，易心烦，纳可，寐安，二便调。10 余年前患胃溃疡，治疗后未再发作，但出现口腔溃疡，2016 年脑梗死，房间隔缺损，行封堵术，无高血压、高血脂、糖尿病病史。无烟酒、槟榔嗜好。舌质稍黯，边有齿印，苔薄白，脉细弱。诊为口疮，证属气血不足，胃热上扰，治当益气养血，清胃养阴。

处方：玉竹 12g，麦冬 12g，知母 9g，生地黄 18g，当归 9g，白芍 9g，牡丹皮 6g，西洋参 5g，黄连 5g，甘草 6g。水煎服，每日 1 剂，7 剂。

半个月后自觉好转，继服 7 剂巩固。

按语：刘老认为口腔溃疡多因胃热所致，但久病不愈者多虚，虚实夹杂。此患者胃热伏火，久而耗气伤阴，故治以清胃益气养阴，生地黄、牡丹皮养阴清伏火，知母、黄连清胃火，西洋参益气养阴生津，玉竹清胃热养胃阴，当归辛温养血活血、防寒凉伤胃，白芍凉血养血活血止痛。如此既清胃火、伏火，又益气养阴，杜绝虚火之源，注意饮食调摄，故疗效明显。

二九、白　茅　根

白茅根始载于《神农本草经》,味甘,性寒。归肺、胃、膀胱经。刘老治疗热淋、水肿、湿热黄疸、血热血崩,常佐以白茅根。

【用药心得】

1. **凉血止血生津**　本品甘寒入血分,走肺胃,寒能清,甘能补,既能清血分之热,又生津不伤于燥,故凉血而不积瘀,刘老常用以治疗各种血热出血证,尤善用于肺胃热盛之吐血、衄血,膀胱湿热之尿血、血淋,单用有效,或配伍其他凉血止血药同用。

2. **清热通淋消肿**　白茅根性寒,入膀胱经,能清热利尿,刘老常借白茅根导湿热下行之功,治疗湿热黄疸、水肿尿少、热淋等病症,湿热从小便而利,而达利水消肿、利尿通淋、利湿退黄之效。

3. **随证配伍举隅**

(1)猩红热:猩红热病入营血,可见全身疹出,刘老认为,凡疹毒热盛,易变证丛生,热毒上扰则头痛、咽痛、咳嗽,下入膀胱则小便热涩,刘老常以大剂量白茅根,配芦根、竹叶、玉竹,既可清热生津,又能凉血止血,托疹毒外出。

(2)水肿:肾主水,为水脏,司膀胱气化,《黄帝内经素问集注》云"溲便变者,水火相交,火淫于下也",湿热之邪伤于肾,可见面浮、身肿、腰酸乏力,刘老认为湿热伤肾,当清利下焦湿热,又需滋养少阴之源,常佐以白茅根清热利水,与猪苓、茯苓、泽泻等配伍。

4. **使用方法及用量**　水煎服 15~30g,鲜品加倍,捣汁服;止血亦可炒炭用。

【病案举例】

赵某,女,8 岁,2020 年 8 月 9 日就诊。家属代述患者 3 年来间断流鼻血,量不多,可自行停止,夜间发作次数较白天多,夏天较频繁,未特殊诊治,4 天前生日宴后出现流鼻血较前频繁,日间、夜间均反复流鼻血,每次持续几分钟,可自行停止,饮食可,眠可,大便稍结燥。舌淡红,苔薄白,脉滑数。辨为鼻衄,肺胃热盛证,治以泄肺清胃、凉血止血。

处方:白茅根 30g,生地黄 24g,牡丹皮 6g,白芍 12g,黄芩 9g,生大黄 3g

（后下）。水煎服，每日1剂，7剂。

患儿服药1剂后即便通血止，后未反复。

按语：鼻衄病机常为虚实两端，或火迫血行，或气虚失摄，《景岳全书·血证》说"动者多由于火，火盛则逼血妄行；损者多由于气，气伤则血无以存"。肺开窍于鼻，且阳明经脉起于鼻之交频中，故鼻衄与肺胃关系密切，该患儿无明显虚象，夏季发作频繁，为暑热当令，大便稍干燥，脉滑数为实热之征，为肺胃热盛，迫血妄行，予以犀角地黄汤清营凉血止血，白茅根代犀角清肺胃、止血，黄芩清上焦热，大黄泄热下行，全方清热凉血，又养阴防复燃，组方用药严谨，故疗效确切。

三〇、干 地 黄

干地黄始载于《神农本草经》，味甘、苦，性寒。归心、肝、肾经。《神农本草经》载其大寒，久服轻身，不老，治妇人崩中，产后血弱，血热胎动，刘老治疗温病热入营血者，多取其凉血生津、止血之效。

【用药心得】

1. **清热凉血，养阴生津** 本品苦寒入营血分，为清热、凉血、止血之要药，又其性甘寒质润，能清热生津止渴，刘老常用治温热病热入营血诸证。

2. **活血祛瘀，通痹止痛** 刘老认为干地黄性凉且滑利流通，能逐血通络，善通痹止痛，亦可用于痹病、积聚等。

3. **随证配伍举隅**

(1)**温病**：温热之邪迫入营血，血热妄行可致吐衄、尿血、崩漏等病症，出血之势急甚，刘老强调治疗当截病势，常重用生地黄，一则凉血止血，防血妄动，二则滋阴养血以补虚，多与牡丹皮、玄参等配伍。

(2)**消渴**：《素问·奇病论》："此肥美之所发也，此人必数食甘美而多肥也；肥者令人内热，甘者令人中满，故其气上溢，转为消渴。"其发病与过食肥甘，形体肥胖，情志不遂，五脏柔弱密切相关，刘老宗《素问·阴阳别论》"二阳结谓之消"，即阳明胃经有热，胃热上蒸，伤津耗液，治疗以滋阴降火为法，刘老多重用生地黄，配白芍、牡丹皮、天花粉等。

(3)**胸痹**：胸痹病多见于老年人，刘老认为本病以年高体虚，尤以肾虚为主要特点，久病多瘀多虚，而尤以气阴两虚为主，其益气以健运脾气，其滋阴以滋养心肾之阴,心脾肾气阴充足则生化有常,刘老认为生地黄甘寒质润,滋阴补血,有充养心脉之能,又能活血祛瘀通脉,治疗胸痹常与生晒参配伍,二者一气一血,一阳一阴,一动一静,阴生阳长,心气旺盛,血流不息,胸痹自除。

(4)**痹病**:痹者,闭而不通之谓也,风寒湿邪乘虚留滞,血气为邪气所阻,是以不通,刘老治疗痹证多以补益疏通,祛风湿为法,重用生地黄,一可滋养阴血以补虚,二则滑利流通,逐血痹。

(5)**不寐**:不寐总的病机属阴阳失衡,阴血不足,心神失养,可见不寐,刘老指出阴虚则阳必旺,宜壮水之主以制阳光,常佐以生地黄滋阴清热生津,多与麦冬、芍药、酸枣仁等配伍。

4. 使用方法及用量 水煎服,10~15g。鲜品用量加倍,或以鲜品捣汁入药。

【病案举例】

段某,男,75岁,1991年11月13日初诊。患者5年来经常出现双下肢水肿,夜间小便次数亦逐渐增多,以至每夜可达5~7次,同时伴有腰酸及心烦失眠等症。近半月水肿加重,并出现腹胀、恶心、呕吐、纳呆,尿频量少,大便干结,于当地医院就诊,查尿蛋白(++);红细胞0~2个/HP,白细胞0~2个/HP;血红蛋白76g/L,诊断为"肾功能不全",经中、西医药物治疗效果不佳,故求诊于刘老。就诊时见:面色晦滞,颧红,心烦失眠,恶心,呕吐,纳呆,腹胀,腰酸,双下肢中度凹陷性水肿,尿频量少,大便干结;舌质淡红,苔黄腻,脉弦滑数。患者既往高血压病40余年,长期间断服用西药降压,血压控制不稳定,今测血压180/110mmHg。诊为水肿,证属阴虚阳亢,治当滋水涵木,予六味地黄汤加减。

处方:熟地黄18g,白术12g,山药12g,山茱萸12g,牡丹皮5g,泽泻9g,茯苓12g,生黄芪24g,猪苓12g,桑寄生18g,阿胶9g。水浓煎服,每日1剂,15剂。

二诊时患者水肿消退,腹胀缓解,食欲增加,睡眠正常,大便1日2~3次;尿常规正常。本方加减调治3个月,大便恢复正常,肌酐恢复正常,随访2年,病人情况良好。

按语:慢性肾病日久,可致肾阴亏虚;或过用温补,刚燥伤阴,或清利耗阴,损耗肾阴,阴阳不能维持正常的平衡,故出现阴虚火旺的病理现象。病人可出现头痛、心悸、耳鸣、失眠、腰膝酸软、颧红等症。肾之阴阳相互依存、相互滋生、相互制约,若阴阳偏颇,则必然会产生阴虚阳亢症候。该例以六味地黄汤加减,重用熟地黄以滋肾养阴,俾使肾阴充盛,则阴可制阳,亢阳自平。白术、黄芪健脾益气助山药化生气血;猪苓利而不伤,通利水道,分清化浊;桑寄生、阿胶阴阳双补,以改善蛋白久失导致的肾中精血阳气亏虚。

三一、玄 参

玄参味甘、苦、咸,性微寒;归肺、胃、肾经。刘老取其凉血利咽之效,临证多用于治疗温病、咽痛等疾病。

【用药心得】

1. **清热凉血,滋阴降火** 本品咸寒入血分而能清热凉血,甘寒质润而能清热生津、滋阴润燥;刘老多用于治疗热入营血之斑疹、发热、神昏躁扰,阴虚火旺之烦渴引饮、骨蒸劳嗽、津枯便秘等症;玄参咸寒,清凉柔润,滋水涵木以补下虚,凉肝平肝去上实,刘老亦用于治疗上实下虚之中风病。

2. **解毒散结** 张元素云"玄参,乃枢机之剂,管领诸气上下,肃清而不浊",玄参性味苦咸寒,苦寒能清热而解毒,咸能软坚而散结,清火散结而无凝滞之弊,滋阴统领诸气上下流动而无壅郁之害,气动血流,活血散结,刘老常用于治疗白喉、瘰疬、痰核、瘿瘤、积聚。

3. **随证配伍举隅**

(1)温热病:"温邪上受,首先犯肺,逆传心包",温热之邪最易耗伤营阴,温邪入营,伤阴劫液,甚者内陷心包,则神昏、烦躁;刘老认为,温病治疗当截断病势发展,退热为第一要务,常重用石膏、犀角[①]大寒之品,并借玄参透热转气之功,与生地黄、牡丹皮等配伍又可清热凉血,养阴生津。

(2)咽痛、瘰疬:阴虚火旺,虚火上炎,痰火郁结可见瘰疬、咽痛、咽干,刘老治疗善用玄参,取其甘寒凉润之功,清热养阴润燥,多与桔梗、麦冬、甘草等药配伍,取其咸寒之性,泻火解毒、软坚散结之功,治常配浙贝母、牡蛎。

(3)中风:中风病总的病机属阴阳失调气血逆乱,《内经》"诸风掉眩,皆属于肝",肝为刚脏,非柔润不能调,刘老常佐以玄参,滋水涵木补下虚,清心平肝祛上实,治疗肝肾亏虚、肝阳上亢之中风。

---

① 现已禁用,常用水牛角代。下同。

4. **使用方法及用量** 水煎服,10~15g,或入丸、散。外用:适量,捣敷或研末调敷。

【病案举例】

龙某,女,36岁,2020年12月初诊。患者神疲乏力半年余,现精神不振,乏力,思睡,纳食可,大小便正常。月经规律,量不多,无血块、痛经,舌淡胖,苔薄黄,脉弦细。甲状腺彩超:甲状腺右侧叶中部实性结节 TI-RADS 4c 类。诊为瘿瘤,证属少阳郁结证,治当和解少阳,散结开郁。予小柴胡汤加减。

处方:柴胡9g,半夏9g,茯苓12g,陈皮9g,黄芩12g,天花粉12g,浙贝12g,甘草9g,玄参12g。水煎服,每日1剂,15剂。

1个月后回访,服药后患者精神明显好转,继服原方。

按语:患者体弱正气不足,气结痰阻于颈前,发为瘿瘤,《伤寒论》云:"血弱、气尽,腠理开,邪气因入,与正气相抟,结于胁下。"宜用和解法。刘老抓住患者正气不足,邪入不深,不可汗亦不可下,只能扶正祛邪、和解消息,故用小柴胡汤和解少阳,畅通气机,合用玄参管领诸气上下,肃清而不浊,解毒散结,天花粉、浙贝母清热养阴散结,茯苓、陈皮健脾理气化痰,如此扶正祛邪兼施,患者精神好转,正气来复,祛邪外出。刘老活用经方可见一斑。

三二、青　蒿

青蒿,味苦、辛,性寒。归肝、胆经。刘老善用其治疗暑热、骨蒸劳热、疟疾寒热、阴虚发热、湿热黄疸等。

【用药心得】

1. **清热凉血除蒸** 青蒿性味苦寒,入肝走血,长于清透阴分伏热,而凉血除蒸,刘老常用之与沙参、地骨皮配伍,沙参、地骨皮能凉骨中之火,而不外泄,青蒿则能透骨中之火行于皮肤。其质轻辛香透散,善解暑热,刘老亦用于治外感暑热、湿热黄疸等病症。

2. **截疟** 疟疾往来寒热,邪在少阳,本品辛寒芳香,主入少阳肝胆,长于清解肝胆之热邪,截疟之功甚强,刘老常以大剂量青蒿治疗疟疾寒热。

3. **随证配伍举隅**

(1)**暑热外感:**暑热为阳邪,易伤阴耗气动血,易夹湿为患,青蒿泄热而不耗气血,芳香而善走散,刘老常用以清热解暑,与滑石、连翘、西瓜翠衣等配伍,如清凉涤暑汤。

(2)**疟疾寒热**:本品为治疟良药,刘老早年常以大剂量青蒿随证配伍黄芩、青黛、滑石等药用于疟疾发作。

4. 使用方法及用量　水煎服,6~15g,治疟疾可用20~40g,不宜久煎;鲜品用量加倍,水浸绞汁饮。

【病案举例】

吴某,女,5岁,2020年8月初诊。反复发热3天。每于日晡发热,最高达39.5℃,服用退热药稍退,汗出黏,清晨体温正常,喷嚏,稍咳嗽,少量白色痰,体倦乏力,纳食一般,大便黏,小便黄。舌红,苔黄腻,脉数。诊为外感发热,证属湿热阻滞,热重湿轻;治法当清利湿热,畅通三焦。予蒿芩清胆汤加味。

处方:青蒿12g,黄芩6g,滑石12g,竹叶6g,法半夏6g,柴胡6g,炒枳实6g,蒲公英15g,炒山栀6g,僵蚕6g,连翘6g,蝉蜕3g,甘草3g。水煎服,每日1剂,5剂。

服药后热退,精神明显好转,稍咳嗽,纳食欠佳,后于刘老学生处就诊善后调理。

按语:时值长夏,暑湿当令,感受暑热湿邪,三焦气机不利,湿遏热伏,汗出不畅,故见发热、体倦乏力,大便黏,舌红苔黄腻,脉数为湿热阻滞之征,表邪未尽而见喷嚏。故予青蒿为君,辟秽宣络,泄热不伤气血,合用竹叶、滑石、连翘等利湿清热,与黄芩、蒲公英、炒山栀清利三焦,法半夏、僵蚕、蝉蜕疏风化痰,枳实行气通腑,畅通气机,如此湿去热无所附、气机畅通,病去大半。

三三、地　骨　皮

地骨皮,味甘,性寒。归肺、肝、肾经。刘老常用以治疗阴虚潮热、骨蒸盗汗、肺热咳嗽、咯血、衄血、内热消渴等病症。

【用药心得】

1. 凉血除蒸　本品甘寒清润,尤善清肝肾之虚热,热在骨阴分者,《本草新编》言"地骨皮虽入肾而不凉肾,止入肾而凉骨耳,凉肾必至泻肾而伤胃,凉骨反能益骨而生髓"。为有汗骨蒸之要药。

2. **清肺降火** 本品气轻而甘寒,善清泻肺热,清金降气,刘老治疗肺火郁结,气逆不降,咳嗽气喘等症,常佐以地骨皮。

3. **随证配伍举隅**

(1) **阴虚发热,盗汗骨蒸**:刘老认为治疗阴虚发热,如过用苦寒之品如黄柏、知母等以降火,易损伤元气,当以甘寒平补之法,常以地骨皮等平和之品,使精气充则邪火自退;地骨皮能肝肾同治,常配伍山茱萸、熟地黄等养阴清热治盗汗。

(2) **肺热喘咳**:《成方便读》:"此因燥邪伤上,肺之津液素亏⋯⋯而辛苦温散之法,似又不可用矣。止宜轻扬解外,凉润清金耳。"地骨皮甘寒清润,归肺肾经,刘老治疗肺热喘咳,常用地骨皮与桑白皮配伍,泻肺平喘,如泻白散。

(3) **咯血、吐血**:血热迫血妄行可见吐血、咯血,刘老常投以地骨皮,取其甘寒入血分,凉血止血之功,既可单用本品煎服,亦可配牡丹皮、白茅根等凉血止血药。

4. **使用方法及用量** 水煎服,9~15g;大剂量可用 15~30g。

【病案举例】

莫某,女,4 岁,2021 年 6 月初诊。患者 2 月来反复咳嗽、咳痰,咳吐黄痰,经服用多种抗生素、化痰止咳药未效,1 周来出现午后发热,徘徊在 38℃左右,精神不振,咽喉有痰,咳吐不利,咽喉疼痛,无明显汗出,晚上七八点热自退,纳食欠佳,大小便正常。查体:咽喉充血,双侧扁桃体肿大,如草莓状,舌质红,苔薄黄,脉细数。血常规:白细胞 $15 \times 10^9/L$,中性粒细胞百分比 86%。诊为咳嗽,证属邪入少阳,痰热蕴肺,治当和解少阳,清肺化痰,予小柴胡汤合泻白散加减。

处方:柴胡 9g,黄芩 6g,法半夏 6g,玄参 6g,桔梗 6g,甘草 3g,桑白皮 9g,地骨皮 9g,荆芥 6g,防风 6g,杏仁 6g,川贝母 3g。水煎服,每日 1 剂,4 剂。

1 剂热退,4 剂后诸症基本消失。

按语:患儿感受外邪,上先受之,肺居上焦,故而咳嗽、咳痰,小儿肌肤嫩弱,腠理不固,易于反复感邪,且为纯阳之体,表邪未解,从阳化热,故而痰热阻肺,咳黄痰,舌质红,苔薄黄,脉细数,邪入少阳,表邪未净,予小柴胡汤和解少阳,泻白散清肺化痰。桑白皮、地骨皮长于泻肺热,荆芥、防风疏风解表,玄参清热解毒、散结利咽,桔梗宣肺利咽祛痰,杏仁降气化痰,与桔梗一升一降,利肺气宣降,加用川贝母清热解毒。方证对应,效果明显。

三四、大　黄

大黄始载于《神农本草经》，又名将军、川军、锦纹。味苦，性寒，归脾、胃、大肠、肝、心包经。刘老认为凡治下者，均可用之。对于积滞便秘、瘀血阻滞、癥瘕积聚、湿热黄疸、下痢、水肿、吐血、衄血、咽喉肿痛等病症，均随证配伍。

【用药心得】

1. **泻下攻积安中**　大黄能荡涤肠胃实邪，推陈致新，为治积滞便秘之要药。刘老认为邪盛者宜泻，中下焦留饮宿食痰实瘀血阻滞者均可用之，邪去而五脏安和。如治疗急性细菌性痢疾里急后重辨证属实者，用大黄末一两，一日作三次，邪去正安而见其功。

2. **泻火解毒存阴**　本品苦寒直折，沉降下行，能使上炎之火下泄，主治火热上炎所致目赤、咽喉肿痛、牙龈肿痛，借其泻下通便作用，使热毒下泻，治热毒痈肿疔疮、肠痈腹痛等病症。

3. **活血祛瘀生新**　大黄酒制活血逐瘀通经作用增强，其既可下瘀血，又清瘀热，瘀血去则新血生。

4. **清泄湿热利尿**　本品苦寒，迅速善走，直达下焦，利大小便，可导湿热从二便而去，刘老常用于治湿热蕴结之淋证、水肿、黄疸等病症。

5. **随证配伍举隅**

(1) **积滞便秘**：六腑以通为用，饮食积滞，停积胃肠，腑气不通，或因脾虚不运所致，或因胃肠积热、肝气郁滞、阴亏肠燥、阳虚寒积等，病性或虚或实，刘老均以大黄泻下通便，并随症加减，因大黄性寒，故以治热结便秘尤宜，轻者单用泡服即可；用于"痞、满、燥、实"之阳明腑实证，配芒硝、枳实、厚朴，如大承气汤；或有因外感病邪传入阳明，刘老常以"疏散、清热、通利"并用，配大黄以清泻阳明，表里双解。

(2) **瘀血诸症**：酒大黄活血逐瘀通经之效尤甚，刘老常用以治疗下焦蓄血之腹痛、经闭，瘀热互结之肠痈，癥瘕积聚、跌打损伤等；酒调服，或配桃仁、红花、当归等增强其活血之效，如复元活血汤；借其通下之功，破血逐瘀，使瘀滞从下焦而去，如桃核承气汤、大黄牡丹汤。大黄经黄酒浸泡，可外涂治疗局部瘀血肿痛。

(3) **水肿、淋证**：刘老认为水肿、淋证多因肾虚湿热者，湿热壅滞不通，刘老常借大黄利小便、泻下之功,使水湿之邪从二便分消,常配木通、车前子、栀子、茵陈等。

(4)温病暑热疫毒:此类疾病发病急骤,传变迅速,卫分症状殊难觉察,往往直犯阳明,或逆传心包,直陷营血,刘老认为"温病下不嫌早",病入阳明,当通里泻热,"急下存阴",使邪有出路。

6. 使用方法及用量　水煎服,3~15g,攻下生用,入汤剂后下;活血酒制用;止血炒炭用。

【病案举例】

肖某,男,58岁,2020年6月初诊。患者便秘2年。平素大便干,伴腹胀,腹中肠鸣,口干喜热饮,饮水量多,手足心干燥,纳食一般,睡眠可,小便正常。自诉起病后做过肠镜等检查,未见明显异常。起病后间断自服"香丹清",保持大便通畅。舌淡红,苔薄白,脉细无力。诊为便秘,证属气滞便秘,治当理气消食通便。

处方:麦芽9g,山楂9g,神曲9g,枳实9g,厚朴9g,大黄3g(后下),甘草6g,藿香12g。水煎服,每日1剂,14剂。

2020年7月21日二诊:服药后大便通畅,腹胀减轻,但停药有反复,平常皮肤干燥,易疲劳。舌质红,舌面裂纹,苔薄黄,脉细。

处方:白芍9g,知母9g,麦芽9g,山楂9g,神曲9g,枳实9g,厚朴9g,大黄3g(后下),甘草6g,栀子9g。水煎服,每日1剂,14剂。

1年后回访,患者服药后大便通畅,腹胀明显减轻。停药后注意调整饮食结构,增加运动量,大便一直通畅规律。

按语:刘老总结便秘病机为虚实两端,常虚实夹杂,此患者气滞为主,气机不畅,运化失常,故大便不畅,腹胀不欲食,郁久化热,伤津耗气,便干,皮肤干燥,疲乏。舌质红,舌面裂纹,苔薄黄为热伤津液之征,故予厚朴三物汤行气通滞,方中大黄通积滞,厚朴下气除满,枳实行气去积,加强脾胃升降之力;佐焦三仙(山楂、麦芽、神曲)健脾消食和胃,合用栀子清火,知母、白芍滋阴养血润燥,如此气机通畅、脾胃复健而大便通畅。

三五、防　　己

防己味苦,性寒。归膀胱、肺经。刘老常用以治疗风湿痹痛、水肿脚气、湿疹疮毒等。本品大苦大寒易伤胃气,胃纳不佳及阴虚体弱者慎服。

【用药心得】

1. **祛风湿,止痹痛** 本品味苦辛寒,苦寒降泄,辛能行散,既能祛风除湿止痛,又能宣通上下,调达表里,但长于走下焦,刘老用以治疗下肢水肿、下肢痹痛偏热者;本品苦以燥湿,寒以清热,与苦参、金银花等配伍用于治湿疹疮毒。

2. **利水消肿** 本品苦寒降利,能清热利水,善走下行而泄下焦膀胱湿热,尤宜于下肢水肿,小便不利者。治水肿、腹水、脚气浮肿、小便不利等。

3. **随证配伍举隅**

(1)**痹证**:刘老认为治疗痹证首辨寒热,防己苦寒,燥湿清热通痹,通其滞塞,十二经有湿热壅滞不通,皆可用此行经,刘老常用之,与杏仁、滑石、薏苡仁等配伍,如加减木防己汤、宣痹汤;寒湿痹证,则配伍桂枝、白术、防风、羌活等温经散寒、利湿通痹。

(2)**水肿、臌胀**:《温病条辨》“善治水者,不治水而治气”,刘老认为水肿治疗当注重调气,防己祛风行水,入走胸膈,畅利气机,辛以行之,苦以降之,通利二便,刘老治疗水肿、臌胀常用汉防己以宣泄腹中水湿,导积水由二便排出,常配伍葶苈子、大黄、椒目等;气虚者常佐以黄芪、白术、党参等。

4. **使用方法及用量** 水煎服,5~10g。

【病案举例】

贺某,女,32岁,2020年6月初诊。双膝关节、双踝关节酸痛2年。患者以双膝、踝关节酸胀疼痛为主,活动不利,局部无红肿,无僵硬,阴雨天加重,时有头晕,失眠,难以入睡,晨起头痛,眼睑浮肿,口干,口气重,大便每日2~3次,成形,质黏,小便正常。间断出现胃脘部胀痛,曾行胃镜示:非萎缩性胃炎,胃窦糜烂。既往月经周期不规律,孕2产1,顺产,末次月经为2020年6月25日,经色、质、量均正常。面色偏黄、体瘦,舌淡红,苔白厚,脉细。诊为痹病,证属寒湿痹证,治当健脾养血,散寒祛湿止痛,予防己黄芪汤合八珍汤加味。

处方:当归12g,川芎6g,防己9g,羌活9g,白芍9g,生黄芪15g,牛膝9g,独活12g,党参12g,白术12g,茯苓12g,甘草6g。水煎服,每日1剂,7剂。

服用7剂后患者关节疼痛明显减轻,继服7剂,疼痛基本消失,头晕失眠亦有好转,因月经提前来潮而停服。

按语： 患者脾胃素虚，气血生化不足，《素问》云"正气存内，邪不可干""邪之所凑，其气必虚"。刘老认为痹证多正虚邪气稽留，故调理气血为治疗痹证的治本之法，而调气血与祛风湿并举、虚实兼顾，往往能事半功倍。此患者气血不足，予以八珍汤补益气血以培本。且当归治"一切风"；白芍"除血痹、止痛"，补气血又兼祛风湿、止痹痛，一药二用，为刘老习用。黄芪益气助血行、固藩篱，去"诸痹之痛"；防己长于走下焦，利下肢风湿痹痛，与羌活、独活合用而加强祛风利湿止痹痛，牛膝补益肝肾之本，壮骨养筋。标本虚实兼顾故而疗效满意。

三六、独 活

独活，味辛、苦，性微温。归肾、膀胱经。其气味雄厚，芳香走窜，能宣通百脉，疏利筋骨关节，本品入下焦，刘老常用以治疗腰膝痹痛、风湿表证、少阴头痛、皮肤瘙痒等病症。

【用药心得】

1. **解表祛风，胜湿通痹** 本品辛散苦燥，气味芳香温通，既能祛风散寒而解表，又善下行祛湿，止痹痛，为治风湿痹痛主药，《名医别录》"主治诸贼风，百节痛风无久新者"。刘老治疗腰膝、腿、足关节疼痛，下部风寒湿痹者，常配以独活。

2. **随证配伍举隅**

(1) **痹病：** 痹病发病多由体虚感受外邪而来，独活性温，以治疗风寒湿痹痛为主，刘老治疗风寒夹湿表证常配羌活、防风等，羌活走上，独活走下，通治上下诸风寒痹痛，故刘老常羌、独活相须为用，湿热痹者，常配合薏苡仁、连翘、忍冬藤、海桐皮等清热利湿通痹，习用宣痹汤之意。

(2) **少阴头痛：**《本草求真》"独活，辛苦微温，比之羌活，其性稍缓，凡因风干足少阴肾经，伏而不出，发为头痛，则能善搜而治矣"。独活入肾经，刘老治疗少阴头痛，常用之与细辛、川芎等配伍。

3. **使用方法及用量** 水煎服，3~10g。

【病案举例】

王某，女，68岁，2020年6月初诊。双下肢乏力、胀近十年，平常行走不便,曾服左归丸有效,现伴有口干喜热饮,咽喉梗阻感,面唇抽动,纳谷不馨,睡眠差,大便干,1~2 日 1 行。有静脉曲张病史,曾行手术治疗。舌质淡黯,苔薄黄,脉弦。诊为痹病,证属肝肾不足,风湿痹阻,治当补益肝肾,祛风利湿通痹,予独活寄生汤加减。

处方: 当归 9g,白芍 9g,桂枝 8g,桑寄生 12g,牛膝 9g,独活 9g,生黄芪 15g,茯苓 9g,陈皮 9g,建菖蒲 9g。7 剂。

服药后睡眠等明显好转,原方 30 剂后症状消失。半年后回访,未再发作。

按语: 患者下肢胀、乏力,为气血闭阻不通之痹病,刘老认为痹病有上下之偏,选方用药各有不同,腰腿痛、胀多为肾虚湿阻所致,尤其是老年患者,故选用独活寄生汤治疗,独活善下行而祛风湿、利关节为君,桑寄生、牛膝健肾祛湿,黄芪、当归、白芍益气养血通痹,为刘老调气血所常用对药,桂枝散寒温经通脉利关节,茯苓、陈皮、建菖蒲祛风行气化湿。方证对应,药至病所,数年之疾痊愈。

三七、秦　艽

秦艽,味苦、辛,性平。归胃、肝、胆经。刘老常用以治疗风湿痹痛、骨节酸痛、中风半身不遂、筋脉拘挛、湿热黄疸、骨蒸潮热、小儿疳积发热等病症。

【用药心得】

1. 祛风湿,止痹痛　本品辛散苦泄,而质偏润,为风药中之润剂,刘老治疗风湿痹痛之证,无论寒热新久均随证配伍应用。秦艽能祛风邪,舒筋络,刘老治疗中风之半身不遂,四肢拘急等,配以秦艽活血荣筋。

2. 清虚热,退湿热　《本草纲目》:"秦艽,手足阳明经药也,兼入肝胆,故手足不遂、黄疸烦渴之病须之,取其去阳明之湿热也。"本品入肝经走血分,能凉血润燥以退虚热,除骨蒸,为治虚热要药,又可苦燥祛肝胆湿热而退黄,刘老常用以治骨蒸潮热、阴虚内热、湿热黄疸之证。

3. 随证配伍举隅

(1)痹病:刘老认为痹病辨证,首当明其病邪偏盛,寒胜者,佐以辛温助阳之品,使阳气旺盛,则寒散络通;湿胜者,佐以健脾益气之品,使脾旺以胜湿;热胜者,佐以凉血养阴之品,防热灼营阴。秦艽性平而偏凉,治风湿热痹尤为适宜,常配防己、牡丹皮、忍冬藤等;治风寒湿痹,常配羌活、川芎、防风等,如独活寄生汤。

(2)骨蒸潮热,疳积发热:秦艽入血分,清虚热,刘老治骨蒸潮热,常配以秦艽、青蒿、地骨皮、知母等,如秦艽鳖甲散;治小儿疳积发热,多与薄荷、炙甘草相伍,如秦艽散。

4. 使用方法及用量 水煎服,3~10g。

【病案举例】

吴某,女,88 岁,2020 年 5 月初诊。患者双膝关节疼痛 10 余年,每遇风受寒加重,需着厚袜,行动迟缓,欲食但易腹胀,口干不欲多饮,睡眠欠佳,大便正常。舌质红,苔薄白,脉细。诊为痹病,证属风寒湿痹,治当补益肝肾、散寒祛湿,予独活寄生汤加味。

处方:生黄芪 24g,当归 12g,桑寄生 15g,牛膝 12g,薏苡仁 15g,羌活 9g,独活 9g,桂枝 9g,防风 12g,秦艽 12g,白芍 9g,甘草 6g,西洋参 5g。水煎服,每日 1 剂,14 剂。

服药后疼痛明显减轻,继服 14 剂。

按语:刘老治疗老年病,重视高年下亏,治在肝肾,以本虚标实、攻补适度为原则,此患者年高久患痹病,肝肾亏虚为本,寒湿痹阻为标,故选用独活寄生汤攻补兼施,桑寄生、牛膝、秦艽补肝肾、祛风湿,尤以秦艽性平味苦辛而质润,祛风湿止痹痛而不伤阴,黄芪、当归、白芍益气养血止痛,羌活、独活散寒除湿止痛,桂枝、防风祛风温经止痛,薏苡仁利湿止痹痛,西洋参益气生津防温药耗伤气阴,诸药配伍补而不滞、祛邪不伤正,经络通而不痛。

三八、桑 寄 生

桑寄生,味苦、甘,性平。归肝、肾经。刘老多用以治疗肝肾不足者兼有风湿痹痛、腰膝酸痛、胎动不安、崩漏、头晕目眩等症。

【用药心得】

1. 祛风湿,补肝肾,强筋骨 《素问·长刺节论》:"病在骨,骨重不可举,骨髓酸痛,寒气至,名曰骨痹。"肝主筋,肾主骨,肝肾不足,筋骨失养,骨髓空虚,虚邪贼风更易乘袭,桑寄生苦能燥,甘能补,既可祛散风湿外邪,又长于补肝肾、强筋骨以固本,刘老治疗痹证日久,伤及肝肾,或年老肝肾不足之痹痛者,常投以桑寄生。

2. **安胎** 本品入肝肾,甘补滋养精血,可固冲任,安胎。《医林纂要》曰"坚肾泻火",刘老常用以治疗肝肾亏虚之胎动不安、月经过多、崩漏、妊娠下血者。

3. **随证配伍举隅**

(1)痹病:《素问·痹论》:"故骨痹不已,复感于邪,内舍于肾。"刘老认为痹病成因,一者肝肾亏虚,气血失调,二者风、寒、湿、热之邪乘袭,尤其痹病日久者,邪气胶滞,正气已虚,治疗当攻不伤正、补不碍邪,刘老常以桑寄生配牛膝、独活、杜仲等同用,如独活寄生汤。

(2)**崩漏、胎动**:妇人月经过多、崩漏、妊娠下血、胎动不安,多属肾虚冲任不固,胎失所系,治疗上刘老多重在补肾益精、补养气血、固冲安胎,常以桑寄生与阿胶、当归、续断、菟丝子等配伍。

4. **使用方法及用量** 水煎服,9~15g。

【 病案举例 】

周某,男,52岁,2020年7月初诊。头唇麻木、头昏10天。患者7月5日散步时突发左下肢乏力,不听使唤,急入湘潭市某三甲医院就诊,头部核磁检查示双侧额顶叶缺血灶。住院治疗后肢体活动正常,住院中监测血压偏低,动态心电图:多源性室性期前收缩,插入性室性期前收缩。出院后出现头晕,唇舌麻木,用眼多则疲倦,稍感气短,左膝关节乏力疼痛,性欲低,二便调,寐安,梦稍多。形体偏胖。舌质黯红,苔薄白,脉细,尺脉沉。诊为中风,证属肾气不足,髓海失养,治当补肾益气、养血荣脑,予补阳还五汤合定志小丸加减。

处方:黄芪30g,当归12g,赤芍12g,川芎6g,建菖蒲9g,茯苓12g,远志6g,桑寄生15g,牛膝12g,西洋参6g,三七粉1g(冲服)。水煎服,每日1剂,7剂。

1个月后回访,患者服用15剂后疲倦、头晕感明显减轻,精神好。

按语:《灵枢·海论》云:"髓海有余,则轻劲多力,自过其度;髓海不足,则脑转耳鸣,胫酸眩冒,目无所见,懈怠安卧。"患者病位在脑,但实为肾虚,主要是肾气虚,髓海失养,气虚血行不畅,脉络瘀阻,发为中风,刘老宗王清任用补阳还五汤补气活血、通经活络之法,方中黄芪重用,药性平和,既补气又补肾,西洋参益气补虚,配合当归、赤芍、川芎、三七补气养血活血,气血畅通,头目得养,牛膝、桑寄生补肾,茯苓健脾渗湿,《神农本草经》云菖蒲:"味辛,温,无毒。

治风寒湿痹,咳逆上气,开心孔,补五脏,通九窍,明耳目,出音声。"建菖蒲配合远志化痰开窍安神。诸药合用,补肾益气养血活血,髓海得充而诸症却。

三九、苍 术

苍术味辛、苦,性温。归脾、胃、肝经。苍术走而不守,白术守而不走,白术善补,苍术善行,刘老常用苍术以治疗湿浊困脾、脘腹胀满、泄泻、水肿、风湿痹痛等病症,健脾利湿则选用白术。

【用药心得】

1. 散寒燥湿健脾 本品辛香苦温燥烈,走而不守,燥湿力强,能开肌腠,散风寒,祛表湿,刘老多用于风寒表证夹湿者、寒湿痹证者。又入脾胃经,辛香健脾和胃祛秽浊,刘老用于治疗湿浊困脾之腹胀痞满、呕吐、泄泻等。

2. 祛风利湿除痹 风寒湿三气杂至为痹,苍术苦辛气烈,能上行发汗除湿,故能祛风散寒利湿除痹。

3. 随证配伍举隅

(1)**湿阻中焦证**:脾喜燥恶湿,易为湿浊所困,湿为阴邪,耗伤脾阳,进一步损伤其运化功能,易出现脘腹胀满、泄泻、呕吐、水肿等病症。刘老治疗此类病症,强调健脾,常以苍术、白术、茯苓同用健脾利湿,配泽泻、猪苓等利水渗湿;湿易阻气机,常与厚朴、陈皮等理气药同用;湿易与热合病,如湿热或暑湿证者,则配以黄柏、黄芩等清热燥湿。

(2)**痹病**:痹证的发生,取决于患者体质和感受外邪两大因素,内因是基础,外邪是发病的重要因素,刘老综合患者病情,新发者以祛邪为主,兼以扶正,风寒湿痹者,常以苍术配羌活、独活、薏苡仁等祛风胜湿;湿热痹者,宜清热利湿、疏风通络,习用《温病条辨》宣痹汤,常加入苍术祛风利湿通痹。病情反复者,易变证丛生,刘老始终坚持扶正祛邪的原则,常配伍桑寄生、当归、芍药等滋养肝肾,补益气血。

4. 使用方法及用量 水煎服,5~10g。

【病案举例】

王某,女,49岁,2020年8月初诊。患者头晕、腹胀半年,伴有右侧肢体麻木,易疲劳,两胁下胀痛,中上腹阵发胀满感,无口干口苦,纳食一般,二便调,寐安。46岁绝经。舌质淡红,苔薄白,脉细。诊为头晕,证属脾虚湿阻,风痰上扰清窍,治当健脾利湿,化痰息风,予半夏白术天麻汤加味。

处方: 天麻9g,当归9g,白芍12g,川芎6g,茯苓12g,橘皮9g,半夏9g,白术9g,麦芽9g,苍术9g,六神曲9g。水煎服,每日1剂,7剂。

1个月后回访,患者服7剂后精神好转,头晕减轻,继服14剂,病愈大半。

按语: 刘老认为头为天象,诸阳会焉,若清则灵,若杂则钝。此患者脾失健运,痰湿内生,气血不足,清窍失养,肝失血养,肝风夹痰上扰清窍,故见头晕、乏力、肢体麻木、胁下胀痛为肝血不足之征,半夏白术天麻汤健脾化痰息风,刘老加用苍术,与白术同用加强健脾利湿之功,湿去则痰无以生,且能除满,麦芽、六神曲健脾消食助运化,当归、白芍、川芎养血柔肝息风。药味少,却补虚去实,标本兼顾,故而取效速。

四〇、厚 朴

厚朴,味苦、辛,性温。归脾、胃、肺、大肠经。刘老常用以治疗湿痰、食积、气滞等实邪阻滞之证,尤喜用于治疗哮喘。

【用药心得】

1. 行气消积除满 本品苦燥辛散,辛行苦泄,入脾胃经,其味厚沉降,行气宽中除满,消积导滞,为温中下气要药,刘老常用于治疗中焦痰湿、食积阻滞之证。

2. 降气化痰平喘 厚朴味辛属金,入肺能降气化痰平喘,刘老认为咳喘之证多责之于肺,肺与大肠相表里,腑气不通则肺气不降,厚朴入肺、大肠经,下气通腑以平喘满。

3. 随证配伍举隅

(1)腹胀、便秘:“湿土之气,同类相召,故湿热之邪,始虽外受,终归脾胃”,易出现腹胀、腹痛、食欲不振、呕吐等症,刘老认为中焦湿热,治疗上强调畅达中焦气机,分辨湿热轻重,刘老常用厚朴、白豆蔻以行气化湿于中,湿盛者,常配薏苡仁、通草、滑石等甘淡渗湿;热盛者,常重用石膏、知母;治疗便秘,重视畅通气机,祛邪同时配伍厚朴降气散结通腑。

(2)痰饮咳喘:刘老治疗咳、痰、喘证,认为属痰湿者,应通利气机,气行则痰湿可祛,常用厚朴,与苏子、陈皮、半夏等同用,降气化痰治疗咳喘,如苏子降气汤;配伍麻黄、杏仁宣肺散寒、降气平喘治疗哮喘,如厚朴麻黄汤;配伍苍术、法半夏、茯苓治疗痰湿咳嗽,如苍朴二陈汤。

4. 使用方法及用量 水煎服,3~10g。

【病案举例】

廖某,男,55岁,2020年7月初诊。患者腹胀1年余,脐周胀满,进食则愈加明显,大便溏难解、黏、臭,1~2日1次,食生冷、油腻则大便稀,口干无口苦,纳食一般,夜寐可。有吸烟饮酒史。舌质淡红,苔薄黄厚,边有齿印,脉细滑。诊为腹胀,证属脾虚湿滞,治当健脾行气除满,予厚朴生姜半夏甘草人参汤加味。

处方:厚朴12g,干姜9g,法半夏9g,党参12g,砂仁9g(后下),甘草6g。水煎服,每日1剂,7剂。

1个月后回访,患者服用7剂后胀满消失,大便稍溏。嘱其戒烟酒,注意饮食调理。

按语:《伤寒论》66条:"发汗后,腹胀满者,厚朴生姜半夏甘草人参汤主之。"患者进食生冷油腻则便稀,多食则腹胀,为脾虚不运,脾阳不足,湿浊内生,气机阻滞,故刘老予以厚朴生姜半夏甘草人参汤健脾行气化湿,以干姜易生姜温脾阳,重用厚朴燥湿行气除满,砂仁芳香醒脾化湿,方证合拍,药简效彰。

四一、藿 香

藿香始载于《异物志》,作为药材在本草中单列见于《证类本草》。本品为唇形科多年生草本植物广藿香或藿香的干燥地上部分。味辛性微温,归脾、胃、肺经。刘老临床常用于湿浊中阻、胃肠不和、腹痛吐泻等症。

【用药心得】

1. 芳香化浊,和中止呕 脾胃主中焦,喜燥恶湿。饮食不当,最易恶阻中焦,化成湿邪,致使中焦气机阻滞,上不顺达,下不通利,故而出现腹胀腹痛、呕吐等症状。刘老善用藿香芳香化浊之性,和中止呕。刘老认为,芳香能助中焦清气,胜湿辟秽,故为暑湿时令要药。《药品化义》言藿香"其气芳香,善行胃气,以此调中,治呕吐霍乱,以此快气,除秽恶痞闷"。

2. 清解暑热　刘老认为,夏季暑热致病,一是阻碍中焦气机升降,出现腹胀、腹痛、呕吐等症,二是清阳不升,出现头晕、头痛,甚至神志昏蒙。刘老在治疗夏天暑湿困脾的病例中,多数会用到藿香,配合滑石、黄连、升麻等药,以达到清解暑热、升阳开窍等作用。发热倦怠,寒湿闭暑,腹痛吐泻,鼻渊头痛等症都能得到很好的缓解。

3. 随证配伍举隅

(1)暑月吐泻:藿香有很好的清解暑热、和中止呕功效。刘老常用藿香配伍香薷、扁豆、大腹皮、黄连、薏苡仁等清中焦湿热,配伍丁香增加行气功效,效力尤佳。

(2)胃脘痛:临床上胃脘痛证属寒热错杂者很多,治法当以和中理气、辛开苦降为法。刘老在辨证基础上经常选用半夏泻心汤为主方,同时配伍藿香以加强散寒、化湿止呕之功效。

(3)寒湿感冒:寒湿感冒,除有鼻塞流涕、恶寒发热以外,很多时候伴有呃逆呕吐、腹泻现象,这是寒湿中阻,气机失调所致。藿香正气散以藿香为主药,散寒除湿、和中止呕、止泻都有很好效果。

4. 使用方法及用量　水煎服,3~10g。阴虚血燥者不宜服用。

【病案举例】

袁某,男,52岁。胃脘疼痛30余年,加重且频繁发作3个月。来诊时症见:胃脘胀痛,连及背部,遇寒加重,得热则减。兼有呕逆、纳差、畏寒、口干、口苦、喜热食等。查:腹软,上腹部压之不适,呈隐痛;舌质红,苔黄,脉弦细。胃镜检查确诊为慢性萎缩性胃炎。中医诊断为胃脘痛,证属胃气不和,寒热错杂,治当和胃降逆,辛开苦降,予半夏泻心汤加减。

处方:半夏9g,黄芩9g,干姜9g,人参15g,黄连6g,白芍12g,砂仁6g,陈皮6g,藿香梗12g,扁豆12g,吴茱萸6g,甘草6g。水煎服,每日1剂,5剂。

服药5剂后,胃中颇安,又进7剂胀痛全除。后患者以上方为丸常服,巩固疗效。

按语:叶天士云:"考《内经》诸痛,皆主寒客,但经年累月久痛,寒必化热。"本例病机为胃病日久,伤及中阳之气,外邪乘虚而入,中焦气机不利而见寒热错杂。寒证者,畏寒、喜热食、疼痛遇寒加重,得热则减也;热证者,口干、口苦也。故刘老选用《伤寒论》之半夏泻心汤加减治疗,正如《医方考》云"泻心者,泻心下之邪也。姜、夏之辛,所以散痞气;芩、连之苦,所以泻痞热;已下之后,脾气必虚,人参、甘草、大枣所以补脾之虚"。又因该病患者胃病较久,脾胃之气所伤更重,故加砂仁、陈皮、藿香梗、扁豆以加强健脾之功;加吴茱萸温胃降逆止呃。全方共奏辛开苦降、燥湿健脾之功,疗效可见。

四二、豆 蔻

豆蔻始载于宋《开宝本草》。本品为姜科植物白豆蔻的干燥成熟果实。主产于越南、泰国等地,我国的广东、广西、云南等地亦有栽培。于秋季果实由绿色转黄绿色时采收,晒干后生用。用时捣碎。味辛、性温,归肺、脾、胃经。刘老临床多用于湿阻中焦脾胃气滞证。

【用药心得】

1. **化湿行气,温中止呕,开胃消食** 白豆蔻善于行中焦之气,化中焦之湿,消中焦之食。刘老对于中焦湿阻的病人多加豆蔻增加疗效。刘老认为,白豆蔻常作为香料使用,增香方面虽不如草豆蔻,但长于去腥,中医治病常讲究药食同源,豆蔻作为食物香料促进脾胃功能之行,其化湿行气之功不言而喻。

2. **湿阻发热** 夏秋季节,过食冷饮,湿邪阻滞三焦,气郁化火而出现发热,全身胀痛乏力,大便不爽等症状。刘老喜欢使用三仁汤加减,其中对于豆蔻仁的使用颇有心得。

3. **随证配伍举隅**

(1)湿温初起:胸闷不饥,舌苔浊腻,湿邪阻滞,如果热邪偏重者,白蔻仁可与黄芩、滑石等同用,如黄芩滑石汤。

(2)呕吐:白蔻仁有行气温中止呕的作用,尤其以胃寒阻滞气机之呕吐最为适宜,可配合藿香、半夏等同用。

4. **使用方法及用量** 水煎服,3~6g,后下。阴虚血燥者慎用。

【病案举例】

任某,男,44岁。患者慢性肠炎5年,每日大便溏薄,多则十余次,少则五六次,经中西医治疗,但均未见效。就诊时患者诉大便薄溏,水谷不化,脘腹胀满,喜温喜按,热饮舒适,面色萎黄,饮食减少,疲乏无力,形寒肢冷,舌淡苔薄白,脉沉细。中医诊断为腹泻,西医诊断为慢性肠炎。证属脾肾阳虚,治当温补脾肾,固涩止泻,予四神丸加味。

处方：补骨脂 10g，吴茱萸 8g，肉豆蔻 9g，天台乌药 8g，广木香 3g，五味子 6g，白术 9g，赤石脂 12g，陈皮 3g，大腹皮 9g，神曲 9g，炙甘草 3g，干姜 3g。水煎服，每日 1 剂，7 剂。

二诊：大便次数减少，但仍稀薄，兼见嗳气、腹胀、四肢不温，仍照前方再进 7 剂。

三诊：腹泻次数较前更为减少，但便质干实，肢体软弱，头晕气促；再拟益气健脾、温肾固下之法以补中益气汤合四神丸，调理月余，病获痊愈。

按语：《医方集解》云："盖久泻皆由肾命火衰，不能专责脾胃。"《景岳全书》云："肾为胃关，开窍于二阴，所以二便之开闭，皆肾脏之所主，今肾中阳气不足，则命门火衰……阴气盛极之时，即令人洞泄不止也。"古人云："暴泻属实，久泻属虚。"刘老宗前贤之言，并分析本案患者诸症，认为其辨证当属脾肾阳虚、温运失职；肾阳不足，命门火微，脾胃生化乏源，无力腐熟水谷，精微物质不得上升，故泻下不止，治疗宜温补，予四神丸加味，方中肉豆蔻温补脾胃散寒，功不可没。天台乌药散寒温中，木香行气止痛，合用改善腹胀畏冷；干姜温里散寒，以助长肉豆蔻温中之效；赤石脂、陈皮、大腹皮行中有涩，意取泄糟粕止泻的同时，还能收敛固摄防气脱的双重作用；神曲消食除积。

四三、砂　　仁

砂仁始载于《药性论》，名缩砂蜜。本品为姜科植物阳春砂、海南砂或缩砂的干燥成熟果实。主产于广东阳春、信宜、高州等地。海南砂主产于海南岛及湛江地区。缩砂主产于越南、泰国、缅甸、印尼等国。夏秋间果实成熟时采摘，晒干或低温干燥。味辛性温，归脾、胃、肾经。刘老临床常用于湿阻中焦脾胃气滞证，也多用于气滞妊娠恶阻胎动不安等。

【用药心得】

1. **湿浊中阻，脾胃虚寒**　脾胃虚寒，运化不力，致使湿浊中阻，从而出现腹痛腹胀，消化不良。刘老每次使用香砂六君子汤加减都能取得很好的效果。其中砂仁具有很好的温中散寒、和胃止呕功效，配伍木香行气止痛效果更佳。

2. **妊娠恶阻，胎动不安**　砂仁具有很好的安胎作用。刘老在治疗胎动不安、先兆流产等疾病时，善于使用砂仁散寒化湿，保胎安胎。尤其对于胞宫虚寒证，砂仁配伍胶艾汤加减每次都能收到很好的效果。

3. 随证配伍举隅

(1)痢疾：夏秋季节多感湿热之邪，发为痢疾，里急后重，腹痛腹泻，解赤白样大便。刘老根据辨证论治多选用芍药汤加减，其中配伍砂仁能够起到很好的清热化湿止痢的作用。

(2)抑郁症：青年女性多抑郁，大部分因为工作生活压力大，肝气郁结，气机不舒，刘老根据这种情况，经常辨证选用柴胡疏肝散加减，使用砂仁配伍青皮能够起到很好的疏肝解郁、理气止痛的作用。刘老认为，砂仁虽辛香之气辛散，然其味厚，《黄帝内经》言"阴味出下窍，阳气出上窍，味厚者为阴，薄为阴之阳"，故其气虽辛散味却下行，散中有收，与青皮配伍更加强疏肝之力。

4. 使用方法及用量　水煎服，3~6g，后下。阴虚血燥者慎用。

【病案举例】

洪某，男，56岁。反复腹痛、泄泻8年。每次发作左上腹必然隐痛，或阵发性剧痛，痛必泄泻，1日数次，先后就诊于多家医院，皆诊断为"慢性结肠炎"，经治疗数年，但未见好转，故求诊于刘老。就诊时患者诉：腹痛泄泻，泻后痛减，1日数作，便下酸腐，胸闷，脘腹胀痛，嗳腐吞酸，精神萎靡，舌质红，苔薄黄腻，脉滑数。证属湿热内阻，气血不和。治当清热利湿，调和气血，予芍药汤加减。

处方：赤芍3g，当归9g，柴胡9g，黄芩9g，黄连3g，肉桂6g，槟榔9g，木香9g，砂仁9g，五灵脂9g(包煎)，诃子9g。水煎服，每日1剂，5剂。

二诊：患者腹胀、腹痛减轻，大便成形，每日1次，食欲增强，舌淡红，苔薄黄腻，脉弦数。治法同前，上方化裁，服药2周泄泻未复发，诸症若失。

按语：刘老认为，虽素有"久泻无火"之论，但本例患者病久，却见舌红、苔黄、脉弦数、嗳腐吞酸、便下酸腐等里热征象，故不可死板归属于虚寒；此乃肝脾久郁蕴热，以致气滞血瘀，故治宜清化肝脾湿热，同时理气和血，投以芍药汤以清利肠道湿滞、调理气血。于原方去大黄、甘草，以防大黄泻下、甘草壅滞；加柴胡以疏肝解郁、调畅气机、生发阳气，《神农本草经》称其"去肠胃中结气、饮食积聚，寒热邪气，推陈致新"；五灵脂以理血；砂仁以和胃；诃子以涩肠止泻。临床虽应重视理论，但亦应联系实际，辨证论治。

四四、茯　苓

茯苓首载于《神农本草经》。本品为多孔菌科真菌茯苓的干燥菌核。栽培或野生。主产于河北、河南、云南、安徽、湖北、四川等地。多于7~9月采挖，挖出后除去泥沙，堆置"发汗"后，摊开晾至表面干燥，再"发汗"，反复数次至现皱纹，内部水分大部分散失后，阴干，称为"茯苓个"；或将鲜茯苓按不同部位切制，阴干，分别称为茯苓块、茯苓片、茯苓皮。味甘淡，性平。归心、肺、脾、肾经。茯苓临床应用广泛，刘老多用于治疗各种水肿、心悸失眠等症。

【用药心得】

1. 利水渗湿　茯苓甘淡，性平，归心脾肾经，它有很好的淡渗利湿的作用，用治各种水肿。刘老认为，茯苓能通利三焦，走水道，一味茯苓堪称除湿妙品。

2. 健脾安神　茯苓有很好的健脾安神的作用，刘老在临床实践中，经常用茯苓配伍酸枣仁、远志、炙甘草等治疗心神不宁之失眠、健忘有很好的效果。尤其以茯神为佳。

3. 随症病例举隅

(1)用于各种水肿：本品甘补淡渗，性平，作用和缓无寒热之偏，故可用之于寒热虚实的各种水肿，若表邪不解，随经入腑之膀胱蓄水证，水肿小便不利，则茯苓与泽泻等同用，如五苓散。若水热互结，阴虚小便不利水肿，可与滑石、阿胶、泽泻同用，如猪苓汤。

(2)心悸、失眠：本品益心脾而宁心安神，心脾两虚、气血不足之心神不宁，多与黄芪、当归、远志等同用，如归脾汤。若水气凌心之心悸，则与桂枝、白术、生姜同用，如茯苓甘草汤。

4. 使用方法及用量　水煎服，9~15g。虚寒精滑者忌服。

【病案举例】

关某，女，48岁。患者胃脘部反复疼痛10年。进食则重，得温则舒，伴胸满痞闷、呃逆吐酸等，曾于当地医院行胃镜示：十二指肠球部溃疡，长期以抑酸及促消化药物维持，效果不佳，故来求诊。就诊时见：精神差，消瘦，畏寒，面色晦黯，倦怠乏力，胸满痞闷，胃脘疼痛，呃逆吐酸，食欲减退，眠差，二便尚调；舌红，苔少水滑，脉细。证属脾胃虚寒，寒湿内阻，治当温脾散寒，燥湿和胃，予香砂六君子汤加减。

处方：党参12g，白术10g，茯苓15g，半夏6g，木香6g，砂仁8g，陈皮10g，甘草6g，生姜5g，大枣10g。5剂，水煎服，每日1剂。

二诊:服用上方5剂后症状明显改善,守方再进10剂痊愈。

按语:《素问·举痛论》"寒气客于肠胃之间,膜原之下,血不得散。小络急引故痛""寒气客于肠胃,厥逆上出,故痛而呕也"。李东垣亦云:"脾胃不足之源乃阳气不足,阴气有余。"此例病机以脾胃虚寒为主,故患者久病不愈;正气亏虚,阳气不足,寒邪内生,故胃痛不甚,得温痛减;脾胃失运,痰湿凝滞,故胃脘胀闷不舒;寒得温而散,气得温而行,故喜温喜按;脾胃气虚,运化无力,故进食加重;日久积滞内阻,气机不畅,故呃逆吐酸;运化失常,故食欲减退;李东垣《脾胃论》云"元气之充足,皆由脾胃之气无所伤,而后能滋养元气",脾胃受犯,元气亏欠则乏力。刘老治疗以扶正为先,选用香砂六君子汤益气和胃、行气温中。方中四君子汤益气健脾;加陈皮、半夏以燥湿;湿邪内阻,故加木香、砂仁行气温中、燥湿导滞,全方补气而不滞气,消除稽留之湿,促进脾胃运化,故疗效显著。

四五、猪　　苓

猪苓首载于《神农本草经》,味甘、淡,性平。入肾、膀胱经。刘老临床常用于主治小便不利、水肿、泄泻、淋浊、带下等病症。

【用药心得】

1. 利水消肿　刘老认为猪苓味甘淡,入肾、膀胱经,有利尿消肿之功效,现代研究亦有明确的利尿作用,临床上刘老常用猪苓汤治疗慢性肾炎水肿,功效显著。

2. 渗湿　猪苓甘淡,淡者能渗湿也,如《本草经解》"入手太阴肺经……足太阴脾经",《医学启源》"猪苓……淡渗药,大燥亡津液,无湿证勿服",《医学入门》"有湿症而肾虚者亦忌",《得配本草》"目昏、无湿而渴,二者禁用"。说明猪苓渗湿功效确切。

3. 随证配伍举隅

(1)通身肿满,小便不利:用猪苓200g,研为末,每服1匙,熟水送下。1天服3次。刘老常用猪苓治疗水肿、小便不利等症,或者单用研末,睡前吞服。亦可合用茯苓、泽泻、白术等煎服。刘老认为,茯苓、猪苓同有利水渗湿之功,但茯苓兼健脾补益之功,猪苓专利水消肿、渗湿。正如《本草纲目》"猪苓淡渗,气升而又能降,故能开腠理,利小便,与茯苓同功,但入补药不如茯苓也"。

(2)**急性肠炎**:刘老常用猪苓 9g,常配泽泻、白头翁各 15g 等同用。

4. **使用方法及用量**　水煎服,6~12g。

【病案举例】

杨某,男,19 岁。2 个月前患者受凉,出现咽喉肿痛及发热之症,当时体温 39℃,以青霉素等药物治疗,虽体温恢复正常,但颜面及双下肢出现浮肿,并伴全身无力、腰酸痛、小便量少、肉眼血尿等症,于当地医院就诊。查:尿蛋白(+++);肉眼血尿,镜检红细胞满视野。诊断为急性肾小球肾炎,故前来求诊于刘老。就诊时见:精神欠佳,目胞肿如卧蚕,咽部充血,扁桃体肿大(双侧),双下肢浮肿,食欲欠佳,眠差,小便色黄,大便偏干;舌质红,苔薄黄而腻,脉弦滑数。诊断为风水,证属湿热蕴结,治当清热利湿,予猪苓汤加味。

处方:猪苓 12g,茯苓 12g,泽泻 12g,阿胶 12g(烊化),滑石 15g(包煎),连翘 12g,赤小豆 15g,车前子 9g(包煎),茅根 18g,石韦 18g,川牛膝 9g,桑寄生 12g,甘草 6g。水浓煎服,每日 1 剂,10 剂。

二诊:服用药物 10 剂,尿量增加,水肿明显减轻;尿蛋白微量;红细胞 3~8 个 /HP;颗粒管型 0~1 个 /HP。在原方基础上加减治疗 3 个月,面部及肢体浮肿消失,腰酸痛亦除,体力增加,尿检正常。1 年后复查,未见异常。

按语:在多年的临床实践中,刘老发现猪苓汤是治疗肾炎湿热病机的一张良方,清代柯琴称其“为少阴枢机之剂……能升水降火,有治阴和阳,通理三焦之妙。”《长沙药解》谓“猪苓,渗利泄水,较之茯苓更捷。”猪苓汤既可清下焦湿热,又可以滋少阴之源。连翘、赤小豆、车前子、茅根、石韦均为清热利尿之品,使湿热之邪从小便而解。切合湿热伤肾的病机特点,为临床治疗肾炎的基本方剂,根据症情适当配伍,灵活运用,确能取得卓效。

四六、薏 苡 仁

薏苡仁首载于《神农本草经》,为一年生禾本科植物薏米的成熟果仁。又名苡仁、苡米、六谷米。薏苡仁,味甘、淡,性凉,入脾、胃、肺经。刘老临床常用于主治水肿、脚气、小便不利、脾虚泄泻、湿痹拘挛、肺痈、肠痈、赘疣、癌肿等。

【用药心得】

1. **利水渗湿,健脾止泻**　刘老认为薏苡仁功能利水渗湿,健脾止泻。入脾经能健脾止泻,入肺胃经能调节水湿入膀胱而利水渗湿。《本草纲目》:"薏苡仁属土,阳明药也,故能健脾,益胃。虚则补其母,故肺痿肺痈用之。筋骨之病,以治阳明为本,故拘挛筋急,风痹者用之。土能胜水除湿,故泄痢水肿用之。"

2. 除痹,排脓,解毒散结 刘老临床用治湿痹拘挛、肺痈、肠痈、赘疣、癌肿等病。《神农本草经疏》:"性燥能除湿,味甘能入脾补脾,兼淡能渗泄,故主筋急拘挛不可屈伸及风湿痹,除筋骨邪气不仁,利肠胃,消水肿令人能食。"

3. 随证配伍举隅

(1)水肿气喘:薏苡仁功能利水渗湿,健脾止泻,肺与大肠相表里,刘老常用郁李仁60g,研末压油后与薏苡仁煮饭食用。常配伍百部、川贝母等。刘老认为薏苡仁亦可单用取效,以其药食两用之便,可单用加大用量50~500g,药简力宏,以期其效。肺热咳吐浓痰亦可大量单用。

(2)鼻中生疮:刘老常用薏苡仁、冬瓜仁煎汤当茶饮除湿排脓,解毒散结。

(3)下肢湿痹:刘老常用薏苡仁30g,苍术10g,黄柏10g,独活10g。煎服治疗,取其利水渗湿除痹之功。

4. 使用方法及用量 水煎服,9~30g。

【病案举例】

赵某,女,17岁。患者6个多月来经常咳嗽,痰白色或略带青色;4天前,无明显诱因突然出现发热,痰色转黄,伴右侧胸痛,咳嗽及呼吸时加重,遂就诊于当地医院。查:体温39.5℃;右胸上部叩诊浊音,语颤增强,湿啰音明显,左肺亦有散在湿啰音。理化检查:白细胞 $16.7 \times 10^9/L$,中性粒细胞87%。胸片:右上、中肺大片浸润阴影,内有鸽子蛋大空洞并有液平线存在。痰检未见结核分枝杆菌。以"肺脓肿"治疗,但疗效不佳,故前来就诊。就诊时见:咳嗽,咳吐浓黄色黏痰量多,胸闷,右侧胸痛,咳嗽及呼吸时加重,面红目赤,汗出,饮食不振,眠差,小便短赤,大便干结;舌质红绛,苔薄黄,脉细数。中医诊断为肺痈,西医诊断为肺脓疡。证属风温时邪,蕴结于肺,治当清热解毒、化痰排脓,予千金苇茎汤加减。

处方:苇茎24g,生薏苡仁24g,冬瓜子24g,桑叶9g,金银花12g,赤芍9g,瓜蒌12g,贝母9g,杏仁9g,桔梗6g。水煎服,每日1剂,3剂。

二诊:服药3剂后,身热渐退,今晨体温37℃,仍咳嗽、胸痛,咳痰腥臭,午后低热,口干欲饮,小便色赤;舌根黄腻,脉象滑数。守前法出入。

处方：金银花 12g，生薏苡仁 24g，冬瓜子 24g，黄芩 9g，鱼腥草 12g，芦根 24g，贝母 9g，杏仁 9g，桔梗 12g，生甘草 9g。水煎服，每日 1 剂，10 剂。

三诊：服上方 10 剂低热亦退，咳嗽、咳痰、胸痛诸症均减轻，痰量大减，已无腥臭，纳食已香，体重增加；苔薄黄，脉细数；胸透见空腔已变小。此为余邪未尽，正气不足。

处方：生黄芪 9g，白术 9g，生薏苡仁 12g，冬瓜子 12g，沙参 9g，麦冬 9g，桔梗 3g，杏仁 9g，甘草 3g。水煎服，每日 1 剂，5 剂。

按语：《备急千金要方》提出用苇茎汤治疗肺痈，刘老认为此方能清化痰热、活血排脓，是治疗肺痈的有效方剂。本例即采用苇茎汤，并在此方基础上加化痰排脓的桔梗、贝母等，特别加重清热解毒的药物如鱼腥草、黄芩；热退之后，则注重扶正，用黄芪、白术、沙参、麦冬等益气健脾养阴，意在培土生金。本案分期论治，有攻有守，邪正兼顾，故能速愈。

四七、泽　　泻

泽泻首载于《神农本草经》，为泽泻科植物泽泻的干燥块茎。泽泻，味甘淡，性寒，入肾、膀胱经。刘老临床常用于主治小便不利、水肿胀满、泄泻尿少、痰饮眩晕、热淋涩痛、高脂血症等症。

【用药心得】

1. **利水渗湿**　《本草汇言》："利水之主药。利水，人皆知之矣；丹溪又谓能利膀胱、包络之火，膀胱包络有火，病癃闭结胀者，火泻则水行，利水则火降矣，水火二义，并行不悖。" 刘老认为泽泻能启水阴之气而上滋中土，故能渗湿利水，功专力雄，临床常用治水饮痰浊之症。泽泻利水渗湿之功显著，重用其量是关键，如《伤寒论》中五苓散、猪苓汤重用泽泻，尤其《金匮要略》中的泽泻汤，泽泻五两（约等于如今 75g），用至超大剂量，若遇水湿难除之顽症，临床中可慎重参考用之。

2. **泄热通淋**　刘老认为泽泻主要作用为利膀胱湿热，宣通水道。《药性赋》称 "泽泻利水通淋而补阴不足"，利水多是伤阴，然泽泻甘淡微寒，泄热而保阴伤，故有此论。《药品化义》称此为利水第一良品。

3. **随证配伍举隅**

(1) 小便不利：泽泻能行在下之水，而使之上，故刘老常用泽泻，配以白术、茯苓、猪苓各等份以治疗各种小便不利所致的水肿胀满,偏湿热者,配合车前子、滑石等以清热利湿。

(2)**痰饮眩晕**:泽泻功能利水渗湿,刘老用于治疗各种痰饮所致的眩晕,常与白术、天麻等相配。

(3)**眼红肿痛**:刘老常用泽泻 10g,黄连 10g,甘草 6g,决明子 6g。研末,加灯心草汤调服。体现泽泻泄热之功。

4. **使用方法及用量** 水煎服,6~10g。

【病案举例】

杨某,女,40 岁,1989 年 2 月 20 日初诊。患者近 1 年来,面部及双下肢水肿反复发作,兼伴尿少、腰酸乏力、精神倦怠、食欲不佳、少气懒言、失眠健忘、大便或干或稀、月经提前诸症,于北京某医院就诊,确诊为"慢性肾小球肾炎",经中、西医治疗,效果不佳,故求治于刘老。就诊时见:慢性病容,精神倦怠,少气懒言,面部水肿,腰酸乏力双下肢中度水肿,食欲不佳,失眠健忘,尿少,大便干,月经提前。舌淡,苔薄,根部黄腻,脉细滑。血压 112/90mmHg;尿蛋白(+++),红细胞 0~3 个 /HP,白细胞 3~8 个 /HP,颗粒管型 1~2 个 /HP。诊断为水肿,证属下焦湿热,脾气虚弱,治当清利湿热,健脾益气,予参苓白术散加减。

处方:党参 12g,黄芪 15g,茯苓 12g,泽泻 12g,佩兰 12g,厚朴 12g,薏苡仁 15g,车前子 9g(包煎),藿香 9g,砂仁 9g。浓煎,每日 1 剂,14 剂。

二诊:服药 14 剂,尿量增加,面部及双下肢水肿明显减轻,纳食好转,但仍感乏力。尿蛋白(+),红细胞 0~1 个 /HP,颗粒管型 0~1 个 /HP,白细胞 0~4 个 /HP。原方去薏苡仁,加当归 9g、牛膝 12g,又服 12 剂。尿常规正常;面部及双下肢水肿消失。为巩固疗效,嘱咐病人继续服药 3~6 个月,半年后复诊,健康状况良好。

按语:此例慢性肾炎为下焦湿热蕴积,病久而致脾虚之证;脾虚则运化失常,上不能输送精微于肺,下不能化湿浊于肾,况脾肺母子相生,脾虚致肺虚,肺气不足,皮毛不固,外邪趁虚而入,亦可下传于肾,故治疗肾炎之中,亦应兼顾脾运。方中泽泻、薏苡仁、砂仁、厚朴、车前子利湿清热;藿香、佩兰燥湿醒脾、开胃消食,如此则中下二焦湿热尽除;黄芪、党参、茯苓健脾益气。全方利湿而不伤正,补益而不滋腻,故其速效也。

四八、车　前　子

车前子始载于《神农本草经》,车前初以种子入药,《别录》并用叶及根。味甘,性寒,入肾、膀胱经。刘老临床常用于主治各种淋证(石淋、血淋、膏淋、劳淋、气淋)及癃闭等小便不利症,亦用于腹泻、视物模糊等症。

【用药心得】

1. **清热利水通淋**　刘老认为车前子常生长于潮湿水塘及沟渠或林间小溪边,《本草新编》谓其"入膀胱、脾、肾三经。功专利水,通尿管最神,止淋沥泄泻,能闭精窍,催生有功。但性滑,利水可以多用,以其不走气也。泻宜于少用,以其过于滑利也。近人称其力能种子,则误极矣。夫五子衍宗丸用车前子者,因枸杞、覆盆过于动阳,菟丝、五味子过于涩精,故用车前以小利之。用通于闭之中,用泻于补之内,始能利水而不耗气"。

2. **渗湿止泻**　利水湿分清浊而渗湿止泻。刘老常合用五苓散利水渗湿止泻,以取利小便以实大便之功。

3. **明目**　祛风热,善消赤目,清肝明目。刘老常合用决明子、密蒙花、菊花等清肝明目,治疗结膜炎、青光眼、白内障等。

4. **随证配伍举隅**

(1)**淋病**:车前子能清热利水通淋,为有效治疗诸淋病症之药,刘老常用车前子治疗热淋,单用包煎。若淋证较重,可与萹蓄、木通、瞿麦、滑石、灯心草等同用,如八正散。如大便热结,常配以大黄、栀子等。

(2)**急性结膜炎**:刘老认为车前子尚有祛风热、善消赤目、清肝明目功效,急性结膜炎属风热赤目者,车前子12g煎服,常配伍蒲公英30g、菊花6g、薄荷6g。

(3)**急慢性支气管炎**:刘老常用于急性慢性支气管炎属痰热证者,常配北沙参、生甘草等同用。刘老认为此取清热利湿而去痰热之意。

5. **使用方法及用量**　水煎服,9~15g,宜包煎。

【病案举例】

周某,女,29岁。患者5年来尿频、尿急、尿痛、腰痛反复发作,间伴畏寒发热,多次就诊于当地医院,查尿常规:红、白细胞及尿蛋白(+),诊断为慢性肾盂肾炎,间断肌内注射庆大霉素及口服诺氟沙星、呋喃妥因等,症状可稍有缓解,但效果不稳定。近1年来上述症状加重,腹部胀痛难忍,夜尿频繁以致难以入睡,并见肉眼血尿,遂来求诊刘老。就诊时见:尿频、尿急、尿痛、腰痛,两肾区叩击痛(+),精神差,颜面水肿,纳差,眠差,大便尚可;舌质稍红,苔黄腻,脉弦滑。尿蛋白(+++),红细胞呈堆,白细胞10~20个/HP;尿细菌培养革兰阳性球菌及革兰阴性杆菌(+)。中医诊断为淋证,西医诊断为慢性肾盂肾炎急性发作期。证属湿热蕴结,治当清热利湿,予八正散加减。

处方:石韦18g,茅根18g,车前子9g(包煎),木通5g,猪苓12g,滑石15g,连翘12g,黄柏9g,熟地黄12g,牛膝15g,白术12g,甘草6g。水煎服,每日1剂,5剂。

二诊:服5剂后,尿频、尿急、尿痛等症状消失,但腰痛未缓;尿蛋白(−),红细胞4~6个/HP,白细胞0~4个/HP。原发续服14剂,腰痛消失,尿常规正常。为巩固疗效,防止其复发,嘱上方续服3个月。后随访,患者身体健康状况良好。

按语:本例慢性肾盂肾炎急性发作,属中医淋证范畴。刘老认为淋证有虚实之分,实者多为膀胱湿热,虚者多为脾肾两虚。患者久病体虚,又因劳累过度,正气不能胜邪,湿热留滞下焦,乃发此证。因本案属本虚标实之证,故以八正散方加减清热利湿,其中车前子、猪苓、木通、滑石均为清热除湿,利水通淋之品,既可祛湿热以除病因,又可改善淋涩之症状;连翘、黄柏清泄下焦湿热,亦可助木通、车前子等药以利水;甘草调和诸药,并可缓急止痛。加熟地黄、牛膝补肾;白术健脾矣。诸药合用,令热退火清,尿利淋通,则诸症状自除。

四九、滑 石

滑石首载于《神农本草经》,甘淡,性寒,无毒,归肺、胃、膀胱经。刘老临床常用于主治各种淋证(石淋、血淋、膏淋、劳淋、气淋)及湿温小便短涩等小便不利,亦用于暑热、湿疹等病症。

【用药心得】

1. **利水通淋** 治疗湿热淋证,刘老常与猪苓、泽泻、车前子、瞿麦、冬葵子、萹蓄等同用。治疗石淋,刘老常合用海金沙、鸡内金、金钱草等。

2. **清热解暑** 夏日暑湿常用,刘老常合用甘草,为六一散,再加西瓜翠衣加强清热解暑,暑湿重者合用藿香、佩兰、香薷等。

3. 收湿敛疮　外用清热收湿敛疮。刘老常将滑石配伍石膏、炉甘石等同用收湿敛疮。同时刘老认为滑石之用涩之功于利中取,可防湿热之闭门留寇。

4. 随证配伍举隅

(1) 小便不利、淋沥涩痛:滑石能清热利水通淋,为有效治疗诸淋病症之药,刘老常用滑石治疗湿热淋证,单用包煎。若淋证较重,常配伍车前子、木通、瞿麦等品。

(2) 暑热病症:刘老认为滑石具有清热解暑功效,水煎服滑石 9g,宜布包,常配伍甘草 6g、鲜藿香 6g、薄荷 3g、佩兰 6g。

(3) 湿疹、痱子:刘老常将滑石配石膏、炉甘石等制粉同用,适量外用。

5. 使用方法及用量　水煎服,10~20g,宜布包(粉末状)。外用适量。

【病案举例】

程某,女,65 岁。患者 2 年前因尿频、尿急、尿痛、腰痛诸症反复发作,于当地医院就诊,查尿常规:红细胞 0~5 个/HP,白细胞 7~15 个/HP,尿蛋白(++);诊断为急性肾盂肾炎,予抗生素治疗,症状缓解,但疗效难以持久。10 天前尿频诸症又因思虑劳累复发,且病势甚剧,并伴周身不适、腰酸腿软,阴部发胀,再次就诊于当地医院,红细胞 2~4/HP,白细胞 5~16 个/HP,查尿蛋白(++)。尿培养大肠杆菌及厌氧菌(+);药敏试验仅庆大霉素敏感,以抗生素治疗,效果极差,遂求诊于刘老。就诊时见:尿频、尿急、尿痛,精神差,面色无华,周身不适,腰酸腿软、阴部发胀,两肾区轻叩击痛(+),纳差,眠差,大便尚可;舌质红,苔黄腻,脉细滑。尿蛋白(+),红细胞 0~5 个/HP,白细胞 5~10 个/HP。中医诊断为淋证,西医诊断为急性肾盂肾炎。证属湿热下注,治当清热利湿,予八正散合猪苓汤加减。

处方:猪苓 9g,茯苓 12g,泽泻 9g,阿胶 9g,木通 4.5g,滑石 15g,萹蓄 12g,瞿麦 12g,白茅根 15g,车前子 9g(包煎),连翘 9g,栀子 9g,黄柏 6g,甘草 6g。水煎服,每日 1 剂,14 剂。

二诊:服 14 剂后,尿频、尿急、尿痛等症状明显好转,尿常规正常;尿培养阴性;继续予上方 14 剂以清热利湿。

三诊:续服 14 剂,诸症消失。为巩固疗效,防止其复发,嘱其宜以上方续服 3 个月。

按语:刘老认为本案患者年逾六旬,肾气不足,正气内虚,加之平素嗜食肥甘厚味及滋补之品,湿热内蕴;又因思虑过度,精血内耗,正不胜邪,外邪趁虚而入,与内在的湿热相合,留于下焦,斯证乃发。此乃本虚标实之证,急则治其标,故刘老立清热利湿一法,方以猪苓汤合八正散加减治之。方中猪苓、滑石、车前子清热利湿;木通、萹蓄、瞿麦、白茅根利湿通淋;泽泻泄水湿于下也;连翘、栀子、黄柏清水湿所附之邪热,况热退湿亦退也,甘草一味,生者清热,炙者和中。

<h2 style="text-align:center">五〇、通　草</h2>

通草始载于《神农本草经》,味甘、淡,性微寒。归肺、胃经。刘老临床常用于主治湿热淋证,水肿尿少、乳汁不下等症。

【用药心得】

1. 清热利水　膀胱为州都之官,津液在此经气化而成小便,排出体外,若膀胱功能失常,气化不通,则出现小便异常。通草味甘淡,性微寒而体轻,入太阴肺经,刘老认为通草通水通气,取其气,用其味,功效与木通相似而无其苦寒弊端,引热下降而利小便,既通淋,又消肿,可清热利湿,用于热与湿结于膀胱所致小便短赤或淋证。如《本草正义》言"通草……清热利水,性与木通相似,但无其苦,则通降之力缓而无峻厉之弊,虽能通利,不甚伤阴,湿热之不甚者宜之"。

2. 通利血脉　《伤寒论》曰:"手足厥寒,脉细欲绝者,当归四逆汤主之。若其人内有久寒者,宜当归四逆加吴茱萸生姜汤。"在以上二方中,均以通草通利经脉,利气血之行,调营卫之和,气血通,营卫通,手足自温,脉细欲绝自解。刘老认为通草通关节利血脉,取名为"通草",以通为用,同时又能制约当归、细辛之温燥。

3. 通气下乳　本品入胃经,通胃气上达而下乳汁。且味甘淡,多用于产后乳汁不畅或不下。历代医家对其通气下乳之性均予以肯定。如《汤液本草》曰:"通草可催生,下胞,下乳。"《本草求真》亦曰其"兼入胃,通气上达而下乳汁之为异耳"。

4. 随证配伍举隅

(1)淋证:刘老常用通草治疗各种淋证。用于热淋,与冬葵子、滑石、石韦同用;用于石淋,可与金钱草、海金沙等同用;用于血淋,可与石韦、白茅根、蒲黄等同用。

(2) 治疗水肿：通草体轻气薄，若舍其气，用其味，则可淡渗利湿，用于水湿停蓄之水肿证，刘老常配猪苓、茯苓皮、泽泻、白术同用。

(3) 治疗急性肾炎：刘老治疗急性肾炎有丰富经验，使用通草时常配茯苓皮、大腹皮同奏利水消肿之功。

5. 使用方法及用量　水煎服，3~9g。

【病案举例】

王某，女，17岁。1周前，患者突发腰部阵发性绞痛，向右下腹及右大腿内侧放射，痛后尿中带血，每日下午发作频繁绞痛剧烈，于当地医院就诊，行 B 超及 X 线检查确诊为"输尿管结石"。因结石体大，药物排石恐难根治，建议患者手术治疗；然患者忌惮风险，故拒绝之，后经人介绍前来求治于刘老。就诊时见：表情痛苦，身体屈曲不能平卧，右侧腰痛剧烈，辗转反侧，昼夜难眠，口中黏腻，食欲不佳，小便艰难，排尿时疼痛加剧，尿液呈红色；舌质红，苔薄黄，脉弦数；右肾区叩痛(+)。中医诊断为石淋，西医诊断为输尿管结石。证属湿热下注，气机阻滞，治当利湿通淋，理气止痛。

处方：生地黄 12g，木通 3g，萹蓄 9g，瞿麦 9g，石韦 12g，金钱草 9g，通草 3g，芍药 6g，木香 12g，枳壳 9g，陈皮 9g，黄柏 9g，生甘草梢 6g。水煎服，每日 1剂，7 剂。

二诊：服药 7 剂，右腰痛明显减轻，右下腹部疼痛仍较明显，排尿时更甚，伴轻微血尿，X 线检查示：膀胱结石；静脉肾盂造影示：右侧肾盂轻度积水。后续服原方 1 周，排出结石 4 粒，腹痛、尿血等症状消失；复查尿路平片，已无结石。

按语：本案患者以腰痛剧烈并伴血尿、排尿困难，加之小便红赤、舌红苔黄、脉弦数等内热之象，故辨证当属湿热下注、气机阻滞、膀胱气化失司。刘老认为：结石一证，宜按清利下焦湿热治疗，但"新病在气，久病在血"，故于本案之中，尚应加入理气之品。方中金钱草、萹蓄、瞿麦、黄柏、生甘草梢清热利湿；木通、通草、石韦通淋排石；木香、枳壳、陈皮理气止痛；芍药、生甘草梢缓急止痛；生地黄凉血止血；诸药相合，共奏利湿通淋理气止痛之功。

五一、茵　陈

茵陈始载于《神农本草经》，作"因陈"，有"治风湿寒热邪气，热结黄疸"

的功效。本品为菊科植物滨蒿或茵陈蒿的干燥地上部分。生于原野、路旁,我国大部分地区有分布,主产于陕西、山西、安徽等地春季采收的习称"绵茵陈",秋季采收的习称为"茵陈蒿"。除去杂质及老茎,晒干。生用。味苦、辛,性微寒。归胃、肝、胆经。具有清热利湿、利胆退黄之功。刘老认为茵陈为"黄家"要药,取材应以冬季枯黄的陈腐之杆下面冒出的新芽为佳,此应春时令之生发之性。刘老临床常用于主治黄疸、风瘙瘾疹、湿疮瘙痒、暑温兼湿型腹泻等病症。

【用药心得】

1. **利胆退黄**　本品苦泄下降,性寒清热,善清利脾胃肝胆湿热,使之从小便而出,为治黄疸之要药。刘老也将茵陈专治黄疸,如《药类法象》言"除烦热,主风湿寒热邪气,热结黄疸,通身发黄,小便不利"。刘老认为若身目发黄,小便短赤之阳黄,常与栀子、黄柏、大黄同用;若脾胃寒湿郁滞,阳气不得宣运之阴黄,多与白术、附子、干姜同用;若黄疸湿重于热者,可与茯苓、猪苓同用;若黄疸久不消退,考虑瘀血发黄,配伍红花、桃仁、赤芍活血化瘀之品。

2. **清热利湿**　本品苦微寒,取其清利湿热之功,刘老也用于湿热内蕴之风瘙瘾疹,湿疮瘙痒,可与黄柏、苦参、地肤子等同用。

3. **随证配伍举隅**

(1)风湿痹:外感风寒湿邪,寒热搏结,阻碍经络气血而导致关节红肿热痛,行走困难。刘老用茵陈清热利湿、导热下行,配伍防风、羌活、当归、附子、忍冬藤、海桐皮等驱散经脉久郁之寒湿之邪,使经脉通而痛自止。

(2)腹泻:刘老用茵陈清泻湿热治疗暑温兼湿型腹泻,与葛根、黄芩、黄连等同用。

4. **使用方法及用量**　水煎服,6~24g。

【病案举例】

钱某,女,18岁。患者5天前开始出现两胁肋部疼痛,以右侧剧烈,寒战高热,汗出热退,每日反复发作3~5次,伴胸闷恶心、大便秘结,曾在外院以抗生素治疗,症状无明显改善遂来求诊。就诊时见:寒热往来,两目发黄,胁肋疼痛,胸闷,恶心,食欲不振,头涨痛,口苦溺赤,大便干结;舌质红,苔黄腻,脉濡数。查其体温39.6℃,巩膜黄染,肝区叩击痛(+),肝上界第五肋间,左叶在剑突下7指;白细胞:14.2×10^9/L,中性粒细胞:88%,尿胆红素(+),尿胆原(+),

血清谷丙转氨酶 85U/L;黄疸指数:21μmol/L。中医诊断为黄疸,西医诊断为急性胆囊炎。证属肝胆湿热,治当清热化湿,疏肝利胆,予茵陈蒿汤合三仁汤加减。

处方:茵陈 24g,栀子 9g,大黄 9g,郁金 9g,川楝子 9g,川厚朴 6g,薏苡仁 12g,杏仁 9g,蔻仁 6g,佩兰 9g,柴胡 3g,茯苓 9g。水煎服,每日 1 剂,7 剂。

二诊:头涨痛减轻,体温下降,略思饮食,口苦而干,两胁疼痛,胸脘胀闷不舒,白腻之苔较前轻微,舌尖红起刺,脉细数。上方加黄芩 6g。水煎服,每日 1 剂,继服 7 剂。

三诊:寒战发热停止,胁痛缓解,黄疸渐退,其他症状均逐步减轻。

按语:本例寒热往来,胁肋疼痛,恶心纳呆,两目发黄,乃邪在肝胆,病性属实,辨证为肝胆湿热。湿热内蕴、胆汁外溢是其基本病机;从病邪性质辨证,则为湿热;舌苔黄腻、口苦尿赤、大便干结、脉濡数等,均为热之表现,治宜清化湿热、疏肝利胆。本案湿邪偏重,为黄疸发生的病机关键,必须着重化湿。湿热之证,如湿邪不除,热亦留恋不解,必湿去而热方易解。处方用茵陈清热利湿除黄;栀子、大黄清热泻下;柴胡疏泻肝胆;杏仁降气,理胸中气机;用佩兰、蔻仁等燥湿;用薏苡仁、茯苓等利湿;厚朴、川楝子、郁金疏肝理气。

五二、苇　茎

苇茎始载于《唐本草》,名曰芦茎,在《备急千金要方》中称作苇茎。本品为禾本科植物芦苇的嫩茎,别名嫩芦梗。全国各地均有分布。全年均可采挖,鲜用,或切后晒干用。味甘,性寒。归肺、胃经。刘老指出苇茎为生长在水中较大者,生于水边干地较小者则为芦。刘老临床常用于主治肺热咳嗽、肺痈吐脓、热病烦渴等病症。

【用药心得】

1. 清肺解毒　本品性味甘寒,入肺经能清透肺热。刘老认为苇茎有清肺热解毒,止咳利尿之功效,利用可清可利特点,多用于风热犯肺,肺热咳嗽等病症。如张璐《千金方衍义》言"苇茎专通肺胃结气,能使热毒从小便泄去,以其中空善达诸窍"。

2. 祛痰排脓　肺痈多由热毒壅肺,痰瘀互结所致。痰热壅肺,气失清肃则咳嗽痰多,邪热犯肺,伤及血脉,致热壅血瘀,若久不消散则血败肉腐,乃成肺痈。治当清肺化痰,逐瘀排脓。刘老认为苇茎甘寒轻浮,善清肺热,为治肺痈之良品。多用千金苇茎汤加减,不论肺痈之将成或已成皆可使用,用于肺痈之脓未成者,服之可使消散,脓已成者,可使肺热清,痰瘀化,脓液外排,痈渐向愈。如《本经逢原》曰"专于利窍,善治肺痈,吐脓血臭痰"。

3. 热淋涩痛　本品功能清热利尿,可用治热淋涩痛,小便短赤。刘老临床常配白茅根、车前子等。

4. 随证配伍举隅

(1)腹泻:刘老常用苇茎治疗暑温兼湿型腹泻。苇茎甘寒清热生津,叶天士《临证指南医案》说"暑病首用辛凉,继用甘寒,再用酸泄酸敛,不必用下"。刘老在诊治暑温兼湿,邪热下迫之小儿腹泻中有体现。

(2)烂喉痧:肺胃热盛、血溢肌肤为烂喉痧的基本病机。苇茎入肺胃经,能使肺胃热毒从小便去,刘老常配猪苓、泽泻、白术等同用。

(3)治疗眼科疾病:苇茎治疗眼科疾病应用颇广,凡因火邪上逆的眼科疾病均可适用。刘老常配伍决明子、密蒙花等同用。

5. 使用方法及用量　水煎服,15~30g。

【病案举例】

同薏苡仁篇。

五三、陈　　皮

陈皮始载于《神农本草经》,经曰"主胸中瘕热,逆气,利水谷,久服去臭,下气"。味辛、苦,性温。归脾、肺经,陈皮是常见的理气药,刘老临床常用于主治脾胃气滞、中焦痰湿等病症。

【用药心得】

1. 理气健脾　本品辛行温通,有行气止痛、健脾和中之功,又因其苦温而燥,故寒湿阻中之气滞最宜。刘老常用于治疗中焦寒湿脾胃气滞、脘腹胀痛、恶心呕吐、泄泻等,常配伍苍术、厚朴等;若食积气滞,脘腹胀痛,可与山楂、神曲等同用;若脾胃气滞,腹痛喜按,不思饮食,食后腹胀,便溏,可与党参、白术、茯苓等同用;若脾胃气滞较甚,可加用木香、枳实等,增强行气止痛之功。

2. 燥湿化痰　本品既能燥湿化痰,又能温化寒痰,且辛行苦泄而能宣肺止咳,刘老常将其作为治痰要药。刘老认为脾为生痰之源,肺为储痰之器,治湿痰咳嗽,陈皮可攻可补,善祛胸中痰湿寒邪,可破湿阻气滞,同时可健脾运化水湿,多与半夏、茯苓等同用;治寒痰咳嗽,多与干姜、细辛、五味子同用;若脾失健运而致痰湿犯肺,多配白术、党参。

3. 随证配伍举隅

(1)**呕吐、呃逆**:陈皮辛香而行,刘老认为本品善疏理气机、调畅中焦而使之升降有序。治疗呕吐,常配伍生姜、竹茹、大枣;若脾胃寒冷,呕吐不止,可配生姜、甘草同用。

(2)**胸痹**:本品辛行温通、入肺走胸而能行气通痹止痛。刘老常配伍枳实、生姜治疗胸痹胸中气塞短气。

(3)**治疗虚劳、癌病**:刘老认为陈皮理气醒脾,可使补而不滞。

4. 陈皮与橘红、化橘红的区别 陈皮与橘红同来源于芸香科植物橘及其栽培变种,因二者加工不同,故分为陈皮与橘红,橘成熟时采摘,剥取果皮,阴干称为陈皮。橘成熟时采摘,剥取果皮,去掉橘皮内部白色部分后(或直接削下外果皮),晒干或阴干称为橘红。化橘红则来源于同科植物化州柚或柚的干燥未成熟外果皮。陈皮又称橘皮,《本草纲目》曰橘皮"入和中理胃药则留白,入下气消痰药则去白"。陈皮的功能为理气、调中燥湿、化痰,脾胃气滞湿阻所致的胸腹胀满、不思饮食、呕吐哕逆、咳嗽痰多等多用之;橘红温燥之性胜于陈皮,功能为利气、消痰并兼发表散寒,故外感风寒、咳嗽痰多者用之为宜。化橘红无发散之性,但性偏温燥,燥湿化痰之力较胜,兼能消食,故多用于风寒咳喘痰多、呕吐呃逆、食积不化、脘腹胀痛等,尤适用于寒痰,湿痰所致的咳喘痰多、胸膈胀闷。

5. 使用方法及用量 水煎服,3~10g。

【病案举例】

林某,女,35岁。患者6年前因感冒后出现咳嗽、咳痰,未经正规医治,此后受凉则反复发作。本次因10天前着凉,咳嗽加重,痰黏不易咳出,伴有畏寒发热,经抗生素治疗,体温逐渐恢复正常,但咳嗽经久不愈,故前来就诊。就诊时见:咳嗽,痰多质黏不易咳出,胸闷,发热,面红,口干而不欲饮,纳可,眠差,小便如常,大便不成形;舌质淡红,苔薄黄微腻,脉弦细滑。中医诊断为咳嗽,西医诊断为慢性支气管炎急性加重,证属痰湿蕴肺,治当燥湿化痰,降气止咳,予二陈汤合贝母瓜蒌散加减。

处方：陈皮 9g，半夏 9g，苍术 12g，龙胆草 9g，川贝母 6g，瓜蒌 15g，苏子 9g，杏仁 9g，沙参 15g，苇茎 24g，甘草 6g。水煎服，每日 1 剂，5 剂。

二诊：患者咳嗽明显好转，故继续以前方 5 剂治疗，以固疗效。后随访之，患者长期坚持服用上方，咳嗽症状逐渐消失。

按语：刘老根据肺为娇脏、外合皮毛、开窍于鼻之理论，认为六淫邪气从皮毛或口鼻而入，皆首先犯肺，壅遏肺气，肺气不得外扬下达，呼吸升降出入之机受阻，咳嗽遂作，表现为咳嗽气逆、胸闷等。痰属湿邪，湿性黏滞，痰湿交结，患者往往出现咳痰不爽又兼渴而不欲饮水、大便不成形等症状。刘老断其病变当以清化上焦痰湿为要。方中陈皮、瓜蒌理气化痰；苍术、龙胆草、半夏燥湿化痰；苏子、杏仁降气止咳；川贝母、沙参、苇茎润肺化痰，以消湿痰之黏腻；甘草调和药性矣。诸药合用，共奏化痰降气止咳之功。

五四、枳壳、枳实

枳实始载于《神农本草经》，味苦、辛、酸，微寒。归脾、胃经。具有破气消积，化痰散结之功。枳壳味苦、辛、酸，微寒，归脾、胃经。具有理气宽中，行滞消胀的功效。《本草纲目》记载"枳实、枳壳……大抵其功皆能利气，气下则痰喘止，气行则痞胀消，气通则痛刺止，气利则后重除"。二者性味、归经同，功用相似，枳壳作用相对较缓和，长于行气开胸，宽中除胀。

【用药心得】

1. 破气除痞，消积导滞　本品辛行苦降，擅破气除痞、消积导滞。刘老临床用于胃肠积滞、脘腹痞满胀痛、腹满胀痛等，每加入枳实或枳壳以破气除痞，消食导滞。

2. 行气化痰，消痞除满　本品能行气化痰以消痞，破气除满而止痛。刘老临床治胸痹时，常配伍枳壳通痹行滞。

3. 随证配伍举隅

(1) **食积、便秘**：该药擅破气除痞、消积导滞，刘老常配伍枳实治疗饮食积滞，脘腹痞满胀痛。若饮食积滞，胸下痞满，刘老常用消导法，常与山楂、麦芽、神曲等同用，如曲麦枳术丸。若胃肠积滞，热结便秘，刘老治以清热导滞、润肠通便之法，与大黄、生地黄、黄芩等同用，如大黄饮子或三黄枳术丸。

(2) **胸痹**：本品能行气化痰以消痞，破气除满而止痛。刘老认为本虚是胸痹心痛发病的根本原因,邪实是疾病发展转归的重要因素。刘老根据"虚则补之、实则泄之"之旨,确立了"补肾""通阳""祛邪"的治疗三法。治胸阳不振,痰阻胸痹,刘老常合用瓜蒌、薤白,以枳实通痹消滞,助瓜蒌、薤白畅达胸中阳气,如瓜蒌薤白半夏汤加枳壳。

(3)腹痛、腹胀:腹痛是指发生在胃脘以下,耻骨毛际以上部位的疼痛。刘老依据自身实践体会,结合前人经验,认为虽然导致腹痛的病因较多,但细细分析则可归为四类。一则饮食所致:饮食不节,或饥饱损伤,或饱时强食,或临卧多食,以致食滞不化;多食生冷,而致寒食凝滞;恣食膏粱辛辣,导致里热内结。二则起居不慎:衣着失时,感受外邪。三则七情内伤:忧思郁怒,气机不畅。四则体质虚弱:年老多病,或劳累过甚,以致中气薄弱。对于腹痛辨证,刘老提出"首分虚实""再辨证型"的原则,认为只有虚实明辨,方可确保施治方向准确,避免虚虚实实之误。刘老辨别腹痛虚实,重在区分疼痛久暂、疼痛性质、疼痛缓解方式。刘老总结,虚证多为久痛,痛无固定位置,得食稍舒,痛时喜按;实证多见暴痛,痛剧时腹部发硬,部位固定不移,胀满畏食,痛而拒按。辨明虚实两端,刘老再将实证分为"寒凝痛""积热痛""气郁痛""食积痛""血瘀痛"五型;虚证仅有"虚寒痛"一型。对于实证之积热痛刘老治以清热理气为法,配伍厚朴、大黄,如厚朴三物汤;对于实证之食积痛,刘老治以消食理气为法,常配伍大黄,如枳实导滞丸。

4. 使用方法及用量 水煎服,3~9g。

【病案举例】

陈某,女,51岁,2020年8月19日初诊。患者胸骨后绞痛1年余,开始时夜间明显,逐渐加重,现严重时白天夜间持续疼痛,呈绞痛,无反酸,咽喉至胃脘部梗阻感,有时疼痛牵及背部,口干无口苦,晨起明显,不欲多饮,喜饮冷,大便干,每天服用通便药,纳食可,难入睡,易醒,易疲乏。3年前胃镜示:浅表性胃炎。无高血压病、心脏病、高脂血症。49岁绝经。舌质淡红,苔薄白,寸脉弦、关尺细。诊为胸痛,证属痰浊壅遏,胸阳不展,津液不布,治宜宽胸化痰理气。

处方:瓜蒌15g,杏仁9g,茯苓12g,甘草6g,陈皮9g,半夏9g,薤白9g,枳壳9g,西洋参6g(另煎兑服),焦三仙27g,大黄3g(后下)。5剂,水煎服,每日1剂。

服药5天后回访:已2天未出现疼痛,大便正常。

2月后回访未再出现症状。

按语：患者痰浊壅遏，胸阳不展，方中以瓜蒌、薤白通阳散结、行气祛痰，枳壳、陈皮、杏仁理气行滞，半夏燥湿化痰，西洋参补气，茯苓健脾，焦三仙、大黄消食通便，诸药合用，标本同治，故能获得疗效。

五五、桔　　梗

桔梗始载于《神农本草经》，味苦、辛，性平。归肺经。具有宣肺、利咽、祛痰、排脓之功。刘老认为桔梗辛而不燥，苦而不峻，既升且降，临床常用于各种咳嗽、咽痛失音等症。此外，桔梗长于消痈排脓，故刘老常选用该药治疗肺痈吐脓痰者。

【用药心得】

1. **开宣肺气，祛痰利气，寒热皆可应用**　刘老认为，咳喘发生，不离于肺，一旦肺气闭郁，则难行清肃宣降之令，其气势必上逆，冲击气道，导致咳嗽。桔梗既升且降，擅宣通肺气，可恢复肺脏宣发肃降之能；畅胸快膈、化痰止咳，气顺痰消，咳喘自愈。

2. **宣肺泻邪以利咽开音**　会厌为声音之门户，肺脉通于会厌，肾脉夹舌本，故失音多责之肺肾两脏。《景岳全书·声喑》云"喑哑之病，当知虚实，实者其病在标，因窍闭而喑也；虚者其病在本，因内夺而喑也。"论治则实者当宣肺，虚者宜滋肾。刘老临床治外感风邪犯肺，咽喉肿痛、失音者，常加入桔梗宣肺利咽开音。

3. **祛痰排脓**　桔梗，《药征及药征续编》曰其"主治浊唾肿脓也，旁治咽喉痛""仲景曰'咽痛者，可与甘草汤，不差者，与桔梗汤也'，是乃甘草者，缓其毒之急迫也，而浊唾吐脓，非甘草之所主，故其不差者，乃加桔梗也。"刘老临床治疗咳嗽吐脓，痰中带血，或胸膈隐痛，将成肺痈者，常加入桔梗利肺气以排壅肺之脓痰。

4. **随证配伍举隅**

(1)**咳嗽痰多**：桔梗擅开宣肺气、祛痰，刘老常用其治疗咳喘痰多，若风寒者，配紫苏、杏仁，如杏苏散；若风热者，与桑叶、菊花、杏仁等同用，如桑菊饮；若痰滞胸痞，常配伍枳壳等。

(2)**咽喉肿痛，失音**：刘老认为外邪犯肺，咽痛失音者，可予桔梗利咽开音，通达肺气,常配伍甘草、牛蒡子,如桔梗汤;若咽喉肿痛,热毒盛者,常配伍射干、马勃、板蓝根等清热解毒利咽。

(3)**肺痈**:桔梗性散上行,长于消痈排脓,肺痈咳吐脓痰最为适用。《金匮要略》曰"风伤皮毛,热伤血脉,风舍于肺,其人则咳,口干喘满,咽燥不渴,时唾浊沫,时时振寒,热之所过,血为之凝滞,蓄结痈脓,吐如米粥,始萌可救,脓成则死"。又曰"咳而胸满,振寒,脉数,咽干,不渴,时出浊唾腥臭,久久吐脓如米粥者,为肺痈,桔梗汤主之"。刘老常用桔梗治疗肺痈咳嗽胸痛、咳痰腥臭者,如桔梗汤加减。

5. **使用方法及用量** 水煎服 3~10g。

【病案举例】

鲁某,男,53 岁,2020 年 7 月 29 日初诊。患者咽喉异物感 3 年余,遇冷明显,出现鼻痒、打喷嚏,咽喉有痰,色白黏,时伴有咽痒咽痛,既往出现失音现象,无明显口干,言语多则感咽喉不适,需清嗓,精神饮食睡眠可,二便调。高血压病史 7 年余,血压最高达 130~140/90mmHg,服用施慧达。舌质淡红,苔薄白,脉弦缓,尺脉沉。诊为梅核气,证属痰阻咽喉,肺气不利,治宜清利咽喉,化痰利肺。

处方:半夏 9g,黄芩 9g,杏仁 9g,甘草 6g,桔梗 6g,川贝母 6g,西洋参 5g(另煎兑服),麦冬 9g。7 剂,水煎服,每日 1 剂。

服药后症状有所减轻。

按语:肺者主气,肺气不利,难行清肃宣降之令,其气势上逆,冲击气道,导致咳嗽;肺失宣肃,又可致水液输化失权,留滞肺络,聚而为痰;肺主气,声由气而发,若肺气失宣,会厌开合不利,则音猝然不出而成喑哑之症。肺气失于条达,肺气不利,痰阻咽喉,刘老认为治疗首当恢复肺脏宣发肃降之能。桔梗辛散,可宣发肺气于上,杏仁苦泄,能通降肺气于下,二者一下一上,相互为用,相互制约,宣肺降气、化痰止咳之力大增;黄芩清热解毒燥湿,甘草、川贝母增强清热解毒,祛痰化脓之功;半夏燥湿化痰,加西洋参、麦冬清暑益气健脾、利肺养阴,亦合暑天之时令,诸药合用,共奏利咽开喉、化痰利肺之功。

五六、杏 仁

杏仁始载于《神农本草经》,味苦,微温;有小毒。归肺、大肠经。具有降气止咳平喘,润肠通便之功。刘老临床常用于主治多种咳喘病症、便秘等。

【用药心得】

1. **止咳平喘** 本品主入肺经,味苦降泄,肃降兼宣发肺气而止咳平喘,为治咳喘之要药,随证配伍可治多种咳喘病症。刘老临床用止咳平喘药治咳喘者,常加入杏仁降气祛痰、宣肺平喘。

2. **润肠通便** 杏仁质润多脂,味苦而下气,《本草纲目》引张元素曰"除肺热,治上焦风燥,利胸膈气逆,润大肠气秘。"刘老临床治便秘者时,常加入苦杏仁润肠通便。

3. **随证配伍举隅**

(1)**咳嗽气喘**:杏仁功专苦泄肃降兼宣发肺气,故凡外邪侵袭、咳嗽气喘、胸闷不适等症皆可使用。刘老认为,导致咳嗽发生的原因极为复杂。肺为华盖,其脏娇嫩,外与皮毛相合,凡风、寒、暑、湿、燥、火之邪袭于外,肝、心、脾、肺、肾之病伤于内,都可内应于肺而致咳嗽,此外,刘老指出,水气、瘀血等因素亦可影响肺脏宣肃功能而诱发咳嗽。针对于此,刘老从临床实际出发,将咳嗽归纳为七大类,即"四时外感咳嗽""水咳""火咳""干咳""呷咳""瘀血咳""虚咳",刘老临床根据证型加杏仁治疗多种咳嗽,对于外感风寒无汗而喘者,常配伍麻黄、桂枝,如麻黄汤加减;对于秋冬触寒之咳嗽,常与陈皮、半夏、白芥子等配伍,如六安煎;对于燥热咳嗽,痰少难咳,配桑叶、贝母、沙参等清肺润燥止咳,如桑杏汤;若肺热咳喘者,配伍石膏等以清肺泻热宣肺平喘,如麻杏石甘汤。

(2)**便秘**:杏仁质润多脂,故能润肠通便。刘老总结,造成大便不通的原因很多,但扼要地说,可分为虚、实两端。刘老常用杏仁治疗便秘者,对于实秘热秘,大便干结、小便短赤、腹中胀满者,刘老治以清热导滞、润肠通便之法,常配伍大黄,如大黄饮子;对于血虚便秘、大便秘结、面色无华者,常配伍熟地、麻仁,如益血润肠丸。

4. **使用方法及用量** 水煎服 5~10g。

【病案举例】

蒋某,男,68 岁,2020 年 8 月 3 日初诊。患者畏寒、发热 3 天,服药后畏寒减轻,但仍有发热,中度发热,稍畏冷,口干喜饮,咳嗽,咳声嘶,痰少色黄,有白痰,易咳出,咽喉痛,流清涕,头晕痛,纳可,二便调。既往有心脏病史,舌质暗红,苔薄黄,脉弦偏数。血常规:基本正常。肺部 CT:慢性肺部间质性病变,并炎性病变,建议复查。诊为感冒,证属肺热伤阴,治宜清热养阴。

处方: 杏仁 9g,生石膏 30g(先煎),甘草 6g,紫苏叶 9g,荆芥 9g,前胡 9g,半夏 9g,黄芩 12g,瓜蒌 12g,川贝母 9g,橘红 9g,北沙参 12g。3 剂,水煎服,每日 1 剂。

随访当晚服一次后体温即正常,第三天症状消失。

按语: 患者表邪不入里伤阴,故身热不解、口干喜饮、苔黄、脉数,治当清热养阴。刘老以麻杏石甘汤宣肺清肺,考虑患者年老且有心脏病,未用麻黄宣散,换用紫苏叶、荆芥,二者发汗解表散寒之力较为缓和,兼化痰止咳,石膏辛甘大寒,清泻肺热以生津,辛散解肌透邪;黄芩、半夏加强清肺祛痰之功;杏仁降逆肺气平咳喘;瓜蒌、川贝母润肺化痰,前胡、橘红化痰止咳,北沙参养阴润肺。诸药合用,透邪、清肺、养阴,故收获良效。

五七、贝　　母

贝母始载于《神农本草经》。川贝母味苦、甘,微寒。归肺、心经。具有清热润肺,化痰止咳,散结消痈之功。浙贝母味苦,性寒。归肺、心经。川、浙二贝之功基本相同,但前者以甘味为主,性偏于润,肺热燥咳,虚劳咳嗽用之为宜;浙贝母以苦味为主,性偏于泄,风热犯肺或痰热郁肺之咳嗽用之为宜。至于清热散结之功,川贝母、浙贝母兼有,但以浙贝母为胜。刘老临床常加贝母用于咳嗽、瘰疬、瘿瘤、乳痈疮毒、肺痈等,颇有验案。

【用药心得】

1. **清热化痰**　贝母性寒味苦,长于清热化痰,降泄肺气。《本草汇言》:"贝母,开郁,下气,化痰之药也……润肺消痰,止嗽定喘,则虚劳火结之证,贝母专司首剂。"故刘老临床治疗肺热咳嗽者,常加入贝母。

2. **散结消肿消痈**　贝母苦泄清热解毒,能清化郁热,化痰散结消痈,对痰火郁结之瘰疬,热毒壅结之乳痈、肺痈有良效。《本经逢原》记载贝母"同青黛治人面恶疮,同连翘治项上结核。皆取其开郁散结、化痰解毒之功也"。刘老在治疗肿瘤、结节、乳痈疮毒时习配伍贝母解毒散结,因其药性相对平和,适合患者长期服用。

3. **润肺**　川贝母以甘味为主,性偏于润,擅润肺止咳,尤宜于内伤久咳,燥痰、热痰之证。对于慢性咳嗽、内伤久咳等,刘老常加川贝母以润肺止咳化痰。

4. 随证配伍举隅

(1)**咳嗽**:肺热咳嗽,刘老针对病机,以清肺泻热止咳为治则,常配伍知母清热泻火滋阴,如清肺饮;风热咳嗽者常与桑叶、牛蒡子等同用。对于燥痰者,刘老指出,治疗当以清、润为法,配伍天冬,常用燥痰汤加减论治。刘老治肺阴虚劳嗽,久咳有痰者,常配北沙参、瓜蒌以养阴润肺化痰止咳。

(2)**瘰疬、瘿瘤、乳痈疮毒、肺痈**:贝母苦泄清解热毒,化痰散结消痈,刘老临床治痰火瘰疬时,常配伍玄参、牡蛎;治瘿瘤,常配伍海藻、昆布;治疮毒乳痈,常配伍连翘、蒲公英;治肺痈咳吐脓血者,常配伍鱼腥草、芦根、桔梗、杏仁。

(3)**癌**:贝母苦泄清热解毒,散结消肿。刘老于临床观察发现,癌肿多在正虚的基础上产生,而正虚更是导致其不断发展、恶化的推动力。因此,刘老提出"癌肿治疗,扶正为先",以扶正为主,祛邪为辅,佐以软坚散结。若气血不足,常配伍西洋参、黄芪等同用。

5. 使用方法及用量 水煎服,3~10g。

【**病案举例**】

张某,女,42岁,2020年8月4日初诊。患者发现"乙状结肠癌"3个月,病后行手术治疗,术后行4次热灌注,2次化疗,目前下腹部隐痛,纳食可,睡眠佳,大小便正常。舌红,苔薄黄,脉细。诊断癌病,证属气阴两虚,热毒瘀阻,治宜益气生津解毒。

处方:当归12g,生黄芪24g,白术9g,陈皮9g,白芍12g,党参12g,茯苓12g,天花粉12g,川贝母9g,甘草9g,白花蛇舌草30g。7剂,水煎服,每日1剂。

另:牛黄10g,麝香10g。混匀,碾细,分装于100个胶囊,口服,每次2粒,每天1次。

按语:该病本在肠,但伤及脾、胃、肾,致肠胃运化功能失常,水谷精微吸收差,故气阴两虚。刘老认为癌肿治疗,扶正为先,辅以祛邪。选用当归补血汤化裁,用黄芪、党参大补脾肺之气,气旺血生,使有形之血生于无形之气;当归、白芍养血和营;陈皮、白术、茯苓理气健脾;川贝母、白花蛇舌草清热解毒散结;天花粉清热生津。诸药合用,健脾益气,生津解毒,佐以牛黄、麝香泄浊降毒,收获良效。

五八、前　胡

前胡,始载于《名医别录》,出自《雷公炮炙论》,味苦、辛,性微寒,入肺经,刘老临证多用于痰热喘满,咳痰黄稠,风热咳嗽痰多。

【用药心得】

1. **疏风散热,兼清里热**　本品辛行寒降,善降气以畅气机。《本草汇言》曰:"前胡,散风寒、净表邪、温肺气,消痰嗽之药也,如伤风之证,咳嗽痰喘,声重气盛,此邪在肺经也;伤寒之证,头痛恶寒,发热骨疼,此邪在膀胱经也;胸胁痞满,气结不舒,此邪在中膈之分也……小儿发热,疮疹未形;大人痰热,逆气隔拒,此邪气壅闭在腠理之间也,用前胡俱能治之。"刘老临床用于风寒袭肺、郁里化热者,每加入前胡以降气而畅气机。

2. **疏风清热、宣肺化痰**　本品降肺气以止咳;《本草纲目》曰:"前胡……乃手足太阴、阳明之药,与柴胡纯阳上升,入少阳、厥阴者不同也。其功长于下气,故能治痰热喘嗽,痞膈呕逆诸疾。气下则火降,痰亦降矣,所以有推陈致新之绩,为痰气要药。陶弘景言其与柴胡同功,非矣,治证虽同,而所入所主则异。"刘老临床治恶寒不甚、发热咳嗽、咳痰黄白相兼者,常用其降肺气而止咳。

3. **使用方法及用量**　内服,煎汤,3~10g;或入丸、散。

【病案举例】

赵某,女,27岁,1992年12月2日初诊。患者3天前晨起觉咽部干涩不适,饮水后稍缓解,日间渐觉头部昏沉、全身无力,至晚间出现鼻塞流浊涕,自行服药后至第二天觉全身发热、口苦,恶寒不甚,伴咳嗽咳痰,黄白相兼质黏,胸闷;舌质稍红、苔黄白相间,脉浮滑稍数。诊断为感冒,治当疏风清热,宣肺化痰。

处方:柴胡15g,桑叶8g,黄芩10g,半夏10g,赤芍10g,杏仁10g,前胡10g,浙贝母10g,瓜蒌10g,枳壳10g,甘草6g。3剂,水煎服,每日1剂。

二诊:患者发热、恶寒症状基本消失,仍有浊涕,续前方3剂而固效。

按语:患者口苦及咽干俱有,并兼见咳嗽及咳痰之症,又兼胸闷、肺气郁滞之象,以柴胡升阳达表,散风祛邪,桑叶轻浮,外散风热,黄芩、赤芍清热以降胆气,半夏散逆气以止咳,前胡、杏仁降肺气以止咳,瓜蒌、枳壳宽胸理气,浙贝母润肺化痰。诸药相合,虽药味不多,但疗效显著。

五九、桑 白 皮

桑白皮始载于《神农本草经》,出自《雷公炮炙论》,味甘,性寒,归肺经。刘老常用于肺热喘咳、水肿尿少、面目肌肤浮肿。

【用药心得】

1. 清泻肺热、泻肺中水气而平喘 本品主入肺经,甘寒性降,以泄肺热而止咳平喘,刘老临床用于肺热咳喘者,常加入桑白皮泄热祛痰、宣肺平喘。

2. 利水消肿 本品能清降肺气、通调水道而利水,刘老临床用于水肿实证时,常加入桑白皮用于热湿水肿。

3. 随证配伍举隅

(1)清肺止咳:本品以清泻肺火而平息喘咳为专长,肺为华盖,其脏娇嫩,外与皮毛相合,凡六淫之邪袭于外,五脏之病伤于内,都可内应于肺而致咳嗽。刘老对于肺热壅盛而肺阴初伤者常用本品配伍地骨皮同用,如泻白散;如水饮停肺,胀满喘急,则配伍瓜蒌、杏仁、葶苈子等宣肺逐饮之药;如咳喘痰鸣兼有风寒表证,与麻黄、杏仁、苏子等解表散寒、宣肺平喘药同用。

(2)利水消肿:刘老认为,针对水肿发生的病机,不论肾阳不足、心阳不振,或脾肾两虚者,或热湿内蕴者,均可用本品清泻之效。故全身水肿,面目肌肤浮肿,胀满喘急,小便不利者刘老常用本品配伍茯苓皮、大腹皮等,如五皮饮以利水消肿。

4. 使用方法及用量 水煎服,6~12g。

【病案举例】

刘某,男,76岁,2018年5月10日初诊。患者15天来咳嗽,咳吐白色泡沫痰,胸闷,动辄心悸气短,头晕,夜寐差,纳呆,口干不著,大便偏干,尿急尿频,舌淡红,苔腻黄,脉小弦滑。诊为咳嗽,证属肺肾气虚,痰热蕴肺,治宜补肺肾、益气阴、清痰热。

处方:白参 10g(另煎兑服),麦冬 15g,当归 10g,熟地黄 10g,法半夏 10g,陈皮 10g,浙贝母 10g,桑白皮 10g,瓜蒌皮 10g,炒葶苈子 10g(包煎),桔梗

10g,黄芩10g,鱼腥草15g,忍冬藤20g,炙麻黄5g,杏仁10g,炙甘草3g。7剂,水煎服,每日1剂。

二诊:患者咳嗽基本已止,夜寐可,痰少偶咳,或黄或绿,胸闷、心悸气短减轻,纳食一般,口微干,大便正常,舌淡红,少苔,脉小弦滑,原方去陈皮、桔梗,加用苏子、天竺黄,共10剂。

随访,患者诸症消失,生活起居正常。

按语:患者年高,肺肾亏损,肺不主气,肾不纳气,咳喘,胸闷,方中白参、麦冬、当归、熟地黄等益气养阴、肺肾同补;桑白皮性寒且降,入肺经,泻肺平喘,与苏子、葶苈子相合则温肺与清热化痰并进;炙麻黄辛散苦泄,宣肺止咳平喘;杏仁味苦降泄,一是协同桑白皮降气止咳平喘,二是肺热下移大肠,经润肠通便以泄热,三是配炙麻黄,一宣一降,加强宣肺降气止咳之功;桔梗宣肺祛痰止咳;半夏、陈皮化痰燥湿;黄芩、鱼腥草、忍冬藤专泻气分之热;瓜蒌皮、浙贝母苦泄清热化痰。诸药相伍,肺肾通调,标本兼顾,辨证立法,用药丝丝入扣,故收效显著。

六〇、枇 杷 叶

枇杷叶,味苦,性微寒,归肺、胃经。始载于《名医别录》。临床用于治肺热咳嗽、气逆喘急、燥热咳喘、咳痰不爽、胃热呕吐、呃逆等。

【用药心得】

1. **清肺化痰止咳** 本品味苦能降,性寒能清,肃降肺气而止咳。刘老临床中用于肺热咳嗽,风热咳嗽,肺虚久嗽,常配黄芩、瓜蒌皮等药以清肺化痰止咳;风热咳嗽则配以前胡、桑叶等以疏风宣肺止咳;以其止咳力佳,配以麦冬、阿胶又能治肺燥咳嗽;久咳痰血则配白及、藕节、生地黄、蛤粉炒阿胶以清肺补肺、止咳止血;若兼痰多者,则再配川贝母、杏仁等以加强化痰作用。

2. **降逆止呕** 枇杷叶入胃经,善清胃热、降胃气而奏止呕哕、治呃逆之效。刘老在临床中,若胃热呕逆可单用,若暴吐不止,则配以生姜、半夏,以加强止呕之功;妊娠呕吐,则配生姜煎服;小儿吐乳不止,配母丁香为末,枣汤调下。

3. **随证配伍举隅**

风热咳嗽、痰热蕴肺:刘老认为肺热炼津为痰,热痰壅盛,阻碍肺气肃降,故喘促、痰鸣、咳嗽、痰黄。对于肺热壅盛之咳嗽痰喘实证,刘老运用枇杷叶配伍黄芩,以枇杷叶苦泄清降,功专清肺止咳,降逆止呕,黄芩苦寒降泄,尤善清肺火及上焦实热,两药配伍,相须为用,增清肺止咳之力;对于风热犯肺阴虚阳亢之咳嗽,常与菊花、黄芩、桔梗等配伍,如止嗽散;若热痰蕴肺者,常配伍蜜炙麻黄、白果、桑白皮、法半夏等清热涤痰、降气止哮,如定喘汤。

4. 使用方法及用量 水煎服6~10g。

【病案举例】

杨某,男,63岁,2020年3月5日。患者出现发作性咳喘痰鸣12年,近3个月加重。刻下症见:喘促,喉中痰鸣,咳嗽,咳痰黄稠,口干苦,纳食减少,大便偏干结,小便黄,舌质红,苔白黄相兼,脉浮滑数。诊为咳嗽,证属热痰蕴肺,治宜清热涤痰,降气止哮,方药以定喘汤加减。

处方:蜜炙麻黄6g,白果10g,炙款冬花9g,法半夏12g,桑白皮12g,紫苏子9g,黄芩9g,葶苈子12g(包煎),炙枇杷叶6g,瓜蒌子6g,甘草6g。7剂,水煎服,每日1剂。

二诊:患者喘促,痰鸣均明显减轻,上方加地龙9g,续服10剂,喘促、痰鸣完全缓解。

按语:邪热灼津,故口苦口干,大便干结、小便黄,结合舌脉辨为痰热之象。用蜜炙麻黄宣肺散寒,止哮平喘;白果敛肺平喘;桑白皮、紫苏子、葶苈子、瓜蒌子肃肺化痰;炙款冬花、法半夏、枇杷叶化痰止咳;黄芩清热解毒;甘草和胃化痰,肺热得清,痰浊得化,肺气得降,喘促自止。

六一、竹　　茹

竹茹始载于《神农本草经》,味甘,微寒。归肺、胃、心、胆经。刘老临证多用于痰热咳嗽、胆火夹痰、惊悸不宁、心烦失眠、中风痰迷、舌强不语、胃热呕吐、妊娠恶阻、胎动不安。此外竹茹还有凉血止血的作用,可用于吐血、衄血、崩漏等。

【用药心得】

1. 清热化痰 竹茹甘寒性润,轻可去实,凉能清热,苦能下降,专清痰热,为清热涤痰开郁之佳品。刘老临床治肺热咳嗽、胆火夹痰、痰火内扰、胆虚痰热郁结、中风痰迷、舌强不语、惊悸不宁、不得眠者常配伍竹茹清热化痰。

2. 清热降逆止呕 竹茹甘寒质润,善走阳明经,能清胃腑之热。刘老临床治虚烦烦渴、胃热噎膈、胃虚干呕、胎热恶阻呕逆、胎动不安者,每加入竹茹以清热降逆止呕。

3. 随证配伍举隅

(1)肺热咳嗽: 竹茹甘寒性润,善清化热痰,对于肺热咳嗽,症见痰黄稠者,刘老常取竹茹配伍瓜蒌、桑白皮等清热止咳化痰。

(2)痰热心烦不寐: 胆失疏泄,气郁生痰,痰浊内扰,胆胃不和。胆为清净之府,性喜宁谧而恶烦扰。若胆为邪扰,失其宁谧,则胆怯易惊、心烦不眠。刘老认为胃气合降则胆郁得舒,痰浊得去则胆无邪扰,临证常用竹茹配伍半夏、枳实、茯苓等理气化痰,和胃利胆,如是复其宁谧,诸症自愈。

(3)胃热呕吐,妊娠恶阻: 竹茹能清热降逆止呕,为治热性呕逆之要药。常配伍黄连、黄芩、生姜等药用。若胃热呕吐,刘老常配伍半夏、葛根;若热病吐血、衄血不止,刘老常选用竹茹配伍黄芩,方用竹茹饮加减;若胃口有热,呕吐呃逆,虚烦不安,刘老临床常伍用人参、陈皮等,如橘皮竹茹汤、人参竹茹汤加减;若治胎热恶阻呕逆,刘老则配伍枇杷叶、陈皮等同用。

4. 使用方法及用量 水煎服,6~10g。生用清热化痰,姜汁炙用用于止呕。

【病案举例】

文某,女,46岁,2020年6月22日。睡眠不好近6年,近半年来每月一至两周彻夜难眠,疲倦,无心烦,平时易心慌不安,间常发生手指僵硬疼痛,口干喜温饮,纳可,二便调。月经量少,色正常,少量血块。舌质红,苔薄黄,脉细滑。诊为不寐,证属脾虚痰扰心神。治法宜健脾化痰,养心安神,方药予温胆汤加味。

处方: 竹茹12g,半夏10g,茯苓15g,陈皮10g,远志10g,炙甘草6g,当归10g,赤芍12g,川芎10g,酸枣仁15g,党参10g,桑枝10g,防己10g,桑寄生15g。7剂,水煎服,每日1剂。

电话回访睡眠好转,未再复诊。

按语:《证治准绳·杂病》云:"痰之生,由于脾气不足,不能致精于肺而淤以成焉者也。故治痰先补脾,脾复健运之常而痰自化矣。"温胆汤,《三因极一病症方论》记载其"治心胆虚怯,触事易惊,或梦寐不祥,或异象惑,遂致心惊胆慑,气郁生涎,涎与气搏,变生诸证,或短气悸乏,或复自汗,四肢浮肿,饮食无味,心虚烦闷,坐卧不安"。脾乃生痰之源,痰浊内扰,胆胃不和。本患者症见不寐、心慌不安,刘老认为治宜健脾化痰、养心安神。方用党参、陈皮补气健脾,脾复健运之常而痰自化;半夏、竹茹燥湿化痰、清热化痰,一温一凉,化痰和胃,止呕除烦;茯苓健脾渗湿,杜生痰之源;远志、酸枣仁祛痰开窍、养血益肝、宁心安神;患者兼见月经量少有血块、手指僵硬疼痛,因此刘老增加当归、赤芍、川芎养血活血调经,桑枝、防己、桑寄生祛风湿、利关节、强筋骨;甘草为使,调和诸药。刘老选用经方,然后根据患者兼症加减药物,诸药配合,诸症自愈。

六二、瓜 蒌

瓜蒌首载于《神农本草经》,味甘,微苦,性寒,归肺、胃、大肠经,瓜蒌甘寒而润,故凡上焦郁热、痰火咳嗽、胸痹心痛、结胸痞满、乳痈、肺痈、肠痈肿痛、大便秘结等症,刘老皆随证用之。

【用药心得】

1. 宽胸散结 本品能利气开郁,导痰浊下行而奏宽胸散结之效,"通胸膈之痹塞"(《本草正义》),"故结胸胸痹,非此不治"(《本草思辨录》),刘老常用于治疗痰浊内阻之胸痹。

2. 清热化痰 瓜蒌甘寒而润,主入肺经,善清肺热,润肺燥,刘老常用于治疗热痰、燥痰证。

3. 润肠通便 本品能润燥滑肠,通利大便,刘老常用于治疗胸痹兼有便秘者。

4. 随证配伍举隅

(1)胸痹:刘老结合自己多年的临床经验,对胸痹病因、病机提出了独到的见解,刘老认为,本虚是胸痹发病的根本原因,邪实是疾病发展转归的重要因素,刘老根据"虚则补之、实则泻之"之旨,确立了"补肾""通阳""祛邪"为胸痹心痛治疗三法,刘老认为,阳气以通为用,走而不守,内通脏腑,外达肌腠,上行清窍,下走浊阴,旁达四末,无所不至,只要保证阳气能够"运行不息,贯通无阻",即可使心阳通畅,血脉充盈,通而不痛,故此,刘老提出"阳无取乎补,宣而通之"及"以通为顺""以通为补"的观点,临证之时常应用宣痹通阳之法,以瓜蒌配伍薤白,治痰气互结、胸阳不通之胸痹疼痛,辛温通阳,宣通上焦阳气,使血脉充盈,通而不痛,效果显著。

(2)结胸证:结胸证是以胸胁部的痛、满、硬为主,上连及头颈部,下累及心、胃、腹部。关于病因病机,张仲景在《伤寒论》中指出:"小结胸病,正在心下,按之则痛,脉浮滑者,小陷胸汤主之。"刘老认为结胸证多因气郁、热聚、痰饮所致,临床治疗时以泄热逐水为治疗原则,常在小陷胸汤基础上加味,突出瓜蒌清热涤痰、宽胸散结的作用。

(3)痰热咳嗽:该型患者主要表现为咳嗽较剧、咳痰黄稠、胸闷气短等,刘老对其治疗,以清热宣肺、化痰止咳为法,常予瓜蒌仁配伍黄芩、胆南星、枳实、川贝母等药,如为燥热伤肺,干咳无痰或痰少质黏,常与贝母、天花粉同用。

(4)乳痈,肺痈,肠痈:本品性寒清热,散结消痈,凡"一切肺痈肠痈乳痈之属于火者,尤为相宜"(《本草便读》)。治热毒壅盛,乳痈初起者,刘老常配伍金银花、黄芩等;治肺痈咳吐脓血,配鱼腥草、苇茎等;治肠痈腹痛者,刘老常配伍薏苡仁、败酱草等。

5. 使用方法及用量 水煎服,全瓜蒌 10~20g,瓜蒌皮 6~12g,瓜蒌仁 10~15g。

【病案举例】

陈某,女,51 岁,2020 年 8 月 19 日初诊。患者胸骨后绞痛 1 年余,开始时夜间明显,逐渐加重,现严重时白天夜间持续疼痛,呈绞痛,无反酸,咽喉至胃脘部梗阻感,有时疼痛牵及背部,口干无口苦,晨起明显,不欲多饮,喜饮冷,大便干,每天服用通便药,纳食可,难入睡,易醒,易疲乏。舌质暗红、苔薄白、寸脉弦、关尺脉细。诊为胸痹心痛,证属痰浊壅遏,胸阳不展,津液不布,治以宽胸化痰理气,予瓜蒌薤白半夏汤加减。

处方:瓜蒌 15g,薤白 9g,茯苓 12g,陈皮 9g,半夏 9g,杏仁 9g,枳壳9g 西洋参 6g(另煎兑服),焦三仙 27g,大黄 3g,甘草 6g。10 剂,水煎服,每日1 剂。

服药 5 天后随访:已 2 天未出现疼痛,大便正常。2 个月后随访未再出现症状。

按语:该患者胸骨后绞痛反复发作,为胸痹之病的临床表现。因痰浊阻滞气机,胸中大气不行,故胸痛、咽喉至胃脘部梗阻感,痰浊中阻,津液难以上承,故有口干之感,津液不能濡润肠道,故大便干,久病清窍失充,心神失养,故睡眠差,易疲乏,舌质暗红,苔薄白,寸脉弦关尺细,为气虚血瘀、痰浊内阻之征,予瓜蒌薤白半夏汤加减。瓜蒌、薤白为刘老常用治疗胸痹的药对,瓜蒌善于荡涤,可祛痰浊水饮诸邪,但其性寒凉,易伤阳气,使虚者更虚,故合用辛温通阳之薤白,以温补宣通上焦之阳,确保完全,瓜蒌又可润肠通便,故该病例用药后大便亦得畅通。半夏化痰散结,专攻有形或无形之痰。茯苓、陈皮健脾化湿,既能行气又能杜生痰之源。西洋参气阴双补,药性平和,气行则血行;焦三仙消食健脾,胃和则气血通调。大黄通便除滞,甘草调和诸药。

六三、石 菖 蒲

石菖蒲始载于《神农本草经》,味辛、苦,性温,入心、胃经,为芳香开窍之品,虽不及麝香、冰片之类极速走窜,但其辛香芬芳,辟秽恶而利清阳,化湿浊而开心窍,刘老临床常用于主治中风、失眠、呕恶等症。

【用药心得】

1. **开窍醒神,健脑益智** 本品入心经,芳香走窜,具有开心窍醒神之功,刘老常用于治疗痰湿秽浊之邪蒙蔽清窍所致神智混乱、痰浊阻络之中风闭证,因其有益心智、安心神、聪耳明目的作用,刘老常用之于健忘、失眠、心悸、耳鸣等症。

2. **行气化湿** 本品辛香苦燥,善化湿浊、醒脾胃、行气滞、消胀满,刘老常应用于脘腹胀满、不思饮食等症。

3. **随证配伍举隅**

(1)中风闭证:中风以猝然昏仆、不省人事、口眼歪斜、半身不遂为主要症状,刘老依据临床表现的不同,将中风发作期患者分为闭证、脱证、兼表证,刘老强调,中风发作时应当进行急救,石菖蒲辛香走窜,苦燥温通,"凡心窍之闭,非石菖蒲不能开"(《本草新编》),其开窍醒神作用较为和缓,不论阴闭阳闭,均可用石菖蒲开窍,以振奋清阳,荡涤垢浊,用于痰湿秽浊之邪蒙蔽心窍所致神志昏乱,刘老常配伍半夏、天南星等,若治湿热痰浊蒙蔽清窍,身热不甚,神昏谵语等,常与郁金、竹沥、栀子等配伍。

(2)不寐:刘老认为,不寐原因很多,七情内伤、年老久病、饮食不节等均可导致,但如细细分析归纳,其不外虚实两类,刘老治疗不寐,遵《内经》之"补其不足,泻其有余,调其虚实,以通其道而去其邪"为治疗大法,《本经逢原》曰"菖蒲……心气不足者宜之"。治心血不足、虚火内扰所致的不寐,刘老常配伍丹参、远志等。

(3)**湿阻中焦证**:《本草从新》曰"石菖蒲……辛苦而温,芳香而散……去湿除风,逐痰消积,开胃宽中,疗噤口毒痢"。用于湿阻中焦、运化失常所致的胃脘痞闷、纳呆少食、呕恶、苔腻者,刘老常配伍藿香、厚朴、苍术。

(4)**眩晕**:刘老综合历代医家论述,结合近代认识,指出头为天象,诸阳会焉,若清则灵,若杂则钝,其病因繁杂,但总细细分析无外乎正虚、邪实两个方面,《本草汇言》曰:"石菖蒲,利气通窍,如因痰火二邪为眚,致气不顺、窍不通者,服之宜然。"对不同类型眩晕,刘老常投石菖蒲,随诊配伍,多获良效。证属肝阳上亢者,配伍天麻、钩藤、杜仲等;证属痰浊阻络者,配伍茯苓、半夏等;证属肾虚者,配地黄汤类;属气血亏虚者,伍补中益气汤、人参养荣汤之类。

4. 使用方法及用量 水煎服,6~10g,鲜品加倍。

【病案举例】

周某,男,52岁,2020年7月15日初诊。患者近10天头唇麻木、头昏。患者7月5日散步时突发左下肢乏力、不听使唤,急入医院就诊,头部核磁共振检查提示:双侧额顶叶缺血灶。住院治疗后肢体活动正常,住院中监测血压偏低。动态心电图:多源室性期前收缩,间插室性期前收缩。现用眼多则疲倦,头部不适,稍感气短,稍心烦,无口干,二便调,寐安,梦稍多,性欲低,左膝关节乏力疼痛。舌质暗红,苔薄白,脉细,尺脉沉。诊为中风、眩晕,证属肾气不足,髓海失养,治当补肾益气,养血荣脑。

处方:黄芪30g,当归12g,赤芍12g,川芎6g,石菖蒲9g,茯苓12g,远志6g,桑寄生15g,牛膝12g,西洋参6g(另煎兑服),三七粉1g。7剂,水煎服,每日1剂。

后随诊患者自诉服药后疲倦,头部不适感明显减轻,精神好。

按语:患者脑缺血,病位在脑,不完全是气虚,故不用补中益气汤,脑病有气虚,但主要是肾气虚,故应以补肾益气为要,方中黄芪重用,既补气又补肾,药性平和。当归、赤芍补血活血,川芎行气活血,茯苓健脾,桑寄生、牛膝补肝肾、强筋骨,西洋参补气,三七活血祛瘀,远志安神益智,其中石菖蒲"舒心气、畅心神、怡心情、益心志,妙药也"(《重庆堂随笔》)。心为君主之官,系于五脏,石菖蒲清芬之气,能助人振奋精神、通神明、振奋五脏之功能,此方用之甚妙也。

六四、半 夏

半夏首载于《神农本草经》,味辛,性温,有毒,归脾、胃、肺经,刘老临床常用于痰湿内阻所致的心下痞、呕恶等症。

【用药心得】

1. **燥湿化痰** 本品辛温而燥,主入脾、肺经,兼能止咳,长于燥化湿浊,温化痰饮,兼能止咳,尤为治湿痰、寒痰之要药。《医学启源》有言"治寒痰及形寒饮冷伤肺而咳"。刘老临床用于痰饮咳嗽者,每加入半夏以燥湿化痰。

2. **散结消痞** 本品辛开散结,化痰消痞。刘老临床治心下痞、结胸、梅核气等,常配伍半夏散结消痞。

3. **降逆止呕** 本品入胃经,长于降逆气,为止呕要药。各种原因引起的呕吐,皆可随证配伍使用,故有"呕家必用半夏"之说。刘老临床常用于痰饮或胃寒所致的呕吐。

4. **随证配伍举隅**

(1)痰饮:刘老认为,痰饮成因不外乎内、外两端,外因多为风寒外袭、感受湿热、饮水过量等,内因则以劳倦过度、饮食不节、房劳伤肾为主,上述内外因素互为影响,致使人体肺脾肾功能失调,三焦不利,气道闭塞,津液停聚,此为痰饮化生之根源,临证之时,因半夏能燥湿化痰,刘老常用其治疗痰饮,如治疗热痰,常配伍黄芩、黄连;治疗风痰,配伍胆南星、白附子等;治疗湿痰,配伍苍术、白术;治疗寒痰,配伍干姜、肉桂治疗。对于"水走肠间,沥沥有声"之狭义痰饮,刘老以半夏泻心汤治疗;对于饮留于膈间,膈上痰满,症见呕吐痰涎、咳嗽喘息之虚证,刘老常用小半夏汤加茯苓汤。

(2)胸痹:刘老认为,胸痹阳微,以通为补,阳气以通为用,走而不守,内通脏腑,外达肌腠,上行清窍,下走浊窍,旁达四末,无所不至。主张保证阳气"运行不息,贯通无阻""以通为顺""以通为补"的观点,临证常用"宣痹通阳"法。刘老宗仲景瓜蒌薤白白酒汤治疗胸痹,加法半夏、茯苓、瓜蒌等药,治疗痰浊内阻型胸痹,每获得很好的疗效。

(3)眩晕:风痰上扰之眩晕、视物旋转、头重头痛等,刘老常取半夏配伍天麻、白术、茯苓等化痰息风通络。

(4)心下痞:本品辛开散结,化痰消痞,治寒热互结之心下痞,满而不痛者,刘老常配伍干姜、黄芩、黄连、柴胡、厚朴等。

(5) 梅核气:《赤水玄珠》记载:"梅核气者,喉中介介如梗状,又曰痰结块在喉间,吐之不出,咽之不下者是也。"其治疗方法,《金匮要略》曰:"妇人咽中如有炙脔,半夏厚朴汤主之。"刘老认为,本病主要与情绪有关。当情绪抑郁,气机郁堵,气不上行,津液也随之停留,日久聚而生痰,痰气停留引起梅核气,刘老治疗梅核气常宗仲景之旨,投半夏厚朴汤,疗效甚佳。

(6) 失眠:《素问·逆调论》云:"胃不和则卧不安。"刘老常取半夏治疗痰湿阻胃引起的失眠,常配伍竹茹、茯苓、陈皮、远志等健脾化痰、养心安神。

5. 使用方法及用量　煎服,3~10g,一般宜制用,炮制品中有姜半夏、法半夏等,其中姜半夏长于降逆止呕,法半夏长于燥湿且温性较弱。

【 **病案举例** 】

陈某,女,33 岁,2020 年 7 月 29 日初诊。患者咳嗽 4 个月,反复发作,咽痒作咳,有痰,易咳出,色黄,痰少,影响睡眠,无明显口干口苦,无恶寒、怕风,易醒,头晕稍乏力,纳可,便溏。月经推后 4~5 天,近 1 年经前少腹隐痛,孕 5 产 2,舌质淡红,苔薄白,边有齿印,脉细弱。诊为咳嗽,证属痰浊阻肺,肺气不利,治当燥湿化痰止咳,因兼月经后期,酌加补血调经之品。

处方:苇茎 24g,杏仁 9g,半夏 9g,黄芩 9g,北沙参 15g,瓜蒌 12g,川贝母 9g,前胡 9g,橘红 9g,当归 9g,白芍 9g,甘草 6g。水煎服,每日 1 剂,7 剂。

患者服药 7 剂后咳嗽愈,少腹痛未发生。

按语:该病例辨证为痰浊阻肺,肺气不利,方中用苇茎、黄芩、瓜蒌清热化痰,杏仁、前胡降气化痰止咳,北沙参清肺生津,川贝母清热润肺、化痰止咳,橘红燥湿化痰行气,当归、白芍养血调经,甘草调和诸药。方中半夏取其燥湿化痰之功,确有良效。正如《本草纲目》言"脾无留湿不生痰,故脾为生痰之源,肺为贮痰之器,半夏能主痰饮及腹胀者,为其体滑而味辛性温也,涎滑能润,辛温能散亦能润……所谓辛走气能化液,辛以润之是矣。"

六五、附　子

附子味辛、甘,大热,有毒。归心、肾、脾经。有回阳救逆、补火助阳、散寒止痛之功。该药能引补气药以复散之元阳,引补血药以滋不足之真阴,引发散药开腠理,以逐在表之风寒,引温暖药达下焦,以祛在里之寒湿。刘老认为,附子为通行十二经脉之要药,通补兼施,可温补阳气、散寒通阳,促使气血畅通,对于多种疑难杂症,在辨证的基础上加减运用,如温阳活血、温阳利水、温阳健脾等,均可取得很好的临床疗效。

【用药心得】

1. **纯阳之品,擅于温阳**　附子味辛性热,为纯阳之品,功擅温阳。能上助心阳、中温脾阳、下补肾阳,为"回阳救逆第一品药",对于久病阳虚之证,有立竿见影之效。《本草汇言》称"凡属阳虚阴极之候,肺肾无热证者,服之有起死之殊功"。治疗久病体虚,阳气衰微,阴寒内盛,或大汗、大吐、大泻所致亡阳证,四肢厥逆,脉微欲绝者,常与干姜、甘草同用,如四逆汤;本品能回阳救逆,与大补元气之人参同用,可治亡阳兼气脱者,如参附汤;若寒邪入里,直中三阴而见四肢厥冷、恶寒蜷卧、吐泻腹痛、脉沉迟无力或无脉者,可与干姜、肉桂、人参同用;用治肾阳不足,命门火衰所致阳痿滑精、宫冷不孕、腰膝冷痛、夜尿频多者,常配伍肉桂、山茱萸、熟地黄等药,如右归丸;治脾肾阳虚、寒湿内盛所致脘腹冷痛、呕吐、大便溏泻,常与人参、白术、干姜等同用,如附子理中汤;治脾肾阳虚,水气内停所致小便不利、肢体浮肿者,常与茯苓、白术等同用;若治心阳衰弱、心悸气短、胸痹心痛者,可与人参、桂枝等同用。另外,本品气雄性悍,走而不守,能温经通络,逐经络中风寒湿邪,故有较强的散寒止痛作用。《本草汇言》谓"通关节之猛药也",《本草正义》称其"为通行十二经纯阳之要药"。因此,临证凡属风寒湿痹周身骨节疼痛者均可用之,尤善治寒痹痛剧者,常与桂枝、白术、甘草同用,如甘草附子汤。

2. **祛阴邪要药**　附子辛热,善于祛除阴寒之邪气,凡是寒邪、湿邪、痰饮等,对于单纯祛邪治法无效者,尝试配伍本品,往往可增强疗效。

3. **随证配伍举隅**

(1)胸痹心痛:附子为大辛大热之品,能大补心阳,其性走而不守,善于祛除寒邪,疏通血气,乃治疗胸痹之要药。对于心阳虚衰所致之胸痹心痛,甚则胸痛彻背,心中空虚惕惕而动,形寒肢冷,气短息促,神疲乏力,面色清白,舌淡,或舌淡胖而嫩,脉细弱,或结,或代,或迟者,加用本品均有较好的临床疗效。如麻黄附子细辛汤合苓桂术甘汤治疗慢性肺源性心脏病;附子汤、参附汤治疗冠心病心绞痛、心肌梗死等以胸痛为主症者;通脉四逆汤治疗病态窦房结综合征等。

(2)心水病:对于心阳虚日久,水饮凝聚于胸中而致的颜面、四肢浮肿,心胸憋闷如窒,症见心悸怔忡,动辄气促,舌淡,苔薄白,脉沉细而弱者。常以本品与白术、茯苓等配伍使用,如温阳利水之真武汤,同时配川芎、当归、红花、赤芍、泽兰、益母草等活血之品,使血从水化。

4. 使用方法及用量　本品辛热燥烈,孕妇慎用,阴虚阳亢者忌用。不宜与半夏、瓜蒌、天花粉、贝母、白蔹、白及同用。生品外用,内服须经炮制。若内服过量,或炮制、煎煮方法不当,可引起中毒。内煎服,一般 3~15g;宜先煎、久煎,至口尝无麻辣感为宜。

【病案举例】

张某,男,56 岁,1978 年 3 月 12 日初诊。患者 10 年来反复发作心慌,每因劳累后复发或加重,伴有头晕。经北京某医院检查诊断为"病态窦房结综合征",曾服用阿托品治疗,效果不明。当日因心慌加重而导致晕厥 1 次,晕厥大约持续 3 分钟,由家人送入医院。现患者感心慌胸闷,伴有头晕,疲乏无力,少气懒言,畏寒肢冷,胸背冷痛。诊查:面色苍白,微发黄色,表情淡漠;舌质淡暗,有瘀斑,舌苔薄白,脉沉迟无力。血压:120/75mmHg。心率:42 次 /min,心尖部可闻及 3/6 级收缩期杂音。心电图:窦性心动过缓(心率:45 次 /min)。阿托品试验:静脉注射阿托品前心率 42 次 /min,注射阿托品后 30 分钟内,心率最快为 68 次 /min,阿托品试验(+)。中医诊断为心悸,西医诊断为病态窦房结综合征,证属阳虚血瘀。治当益气温阳活血,予保元汤合麻黄附子细辛汤加减。

处方:炙黄芪 30g,红参 10g(另煎),熟附子 6g(先煎),桂枝 9g,生麻黄 3g,细辛 3g,丹参 24g,三七 6g,炙甘草 9g。水煎服,每日 1 剂,6 剂。

1978 年 3 月 17 日二诊:患者服药 6 剂后心慌胸闷减轻,未再发生晕厥。心率较前增快,为 58 次 /min。但仍感疲乏无力,畏寒肢冷。舌质淡暗,有瘀斑,舌苔薄白,脉沉迟无力。上方改生麻黄 6g、熟附子 9g(先煎),继续服用 14 剂。

1978 年 4 月 6 日三诊:服用上方后心率逐渐增快,测心率大约在 65 次 /min。胸背疼痛消失,心慌胸闷、头晕乏力症状明显减轻。复查心电图:窦性心律(心率:67 次 /min)。效不更方,继续服用前方治疗。

1978 年 4 月 26 日四诊:间断服药 14 剂后,心慌胸闷、疲乏无力、畏寒症状消失。复查阿托品试验:静脉注射阿托品 15 分钟后,心率达 91 次 /min,阿托品试验(-)。

按语：病态窦房结综合征是临床常见疑难病，西药疗效欠佳。常表现为持久而严重的窦性心动过缓、胸闷、心悸、畏寒肢冷、头晕乏力，甚者晕厥等症。刘老经过长期的临床观察，总结出此病常见的中医证型是心肾阳虚，瘀血内阻。心阳不足，气血鼓动无力；肾阳亏虚，脏腑功能低下，心跳缓慢。血行缓慢则成瘀，于舌象可见淡暗，有瘀斑。

法随证立，治疗采用益气温阳活血；方从法出，刘老选用保元汤合麻黄附子细辛汤加活血之丹参、三七。方中炙黄芪、红参、炙甘草益气；熟附子壮肾阳，兼有强心之功；桂枝、细辛温通心阳，宣痹止痛；麻黄辛温宣散，调畅气机，大气一转，心阳无碍，血脉充实；丹参、三七合用活血而不伤血，血行则瘀去。

六六、干 姜

本品为姜科植物姜的干燥根茎。干姜味辛性热，归脾、胃、肾、心、肺经。除用于脘腹冷痛、虚寒吐利、肢冷脉微、寒饮咳嗽等外，刘老认为干姜之辛热可除血寒、散瘀滞、通心助阳，还可用于寒凝血滞。

【用药心得】

1. 温中补虚 本品辛热燥烈，主入脾胃而长于温中散寒、健运脾阳，擅治"感寒腹痛"，为温暖中焦之主药。临证对于脾胃虚寒、脘腹冷痛者，多与人参、白术等同用，如理中丸；亦可单用本品研末服，治寒邪直中脏腑所致腹痛（《外台秘要》）；对于胃寒呕吐，可配高良姜，如二姜丸（《和剂局方》）；治上热下寒，寒热格拒，食入即吐者，可与黄芩、黄连、人参等同用，如干姜黄芩黄连人参汤（《伤寒论》）；治中寒水泻，可单用为末服，亦可与党参、白术、甘草等同用。另外，干姜还可入肺经，温肺散寒而化饮。对于寒饮喘咳、形寒背冷、痰多清稀之证，常与细辛、五味子、麻黄等同用，如小青龙汤等。

2. 回阳救逆 本品辛热，入心、脾、肾经，有温阳守中、回阳通脉的功效。用治心肾阳虚、阴寒内盛所致亡阳证，四肢厥逆，脉微欲绝者，可与附子相须为用，如四逆汤（《伤寒论》）。正如《本草求真》所云"干姜……大热无毒，守而不走，凡胃中虚冷，元阳欲绝，合以附子同投，则能回阳立效，故书则有附子无姜不热之句"。

3. 随证配伍举隅

(1)中焦阴寒内盛所致脘腹冷痛、呕吐、泄泻等：干姜长于温经散寒，对于脾胃虚寒,脘腹冷痛之证,使用干姜温中散寒,常配伍白术、人参、甘草等;对于脾肾阳衰,下利不止者,以干姜配伍附子、赤石脂温阳收敛止泻;对于胃寒呕吐,脘腹冷痛者,配伍半夏以温胃降逆;对于寒热错杂,阻滞中焦,升降失司所致胃脘疼痛、呕吐吞酸者,配伍黄连辛开苦降,调和寒热。

(2)寒饮咳嗽:常配伍五味子,一开一阖,温脾肺同时,使肺气下归于肾,是治疗咳嗽的重要配伍。

(3)寒湿腰痛:《本草求真》谓干姜有"去脏腑沉寒痼冷"及"发诸经之寒气"功用,常配伍茯苓、白术、桂枝、独活、续断等,如肾着汤,用于寒湿下侵、经脉受阻所致的腰肌劳损、腰椎间盘突出症、坐骨神经痛、双下肢水肿及静脉曲张等。

4. **使用方法及用量**　本品辛热燥烈,阴虚内热、血热妄行者忌用。水煎服,3~10g。

【病案举例】

冯某,男,35 岁,1956 年 7 月 6 日初诊。患者胃脘胀痛 3 年,经医院检查诊断为"十二指肠溃疡"。现患者经常感胃脘部胀痛,食后尤甚,近 5 天来疼痛加重,肠鸣作痛,痛必腹泻,泻后痛减,食欲不佳,呃逆,胃热反酸,面色萎黄,睡眠不佳(常因胃部不适,难以入睡),二便尚可,舌质红,苔薄黄,脉弦。中医诊断为胃脘痛,西医诊断为十二指肠溃疡。诊为胃脘痛,证属肝郁乘脾,治当疏肝和胃,理气温脾,予金铃子散加味。

处方:川楝子 9g,延胡索 9g,当归 6g,杭芍 12g,佛手 12g,海螵蛸 9g(研末),生赤石脂 9g(研细),干姜 4.5g,黄连 3g,神曲 12g,生甘草 18g。水煎服,每日 1 剂,7 剂。

1956 年 7 月 13 日二诊:患者肝脉已缓,脾阳得升,中州得运,故腹痛、腹泻均告痊愈,唯胃脘尚有不适,系中气尚弱,故前方加台党参 30g。继服 7 剂,煎服法同前。

1956 年 7 月 20 日三诊:进服前方之后,腹痛、腹泻未见复发,胃脘舒畅,饮食转佳,脉缓有神。虽然肝胃和调,为防复发,应以膏剂长期调理。

处方:台党参 150g,川楝子 90g,延胡索 90g,当归须 60g,杭白芍 120g,川黄连 30g,佛手 120g,干姜 30g,大神曲 90g,麦芽 90g,鸡内金 60g,生甘草 500g。加蜜熬膏。

以后又复诊二次,均遵 1956 年 7 月 20 日方稍加损益改为蜜丸。在 1956

年 10 月 23 日最后一次门诊前,于医院检查,结果示溃疡已修复。

按语: 本案患者初诊时,脉象为弦,弦者,木旺也,加之素体胃弱,肝脾不和,以致清阳少升、浊阴不化,故痛必腹泻、泻后痛减。刘老治以疏肝和胃、理气温脾为法。方中川楝子、延胡索配伍组成金铃子散,理气止痛;当归、白芍养血柔肝;干姜温中散寒止痛;佛手疏肝解郁、理气和中;黄连量轻,泄浊以升清;乌贼骨敛酸止痛;赤石脂涩肠止泻。二诊观其脉症,考虑患者木虽舒,但脾土未健,故加党参以益脾气。三诊时其脉缓有神,乃肝胃和调之象,但防其复发,故嘱患者以膏剂长期调理。

六七、吴 茱 萸

本品为芸香科植物吴茱萸、石虎或疏毛吴茱萸的干燥近成熟果实。吴茱萸香气浓烈,味辛苦性热;有小毒。归肝、脾、胃、肾经。刘老认为吴茱萸擅长散肝经寒邪,降肝经之逆气,上治头痛,下止心痛、胃痛、疝气腹痛等。本品辛热而燥,用量宜轻,多配以苦寒之品,以制其燥性。

【用药心得】

1. **暖肝降逆** 吴茱萸辛温,芳香而燥,专入肝经,其性善于下行,对寒湿体质夹有肝郁者,可予吴茱萸暖肝降逆,祛寒化湿。本品辛散苦泄,性热祛寒,善于散寒止痛,还能疏肝解郁,降逆止呕,兼能制酸止痛。治疗寒凝气滞,脘腹胀痛,可与小茴香、丁香、檀香等散寒理气药同用;治外寒内侵、胃失和降之呕吐,可与半夏、生姜等同用;治肝郁化火,肝胃不和,胁痛口苦,呕吐吞酸,常与黄连配伍,如左金丸。

2. **散寒止痛** 本品辛散苦泄,性热祛寒,主入肝经,既散肝经之寒邪,又疏肝气之郁滞,为治肝寒气滞诸痛之主药,如胸痹、腰痛、头痛等。李时珍称其"开郁化滞,治吞酸,厥阴痰涎头痛",每与生姜、人参等同用,治厥阴颠顶头痛,干呕吐涎沫,苔白脉迟等,如吴茱萸汤;治寒疝腹痛,常与小茴香、川楝子、木香等配伍;治冲任虚寒,瘀血阻滞之痛经,可与桂枝、当归、川芎等同用,如温经汤。

3. **临证配伍举隅**

(1)胸痹、头痛:对于因寒邪闭阻胸阳、寒凝血瘀而致的胸痹心痛,症见胸痛频频者,属寒凝血瘀证,可予吴茱萸配伍三七活血之品以治之。对于中焦虚寒,浊阴上逆所致厥阴头痛,症见颠顶部疼痛剧烈,多伴有脘腹疼痛,得温痛减,呕吐泛酸,四肢欠温等因肝气夹胃寒上逆而致者,当予吴茱萸与健脾和胃之品同用,如党参、生姜、大枣等。

(2) **胃痛、腹痛:** 胃喜暖而恶寒,对于胃痛属胃阳亏虚、寒邪阻滞之证者,临床可予附子、荜澄茄、荜茇、吴茱萸、高良姜等温通胃阳之品,取益火生土之意。足厥阴肝经绕阴器至小腹,吴茱萸性温主入肝经,对于寒邪侵袭足厥阴肝经而致疝气腹痛者,常用吴茱萸配伍小茴香、乌药等。

4. **使用方法及用量** 水煎服,2~5g;外用适量。本品辛热燥烈,易耗气动火,故不宜多用、久服。阴虚有热者忌用,孕妇慎用。

【病案举例】

王某,男,20岁,1981年7月10日初诊。患者胃脘部疼痛反复发作5年,其痛绵绵不甚,因年轻恃强不介意,不注意调养,未经药物治疗。近1月疼痛加剧,服用西药无效,遂来求治于刘老。就诊时见:胃脘部疼痛难以忍受,每日夜间加重,彻夜难眠,饮食尚佳,但觉易饥,伴心烦、口苦,胃脘灼热反酸,大便秘结,5日1行;舌质红,苔薄黄,脉弦。中医诊断为胃脘痛,西医诊断为慢性胃炎。证属肝胃不和,日久化热,治当清肝和胃,缓急止痛,予甘草泻心汤合金铃子散、左金丸加减。

处方: 生甘草15g,太子参12g,半夏9g,藿梗12g,川楝子6g,延胡索6g,黄连6g,吴茱萸4.5g,黄芩6g,当归6g、白芍12g。水煎服,每日1剂,4剂。

1981年7月15日二诊:患者诉痛全消,夜寐得酣,5年痼疾3剂而愈。

按语: 脾胃升降气机窒塞,可致肝气郁结,谓"土壅木郁";日久肝火愈旺,则呈现一派火热之象,诚如朱丹溪《丹溪心法》所云"病得之稍久则成郁,久郁则蒸热,热久必生火",《局方发挥》云"上升之气,自肝而出",故本例症见疼痛难忍、心烦口苦、胃脘灼热、大便秘结等;又《素问玄机原病式》云"酸者肝木之味也,由火盛制金,不能平木,则肝木自甚,故为酸也"。故症见胃脘灼热、反酸矣,《类证治裁》云"诸病多自肝来,以其犯中宫之土,刚性难驯"。加之肝体阴而用阳,肝阴不足则肝火偏旺,故泻肝火者,养血以柔之,苦寒以清之也。刘老予甘草泻心汤以益气和胃,重用甘草加白芍以缓急止痛;《素问》云"土得木而达",金铃子散苦寒泻肝以止痛;左金丸寒热并用以清肝火,治胃酸数方合用,共奏泻肝止痛之功。肝火犯胃之证忌刚宜柔,如香附、木香等理气止痛之品,香燥走窜,更易助火伤阴,故当慎用。

六八、木 香

本品为菊科植物木香的干燥根。本品气香特异,味微苦。以香气浓郁、油性足者为佳。本品辛苦性温,归脾、胃、大肠、三焦、胆经。刘老临证多用于治疗腹痛、食积、胸胁胀满等。

【用药心得】

1. **行气止痛要药** 《本草备要》记载,木香为"三焦气分之药,能升降诸气,泄肺气,疏肝气,和脾气,治一切气痛"。

2. **临证配伍举隅**

(1)**脘腹胀痛,食积不消**:本品辛行苦泄温通,芳香气烈,能通理三焦,尤善行脾胃之气滞,故为行气调中止痛之佳品,又能健脾消食,故食积气滞尤宜。治脾胃气滞,脘腹胀痛,可单用本品磨汁,或与砂仁、陈皮、厚朴等同用;治食滞中焦,脘痞腹痛,可与陈皮、半夏、枳实等同用;治寒凝中焦,食积气滞,可与干姜、小茴香、枳实等同用;治脾虚食少,兼食积气滞,可与砂仁、枳实、白术等同用,如香砂枳术丸;治脾虚气滞,脘腹胀满、食少便溏,可与人参、白术、陈皮等同用,如香砂六君子汤。

(2)**泻痢后重**:本品辛行苦降,善行大肠之滞气,为治泻痢后重之要药。治湿热泻痢,里急后重,常与黄连配伍,如香连丸;治饮食积滞,脘腹胀满,泻而不爽,可与槟榔、青皮、大黄等同用,如木香槟榔丸。

(3)**胸胁胀痛,疝气疼痛**:本品辛香能行,味苦能泄,走三焦和胆经,能疏理肝胆和三焦之气机。治湿热郁蒸,肝失疏泄,气机阻滞之胸胁胀痛,黄疸口苦,可与郁金、大黄、茵陈等配伍;治寒疝腹痛及睾丸偏坠疼痛,可与川楝子、小茴香等同用,如导气汤(《医方集解》)。此外,本品芳香醒脾开胃,在补益方剂中用之,能减轻补益药的腻胃和滞气之弊,如《济生方》归脾汤中配伍木香,能使补气养血药补而不滞。

3. **使用方法及用量** 本品辛温香燥,凡阴虚火旺者慎用。煎服,3~6g。生用行气力强;煨用实肠止泻,用于泄泻腹痛。

【病案举例】

张某,女,34岁,1992年11月13日初诊。患者于2天前因生食大量山楂，即感胃脘部疼满，阵发性加剧，钡餐造影诊断为胃石症，服用西药碳酸氢钠和助消化药无效，加之患者惧怕手术，故求中药保守治疗，前来就诊。就诊时见：胃腹部胀痛，拒按，可触及一拳头大小的包块，活动度良好，恶心，呕吐，厌食，吞酸，口臭，肠鸣音正常，大便量少；舌质红，苔白腻，脉弦细无力。中医诊断为胃脘痛，西医诊断为胃结石，证属胃气郁滞，积结为石，治当行气导滞，消积化石。

处方：鸡内金 24g，麦芽 12g，莱菔子 12g，木香 9g，枳壳 12g，香附 12g，陈皮 9g，黄芪 9g，茯苓 9g，黄连 9g，竹茹 12g，甘草 6g。水煎服，每日 1 剂，3 剂。

1992 年 11 月 15 日二诊：服 2 剂之后，胃胀痛大减，恶心呕吐消失，触摸包块减小并下移，食欲增加，口中异味减轻。再进 3 剂，腹中包块完全消失，钡餐检查无异常，胃中结石完全消失，但仍觉胃部稍有不适，时有反酸。以健养之品善后。

按语：本例患者虽属胃石症之脘痛，病因及发病机制为积石阻滞于胃，故见胃脘胀痛；脾胃升降失调，故见恶心、呕吐、吞酸；积滞内停，酸腐上泛于口，故口臭及大便少。本例患者起病急，病程较短，以标实为主，本虚不明显。刘老以行气导滞、消积化石为治疗大法，仍重用鸡内金以消积化石；加麦芽、莱菔子消食导滞；木香、香附、枳壳、陈皮行气解郁，以理肠道之积滞，佐以茯苓、甘草、黄芪健脾和胃；黄连、竹茹清热散结，并防积久化热。全方以攻为主，兼顾正气，疗效显著。

六九、香　　附

本品为莎草科植物莎草的干燥根茎。气味芳香，辛、微苦、微甘，平。归肝、脾、三焦经。刘老临证常用于治疗月经不调等妇科常见疾病、瘿类疾病、脘腹疼痛等。

【用药心得】

1. **妇科要药**　香附气味芳香，能散能行，苦而不寒。与苍术、川芎类配伍可解诸郁，与参、术类配伍可补气，与地、归类配伍可养血，对于经带胎产类适用范围十分广泛，为妇科病要药。

2. **消散积聚**　香附性平气香，味辛能散，微苦能降，微甘能和。乃血中气药，通行十二经。可利三焦，解六郁，止诸痛。临床对瘰疬、瘿瘤等病症，以香附配伍活血化瘀类药物配伍,疗效显著。

3. 随证配伍举隅

(1)**胸胁疼痛**:本品辛香行散,味苦疏泄,主入肝经,善理肝气之郁结并止痛,为疏肝解郁之要药,肝郁气滞诸痛症均宜。治肝郁气滞之胁肋胀痛,可与柴胡、川芎、枳壳等同用,如柴胡疏肝散;治寒凝气滞,肝气犯胃之胃脘疼痛,可配高良姜等。

(2)**月经病症**:本品疏肝理气,善调经止痛,故为妇科调经之要药。治肝郁气滞,月经不调,经闭痛经,可单用,或与柴胡、川芎、当归等同用;治乳房胀痛,多与柴胡、青皮、瓜蒌皮等同用。

(3)**胃脘痛**:本品味辛能行,入脾经,有行气宽中之功,故常用于治疗脾胃气滞证。治疗气滞脘腹胀痛、胸膈噎塞、噫气吞酸、纳呆,可与砂仁、乌药、苏梗等同用。外感风寒兼脾胃气滞者,可与紫苏叶、陈皮同用;治气、血、痰、火、湿、食六郁所致胸膈痞满、脘腹胀痛、呕吐吞酸、饮食不化等,可与川芎、苍术、栀子等同用,如越鞠丸。

4. **使用方法及用量** 水煎服,6~10g。醋炙增强疏肝止痛作用。

【病案举例】

樊某,40岁,1971年1月20日初诊。患者2年前因精神受刺激而出现胃脘部钝痛及胀,每次均发生于进食后1小时左右,有时夜间发作。近1个月来进食后胀痛更甚,每因情志不畅而加重,嗳气频频,不思饮食,曾于某医院钡餐检查诊断为"胃小弯溃疡",故求诊于刘老。就诊时病人呈慢性病容,胃脘胀痛,剑突下轻度压痛,胀气,胃纳不振,时欲呕吐,睡眠欠佳,大便干结;舌淡暗,苔白,脉弦滑。大便隐血试验(+),上消化道钡餐示:胃小弯处有黄豆大小龛影3个,胃幽门区有痉挛现象。中医诊断为胃脘痛,西医诊断为胃溃疡,证属肝气犯胃,湿浊中阻,治当疏肝和胃,兼化湿浊,予柴胡疏肝散合金铃子散加减。

处方:柴胡9g,白芍9g,枳实9g,川楝子9g,延胡索9g,香附9g,半夏9g,陈皮6g,砂仁3g。水煎服,每日1剂,7剂。

1971年1月27日二诊:胃脘疼痛减而未除,面色萎黄,夜寐不安;舌淡暗,苔白腻,脉弦细。拟健脾和胃,佐活血化瘀治疗。

处方:香附9g,砂仁3g,陈皮3g,枳壳6g,白术9g,茯苓9g,赤芍9g,五灵脂9g,蒲黄6g,川芎6g,炙甘草3g。水煎服,每日1剂,7剂。

按语:《素问·宝命全形论》曰:"土得木而达。"生理上脾胃之受纳,气机之升降,有赖肝之疏泄;病理上亦会出现木旺乘土,故胃脘痛另一重要成因为情志不畅,肝气横逆犯胃。脾胃气机升降失调,脾不升清,胃失和降,在上则见胸闷嗳气,在下则见大便干结,且每因情志郁结而加重。其疼痛性质为胀痛,胸闷嗳气、呕恶、脉弦等,皆是肝郁气滞、横逆犯胃之表现。舌苔腻为胃纳不振、痰湿内阻之故。初诊时未见明显化热之象,刘老治疗以疏理肝气为主,投以柴胡疏肝散疏肝行气、金铃子散理气止痛;加半夏、砂仁起化湿之功。二诊时患者面色萎黄,为脾胃虚弱之征,考虑到疼痛不除,与瘀血内停有关,气滞日久,必然会引起血瘀,继而出现钝痛。舌暗亦为瘀血之征,且凡久患胃脘痛者,多夹瘀血,如叶天士《临证指南医案》所云"病久入络""痛久入血络""胃痛久而屡发,必有凝痰聚瘀"。故改以健脾和胃、理气止痛,合失笑散并加赤芍、川芎以活血化瘀。

七〇、川 楝 子

本品又名金铃子、楝实等,为楝科植物川楝树的干燥成熟果实。本品气特异,味酸、苦,性寒,有小毒。归肝、小肠、膀胱经。刘老认为川楝子长于疏泻肝热、解郁止痛。对于肝气郁滞、肝胃不和所致之脘腹胁痛、小肠疝痛以及湿热下注所引起的睾丸胀痛等症十分适用。此外,本品尚有杀虫之能,对于虫积腹痛及疥、恶疮等,均能治疗。

【用药心得】

1. 清肝火、理气止痛 本品苦寒清泻,既能清肝火,又能行气止痛,为治肝郁气滞疼痛之良药,尤善治肝郁化火诸痛。治肝胃不和或肝郁化火所致胸胁、脘腹疼痛,以及疝气疼痛,可与延胡索配伍,如金铃子散。

2. 杀虫积 本品能杀虫行气止痛,可用于蛔虫等引起的虫积腹痛。外用可杀虫疗癣。

3. 随证配伍举隅

胸胁、脘腹疼痛:川楝子是理气止痛要药,常配伍延胡索组成金铃子散治疗各种肝气郁滞所致的胸胁、脘腹疼痛,兼有热象者尤为合适。若见寒疝腹痛,可配伍小茴香、乌药、吴茱萸等散寒理气止痛。

4. 使用方法及用量 本品苦寒有毒,不宜过量或持续服用,脾胃虚寒者

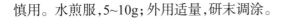

慎用。水煎服,5~10g;外用适量,研末调涂。

【病案举例】

杜某,男,34 岁,1981 年 7 月 18 日初诊。患者 1 个月前无明显诱因出现胃脘部胀满疼痛、呕吐酸水、烦躁,每次饭前 2 小时必发,得食则减,且向肩背放射,大便稀溏,口干、口苦。在某医院行钡餐造影示:十二指肠球部溃疡,故来就诊。就诊时见:精神抑郁,面色萎黄,嗳吐频频,剑突下压痛,小便色黄,大便稍干;舌红,苔黄,脉数。中医诊断为胃脘痛,西医诊断为十二指肠球部溃疡,证属肝胃郁热,治当疏肝泄热,予一贯煎合左金丸加减。

处方:沙参 15g,麦冬 12g,生地黄 9g,芍药 9g,川楝子 9g,当归 9g,牡丹皮 9g,栀子 9g,黄连 9g,吴茱萸 3g,甘草 6g。水煎服,每日 1 剂,3 剂。

1981 年 7 月 22 日二诊:服药 3 剂,疼痛已止,复加 3 剂巩固疗效,钡餐复查,消化道未见异常。

按语:胃脘痛一证多由饮食不节、情志不调、感受外邪等所致,临床须辨证准确,治疗方可奏效。本例之胃脘痛与肝脾关系密切,属肝郁气滞化火。患者精神抑郁,气郁伤肝,肝气郁结,日久化火,邪热犯胃,故胃脘疼痛伴胀满不舒;肝胃郁热,逆而上冲,故烦躁,反酸;肝热夹胆火上乘,故口干、口苦;舌红苔黄、脉数为内热之象。本病病程较短,以实热证为主,兼有阴伤。肝以血为体,以气为用;血主濡润,气主温煦,共奏营养和生发作用。若肝阴不足,肝失所养,变柔为刚,气横所指,胃当其冲,只有滋养肝血,肝气才能复其条达畅茂之性,脾胃随之而复升降之机。本案刘老选用清肝热、养肝阴之一贯煎去枸杞子合左金丸治之,方中芍药、甘草柔肝止痛;牡丹皮、栀子清肝泄热;川楝子以理气止痛;内热日久则易伤及阴液,故以沙参、麦冬、生地黄、当归滋阴养血润燥;左金丸辛开苦降以制上泛之酸水。全方共奏柔肝止痛、泻热养阴之功,使肝气得疏,肝阴得养,则胃气得复,诸症消失,为治病求本之代表,疗效显著。

七一、鸡　内　金

本品为雉科动物家鸡的干燥沙囊内壁。全国各地均产。气微腥,味微苦。以色黄、完整不破碎者为佳。味甘,性平。归脾、胃、小肠、膀胱经。刘老认为本品甘平性涩,可入脾去烦热,消水谷,通大小肠,治遗溺便数。

【用药心得】

1. 消食化积 本品消食化积作用较强,并可健运脾胃,长于米面薯芋乳肉等各种食积证。

2. 固精缩尿 本品有固精缩尿止遗、化坚消石以及通淋之功。《本草易读》载鸡内金可"止泄痢遗精,住崩带肠风"。《医林集要》以本品"烧存性",治小便淋沥,痛不可忍。

3. 随证配伍举隅

(1) 积食证:对于各种米面肉积病情较轻者,可单味研末服,如《备急千金要方》独用本品治消化不良引起反胃吐食;治食积较重者,可与山楂、麦芽等同用,以增强消食化积之功。

(2) 消石止遗:用治遗尿,可与菟丝子、桑螵蛸、覆盆子等同用。用治砂淋、石淋或胆结石,常与金钱草、虎杖等药同用。

4. 使用方法及用量 水煎服,3~10g;研末服,每次 1.5~3g。研末服效果优于煎剂,脾虚无积滞者慎用。

【病案举例】

钱某,男,38 岁。患者 1 年前,因过食柿子而觉上腹部不适,此后该症每每发作,尤以进食后明显。1 个月前,上腹部疼痛加剧,并伴心下痞硬、吞酸嘈杂、嗳气,故来就诊。就诊时见:上腹部疼痛,可触及一鸡蛋大小包块,按之疼痛,精神不振,倦怠乏力,嗳气频频,吞酸嘈杂,食欲减退,形体消瘦,小便色黄,大便干结;舌红,苔薄黄,脉细数。胃镜示:胃结石。中医诊断为胃脘痛,西医诊断为胃结石,证属胃气阻滞,积结为石,治当行气导滞,消积化石。

处方:鸡内金24g,陈皮 9g,厚朴 12g,枳实 12g,白芍 9g,槟榔 9g,大黄5g,黄芪 15g,白术 12g,甘草 10g。水煎服,每日 1 剂,3 剂。

二诊:服药 2 剂,疼痛减轻,大便已下,食欲增强,舌淡红,苔薄白,脉沉细。上方加焦三仙各 12g,生地黄 9g,沙参 9g,5 剂后疼痛消失,包块变小;再进 3剂,钡餐示:胃内结石消失。

按语:《景岳全书·痢疾·论积垢》云:"饮食之滞,留蓄于中,或结聚成块,或胀满硬痛,不化不行,有所阻隔,乃为之积。"本例病人因 1 年前食柿子过多,食物积滞于胃肠,致胃气失降,阻滞不通,脾胃运化食物失常,不化不行,日久积而成石,故致胃脘痛。本例患者病程较长,正气受损,故症见精神不振、倦怠乏力等,乃脾胃虚弱之证,实属本虚标实,而以标实为主。治疗宜祛邪为主,佐以扶正。初诊刘老以行气导滞、消积化石为法,兼健脾和胃,重用鸡内金消积化石,加枳实、大黄、陈皮、厚朴、槟榔行气导滞通便;佐以黄芪、白术健脾益气,芍药、甘草缓急止痛。2剂后疼痛缓解,大便已通,说明积滞已除大半,为防导滞药物伤阴过度,故治以健脾和胃养阴为主,兼以导滞,原方加生地黄、沙参以加大养阴力度,加焦三仙以助健脾。诸药配伍,胃石竟消。

七二、丹　参

丹参,又名赤参、紫丹参、红根等,为双子叶植物唇形科丹参的干燥根及根茎。本品始载于《神农本草经》,列为上品,该药性微寒,味苦,入心、心包、肝经。丹参善治血分,去滞生新,为调经顺脉之良药,刘老常用丹参主治月经不调、经闭痛经、恶露不尽、癥瘕积聚、胸腹刺痛、热痹疼痛、疮疡肿痛诸症。

【用药心得】

1. **妇科要药**　本品苦泄,归心肝经,主入血分,功善活血化瘀,调经止痛,祛瘀生新,为治血行不畅、瘀血阻滞之经产病的要药,《本草纲目》谓其能"破宿血,生新血"。

2. **化瘀清火**　本品入心肝血分,性善通行,能活血化瘀,通经止痛,为治疗血瘀证的要药。另外丹参性寒入血分,可凉血活血。

3. **临证配伍举隅**

(1)妇科病症:可用治妇女月经不调,经期错乱,经量稀少,经行腹痛,经色紫暗或伴血块,产后恶露不下,少腹作痛等,可单味药研服亦可配伍生地黄、当归、香附等药,如宁坤至宝丹。

(2)胸痹心痛:治瘀阻心脉,胸痹心痛,常配伍檀香、砂仁等,如丹参饮。

(3)疮痈肿痛:本品性寒入血分,既能凉血活血,又能散瘀消痈,可用于热毒瘀阻所致的疮痈肿痛,常配伍金银花、连翘、紫花地丁等药。

4. **使用方法及用量**　不宜与藜芦同用,水煎服,10~15g;活血化瘀宜酒炙用。

【病案举例】

王某,女,36岁,1993年2月25日初诊。患者3个月来头晕头痛,耳鸣,呈持续性,伴心烦,心悸,眼花流泪,遇风加重,睡眠欠佳,月经一月一行,量多,每次历时 10~15 天。就诊时见:面色无华,唇白;舌尖稍红,苔少,脉弦细。血压 85/50mmHg。中医诊断为眩晕,西医诊断为低血压性眩晕,证属肝血亏虚,脑脉失养,治当养血和血,予四物汤加减。

处方: 熟地黄 12g,当归 9g,川芎 5g,茯苓 12g,生薏苡仁 18g,酸枣仁 9g,丹参 9g,白芍 6g,吴茱萸 3g,麦冬 9g,阿胶 9g(烊化),甘草 6g。水煎服,每日 1剂,15 剂。

1993 年 3 月 9 日二诊:服前方 15 剂后,诸症明显好转,月经恢复正常。近日偶有失眠,时有稀便,舌质红,苔白微黄,稍干燥,脉弦细弱。

处方: 丹参 9g,当归 10g,白芍 9g,生地黄 12g,川芎 5g,云苓 9g,葛根 9g,麦冬 9g,阿胶 9g,石菖蒲 9g,酸枣仁 9g,甘草 6g。水煎服,每日 1 剂,10 剂。

1993 年 3 月 20 日三诊:又服药 10 剂后,诸症进一步好转,月经正常,头晕头痛、耳鸣明显改善;血压 100/70mmHg。

按语: 血属阴,内养脏腑,外充形体,故《难经·二十二难》曰"血主濡之",《素问·五脏生成》"肝受血而能视,足受血而能步,掌受血而能握,指受血而能摄"。可见血之充盛是脏腑发挥正常功能的物质基础。血虚不能上荣清窍、形体失濡,则面白无华、头晕、耳鸣;血虚则心失所养,神不守舍,可见心烦、心悸、失眠;血虚不能外充形体,则乏力。刘老认为患者长期月经量多,加之久病,耗伤气血,导致以上诸症,其病因为气血亏虚,故治宜养血为主,以四物汤加减主之。方中熟地黄合阴柔之白芍,再增养阴之麦冬,共奏滋阴补血、养血敛阴之功,配以血中之圣药当归,动中有静;川芎能上行头目、下行血海、中开郁结、旁通络脉,静中有动,于方中起到活血行气之效;外加阿胶、丹参以加强养血活血之功;酸枣仁养心安神。吴茱萸降逆平肝,补肾助阳;茯苓健脾抑木;薏苡仁健脾除湿行气。诸药合用,而竟全功。

七三、三 七

三七,始载于《本草纲目》,性温,味甘、微苦,入肝、胃、心、肺、大肠经。该药具有补血之功。此外,三七善化瘀血,又能止血妄行。因此,三七能通能补,独具止血不留瘀、祛瘀不伤新的优点,刘老常用于各种内外出血、胸腹刺痛、跌仆闪挫、痈肿疼痛等。

【用药心得】

1. **活血止血**　三七既能活血化瘀,又能止血,具有祛瘀生新之功,可促进损伤之处的康复痊愈。出血之后,多有残余血液留滞体内,形成瘀血,治疗血证之时既要活血又要止血,对于此类证候,三七尤为适宜。

2. **祛瘀止痛**　三七善祛瘀血,刘老在治疗心脑血管疾病时,每从瘀论治,喜用三七。既可祛瘀止痛,又能补益元气,可奏补气活血之功。

3. **随证配伍举隅**

(1)**血证**:本品味甘微苦性温,入肝经血分,功善止血,又能祛瘀,有止血不留瘀,化瘀不伤正的特点,对人体内外各种出血,无论有无瘀滞均可应用,尤以有瘀滞者为宜,单味内服外用均有良效。如《医学衷中参西录》治咳血、吐血、衄血、尿血、便血,与血余炭等合用;治外伤出血,可单用本品研末外掺,或与龙骨、血竭、象皮等同用。支气管扩张大咯血,辨证为热入营血,血家瘀热交迫,迫血妄行,取犀角地黄汤加生大黄、白及粉清荣泻热,化瘀安络,恐寒凉之品止血留瘀,则佐以三七粉活血止血效果佳。

(2)**跌仆疼痛**:本品活血消肿,止痛力强,为治瘀血诸证之佳品,尤为伤科要药。凡跌打损伤,或筋骨折伤,瘀血肿痛,本品皆为首选药物。治疗血滞胸腹刺痛,可配伍延胡索、川芎、郁金等活血行气药,则活血定痛之功更著。

4. **使用方法及用量**　水煎服,3~9g;研末吞服,1次1~3g。外用适量。

【病案举例】

余某,女,52岁,教师,1990年2月4日初诊。患者近5年来胸痛反复发作,并连及两胁,含丹参滴丸疼痛可稍缓解,旋即又作,痛如刀绞,不得太息,嗳气后疼痛可稍缓解,伴头晕、心烦、口渴喜热饮,大便干结。就诊时见:胸痛,头晕,心烦,精神困怠,面色苍白,呻吟频作;舌质苍老,脉弦涩。中医诊断为肝心痛,西医诊断为冠心病、心绞痛,证属肝气郁结,脉络壅塞,治当疏肝解郁,活血荣心,予柴胡疏肝散合金铃子散加减。

处方:川楝子12g,柴胡12g,丹参15g,砂仁10g,延胡索10g,降香6g,三七10g(打碎),川芎6g,枳壳12g,赤芍15g,香附10g。7剂,水煎服,早晚分2次,送服四磨汤。

1990年2月11日二诊:服上方2天后,心痛明显缓解,仍感心烦、口渴,改用丹参饮合逍遥散,加酸枣仁、竹茹以疏肝理气、活血荣心。连服10天,胸痛未再复发。

按语：《症因脉治·胸痛论》载："内伤胸痛之因，七情六欲，动其心火，刑及肺金，或怫郁气逆。"说明情志因素是导致胸痹的重要病因。《灵枢·厥病》曰："色苍苍如死状，终日不得太息，肝心痛也。"本案患者胸痛连及两胁，嗳气后疼痛可缓解，故辨证为肝气郁结、血络壅塞。本病乃由气血痰火郁结于肝、气逆上攻、脉络壅塞、血不荣心而作。刘老以柴胡疏肝散合金铃子散化裁，意在疏肝行气、活血止痛。二诊用丹参饮合逍遥散加加酸枣仁、竹茹以疏肝理气、活血荣心。关键在于紧扣病机，灵活加减，故取效甚捷。

七四、当　归

当归，首见于《神农本草经》，该药性温，味甘、辛，入肝、心、脾经。当归功善补血，其气轻辛，又可行血，补中有动，行中有补，诚乃血中之气药，血病之圣品，可主一切血证。刘老认为凡血虚、血滞所致之月经不调、痛经、崩漏、癥瘕积聚；胸闷、腹痛；痿痹、肌肤麻木；肠燥便难、赤痢后重；痈疽疮疡、跌仆损伤诸证，皆可使用当归，而血分有寒者最为适宜。

【用药心得】

1. 主血分之病　本品能补能行，既能育营养血，又能调畅气血，凡有形虚损、气血失畅之病，皆可用之。

2. 治血虚夹瘀　当归具上行之性，有升发之用；当归身主守，能养血；当归尾主通，能行血逐瘀。刘老习取全当归补血活血，凡属血虚血滞所引起的一切病症，均可使用，而以血分有寒者最为适宜。

3. 随证配伍举隅

(1)**血虚证**：本品甘温质润，长于补血，为补血之圣药。有形之血生于无形之气，治疗以贫血为主要表现者，习取当归配伍黄芪，即当归补血汤。黄芪能大补脾肺之气，以益生血之源，当归益血和营，以使阳生阴长，气旺血生。

(2)**心悸失眠**：心主血脉，心藏神，治血虚萎黄、心血虚所致心悸怔忡、失眠多梦、眩晕健忘、面白无华、舌唇色淡等，常与熟地黄、白芍、川芎配伍，如四物汤。

(3)**月经类病症**：当归既善补血，又能活血，"诚为血中之气药，亦血中之圣药"。因长于活血行滞止痛，为妇科补血活血、调经止痛之要药，又因其性温，故血虚、血瘀有寒者用之尤为适宜。用治妇女月经不调、经闭、痛经,证属血虚者,常与熟地黄、白芍、川芎等补血、活血药配伍;若兼血瘀者,可增加桃仁、红花等活血调经药;若月经不调、经闭、痛经,证属冲任虚寒、瘀血阻滞者,可配伍白芍、桂枝、吴茱萸等;若属肝郁气滞者,可配伍柴胡、白芍、白术等,如逍遥散;属气血两虚者,可配伍人参、白术、熟地黄等,如八珍汤。

4. **使用方法及用量** 水煎服,6~12g。生当归质润,长于补血、调经、润肠通便,常用于血虚证、血虚便秘、痈疽疮疡等。酒当归功善活血调经,常用于血瘀经闭、痛经,风湿痹痛,跌仆损伤等。传统认为,当归身偏于补血,当归头偏于止血,当归尾偏于活血,全当归偏于和血(补血活血)。湿盛中满、大便溏泻者忌服。

【病案举例】

赵某,男,37岁,1980年6月4日初诊。患者半年前因受凉诱发腰部、左膝关节疼痛,与气候变化有关,气候转冷时加重。近10天因天气变化腰膝疼痛加重,遂来求诊于刘老。就诊时见:腰膝疼痛,不耐体力劳动,失眠多梦,纳可,便干,溲黄;苔薄,脉弦。中医诊断:痹病,痛痹;西医诊断:风湿性关节炎,证属风寒痹阻经络。治法:散寒祛风,益肝止痛,独活寄生汤加减。

处方:当归9g,白芍9g,川芎6g,续断12g,桑寄生15g,牛膝12g,茯苓12g,白术9g,党参12g,防风12g,羌活9g,独活9g,杜仲12g,甘草4g。水煎服,每日1剂,5剂。

1980年6月9日二诊:服上药5剂后,诸痛减轻,但不耐疲劳,纳可,溲黄赤,苔薄,脉弦。处方:原方加滑石15g(包煎),10剂。

按语:风寒湿三气杂合而为痹,其寒气胜者为痛痹。本案患者风寒湿之气痹阻经络而关节疼痛;风寒之邪留滞腰府而腰痛,日久致肝肾亏虚;又有阴血亏虚,日久内生虚火之失眠多梦,便干,溲黄之象。方用独活寄生汤加减,以益肝肾,祛风寒,兼补气血。方中杜仲以续断辅之,补益肝肾之余更能强壮筋骨;茯苓、白术、党参重在调气健脾;羌活祛风散寒除湿;全方未见清火之品,乃是防寒凉之品伤正恋邪,且虚火由正虚日久、邪恋郁滞而生,正气得扬,邪气得去,则火自不能生。二诊诸痛减轻,为邪去络通之象;邪去而正未足则不耐疲劳,仍守原方扶正祛邪为用,此时加滑石导余热从小便去,如此则能邪尽正安而诸症缓解。

七五、川　芎

川芎,气浓香,味辛,稍有麻舌感,微回甜,性温。归肝、胆、心包经;具活血行气、祛风止痛之功,为妇科要药和治头痛要药。临床刘老常用川芎治疗各类疾病属气血瘀滞证。

【用药心得】

1. **治头痛要药**　本品秉性升散,《本草汇言》谓其能"上行头目",既能活血行气止痛,又长于祛风止痛,为治头痛之要药。

2. **血中气药**　本品辛香行散,温通血脉,既能活血祛瘀,又能行气通滞,为"血中气药",功善止痛,为治气滞血瘀诸痛证之要药。

3. **随证配伍举隅**

(1)**头痛**:《医学启源·随证治病用药》言"头痛须用川芎",川芎辛温香窜走而不守,尤能上行头目。治外感风寒头痛,常配伍白芷、细辛、羌活等,如川芎茶调散;治风热头痛,常配伍升麻、藁本、黄芩等;治风湿头痛,常配伍羌活、藁本、防风等,如羌活胜湿汤;治血瘀头痛,常配伍赤芍、红花、麝香等,如通窍活血汤。

(2)**风湿痹痛**:本品辛散温通,能"旁通络脉",具有祛风通络止痛之功,治风湿痹阻、肢节疼痛,常配伍羌活、当归、姜黄等,如蠲痹汤(《医学心悟》)。

(3)**胸痹心痛**:用于瘀血内阻心脉而致的胸痹心痛,胸闷如塞,心悸怔忡则气促,舌紫脉弦等,常配伍丹参、红花、降香等。

(4)**痛经**:本品性善行窜,《本草汇言》称其能"下调经水,中开郁结",善通达气血,为妇科活血调经要药。治瘀滞痛经闭经、月经不调,常配伍赤芍、当归、延胡索等;治寒凝血瘀之经行腹痛、闭经,常配伍当归、吴茱萸、桂心等,如温经汤;治产后瘀阻腹痛,恶露不行,常配伍当归、桃仁等,如生化汤。

4. **使用方法及用量**　水煎服,3~10g。本品辛温升散,凡阴虚阳亢之头痛,阴虚火旺、舌红口干、多汗,月经过多及出血性疾病,不宜使用。孕妇慎用。

【病案举例】

鲍某,女,19岁,1994年8月9日初诊。患者于6周前感觉晨起手指僵硬,活动后症状减轻,后出现手指以及双侧膝关节疼痛,曾经在北师大医务所诊断为"冻疮",药物内服以及外敷均无效,转诊中医求诊于刘老。起病以来除上述症状以外,亦有局部红紫,活动受限,食欲可,大便不成形,3日1行,13岁月经初潮,停经2年;现患者呈慢性病容,手指及膝关节疼痛明显,无红肿,无畸形,手足厥逆;舌淡苔薄白,脉沉弦细。化验检查:"类风湿因子"阳性。中医诊断为痹证,西医诊断为类风湿性关节炎,证属阳气不足,阴血内弱,寒滞经脉,治当温养气血,散寒止痛,予当归四逆汤加减。

处方:当归6g,白芍6g,桂枝4.5g,通草6g,川芎3g,细辛3g,甘草4.5g,大枣12枚。水煎服,每日1剂,10剂。

1994年8月19日二诊:患者服药后手指及双膝关节疼痛明显减轻,在原方基础上加生黄芪12g,再服药10剂后,诸症消除。

按语:本案患者血虚受寒,血脉凝泣,不能充养四肢,故手足厥逆,脉沉细;寒邪阻滞阳气不能达于四末而手指末节僵硬;对于寒在经脉、血脉不利之证,治疗既要温经散寒,又要养血通脉,当归四逆汤最为适宜。方中当归甘温,入肝经,补血和血,为温补肝经之要药;桂枝辛温,温通经脉,以驱散经脉中凝滞的寒邪而畅通血行,两药共奏养血温通之效。白芍养血和营,补益营血;细辛辛温,外温经脉,内温脏腑,通达表里,以散寒邪;通草通关节利血脉,又能制当归、细辛之温燥;甘草、大枣益气健脾,调和诸药,重用大枣既补血又防辛燥误伤阴血。本案用当归四逆汤原方加一味川芎,《本草汇言》言川芎为"血中气药",能通达气血,使药力得以达四末而四肢血脉通畅。

七六、延 胡 索

延胡索味辛苦,性温。归肝、脾、心经,刘老临证常用于治疗跌打损伤、妇人产后、痹证等疾病。

【用药心得】

1. **活血行气止痛** 本品辛散温通,既能活血,又能行气,且止痛作用显著,为活血行气止痛要药。李时珍谓其"能行血中气滞,气中血滞,故专治一身上下诸痛",临床可广泛用于血瘀气滞所致身体各部位的疼痛。

2. **随证配伍举隅** 治寒滞胃痛,常配伍配桂枝、高良姜等;治肝郁气滞血瘀所致胸胁脘腹疼痛者,常配伍川楝子;治心血瘀阻之胸痹心痛,常与丹参、桂枝、薤白、瓜蒌等药同用;治经闭癥瘕,产后瘀阻,常配伍当归、蒲黄、赤芍等;治寒疝腹痛,睾丸肿胀,常配伍橘核、川楝子、海藻等,如橘核丸;治风湿痹痛,常配伍秦艽、桂枝等药;治跌打损伤,瘀血肿痛,可单用本品为末,以酒调服。

3. 使用方法及用量　水煎服,3~10g;研末服,每次1.5~3g。醋制可加强止痛之功。

【病案举例】

陶某,男,28岁,1967年7月19日初诊。患者右胁疼痛,时作时止,已有2年,在某医院就诊,经胆囊造影诊断为"慢性胆囊炎",西药治疗未见明显效果而又不愿手术治疗,故前来求诊于刘老。就诊时见:右胁胀闷疼痛,纳呆口苦,神疲乏力,烦躁易怒,胸闷气短,嗳气,无明显黄疸,小便黄赤;舌尖红,苔黄腻,脉弦细。中医诊断为胁痛,西医诊断为慢性胆囊炎,证属肝胆气滞,湿热蕴结,治当疏肝理气,兼利湿热,予金铃子散加味。

处方:川楝子9g,延胡索9g,苏梗9g,陈皮6g,枳壳6g,郁金9g,茵陈6g,薏苡仁12g,木香6g。水煎服,每日1剂,7剂。

1967年7月26日二诊:服药7剂,胁痛减轻,胸闷缓解,情绪好转,口不苦,继续服用原方5剂。

按语:肝胆气滞、气机不畅,故见胁痛时作、胀闷不舒;烦躁、胸闷、嗳气当是肝胆气滞;舌尖红、苔黄腻、口苦、小便黄赤,表明夹有湿热;湿热困脾,则有神疲乏力、纳呆。治疗以疏肝理气为主,兼予清利湿热。方中苏梗、郁金、枳壳、陈皮、木香等疏肝理气;茵陈、薏苡仁清利湿热;金铃子散疏肝泄热、活血止痛。胆囊炎多属气滞与湿热蕴结而成,急性者多以湿热为主,慢性者多以气滞血瘀为主,因此疏肝理气、化湿、清热、活血各法,随症状的不同,而有所偏重。

七七、郁　金

本品归肝、胆、心、肺经,刘老临证多用于治疗情绪失落、胸胁胀痛等。

【用药心得】

1. 气血同调　本品辛散苦泄,既能活血祛瘀以止痛,又能疏肝行气以解郁,善治气滞血瘀之证,历代本草谓其为血中之气药,入心经可调达血气,治胸痹胸痛;入肝胆疏泄气滞,可治胁腹胀痛。

2. **化痰开窍**　本品辛散苦泄性寒,归心肝经,能清心解郁开窍。

3. **随证配伍举隅**

(1)**胸痹腹痛:**治气血郁滞之胸痹疼痛,胁肋胀痛,常配伍木香、枳壳等;郁金长于活血,枳壳功擅行气,两者同用,共奏活血行气而达止痛之功。治肝郁化热,经前腹痛,常配伍柴胡、香附、当归等。

(2)**痰蒙清窍:**治湿温病浊邪蒙蔽清窍,胸脘痞闷,神志不清,常配伍石菖蒲、竹沥、栀子等,如菖蒲郁金汤;治痰浊蒙蔽心窍之癫痫发狂,常配伍白矾等。

(3)**黄疸胁痛:**本品苦寒清泻,入肝胆经,能疏肝利胆,清利湿热,可用于治疗肝胆病。治湿热黄疸,常配伍茵陈、栀子等药;治肝胆结石,胆胀胁痛,常配伍金钱草、大黄、虎杖等药。

4. **使用方法及用量**　水煎服,3~10g。不宜与丁香、母丁香同用。

【 病案举例 】

陆某,男,50 岁,1977 年 2 月 14 日初诊。患者近 2 年来反复出现胸闷、阵发性心前区疼痛,心悸气急;经常于劳累、情绪紧张、受凉、饱食后诱发不适,经某医院诊断为"冠状动脉粥样硬化性心脏病"。患者既往有高血压病及慢性支气管炎病史 10 余年,现觉胸闷、气短、头晕、心悸、痰多、心前区阵发性疼痛;舌质暗红,苔薄白,脉弦滑。血压 130/90mmHg,总胆固醇 63mg/L。中医诊断为胸痹,西医诊断为冠心病、心绞痛,证属胸阳不展,痰瘀交阻,治当通阳散结、化痰活血,予枳实薤白桂枝汤加味。

处方:郁金 6g,丹参 9g,红花 6g,旋覆花 9g,桃仁 9g,瓜蒌 9g,薤白 9g,半夏 9g,桂枝 3g,陈皮 6g,枳实 9g,制香附 9g。水煎服,每日 1 剂,7 剂。

1977 年 2 月 20 日二诊:服药后心悸、胸闷、气急、痰多、头晕、心前区疼痛诸症均见明显减轻。坚持服药月余,症状消失,自行停药。

按语:冠状动脉粥样硬性化心脏病、心绞痛,其临床表现与中医学之"胸痹"相似。胸痹首见于《金匮要略》一书,其曰:"胸痹心中痞,留气结在胸,胸满,胁下逆抢心,枳实薤白桂枝汤主之。"本案诸症与上述描写颇为相似,其病因病机为胸中阳气不能流通畅达,导致痰浊壅塞,气结于心,血脉瘀阻。以枳实薤白桂枝汤加减治疗,方用桂枝、薤白通阳,半夏、瓜蒌化痰;香附、郁金、陈皮、枳实理气;丹参、桃仁、红花活血祛瘀;旋覆花降气消痰;痰浊化去,气血自得畅流而疾病痊愈。

七八、酸 枣 仁

酸枣仁又名山枣仁、山酸枣等,为鼠李科植物酸枣的种子,始载于《神农本草经》,谓其"久服安五脏,轻身延年"。本品味酸、甘,性平,入心、肝经。刘老临床常用于主治气血不足,心烦失眠,惊悸怔忡,烦渴,体虚自汗、盗汗等症。

【用药心得】

1. 养血益肝,宁心安神 心主血,肝藏血,心肝血虚,心失所养,神不守舍,则心悸不宁,多梦易醒,头晕目眩。酸枣仁酸甘平,功能养心益肝,为宁心安神之品,是治疗血虚烦躁不眠的要药。刘老认为酸枣仁功能益肝养血,为滋补类安神药。入心能养心安神,入肝则柔肝定魂,广泛地应用于心悸、失眠多梦等病症。如《本草纲目》所言"酸枣实味酸性收,故主肝病…其仁甘而润,故熟用疗胆虚不得眠"。

2. 敛气止汗 酸枣仁味酸,性涩能止汗。刘老临床用固表药治汗不止者,每加入酸枣仁以收涩止汗,以汗为心液也。

3. 随证配伍举隅

(1)失眠:酸枣仁能养心神、益肝血而宁心安神,为有效的滋养性安神药,刘老常用酸枣仁治疗心肝血虚之心烦失眠等症,单用研末,睡前吞服。若肝血不足,虚烦不得眠,可与甘草、知母、茯苓等同用,如酸枣仁汤。如痰热内扰,常配以石菖蒲、远志等。

(2)惊悸怔忡:刘老常用酸枣仁治疗神经内分泌失调及心血管疾病之心悸不宁,烦躁不安,胸闷胸痛,甚则怔忡等。若心脾气血亏虚,惊悸不安、体倦乏力者,常配伍当归、黄芪、人参、龙眼肉等,如归脾汤;若心肾不交,阴虚阳亢,所致心悸、失眠、健忘、咽干口燥者,常配伍麦冬、生地黄、远志、当归等,如天王补心丹。如心血不足,常合用四物汤。如血脉瘀阻配以三七、丹参等。如阳虚血瘀配以附子、生姜、川芎等。如痰浊扰心,常合用温胆汤。

(3)自汗、盗汗、口渴:"汗为心之液",刘老常用于更年期综合征女性见虚烦不眠伴有汗出较多者,采用酸枣仁、柏子仁等治疗各种类型的汗证,常配女贞子、旱莲草、莲子肉、太子参、五味子、山茱萸等同用。同时,本品味甘酸,有敛阴生津止渴之功,可用治津伤口渴者,常与生地黄、麦冬、天花粉等养阴生津药同用。

4. 使用方法及用量　水煎服,10~30g。

【病案举例】

徐某,男,52 岁,2006 年 9 月 14 日初诊。患者 4 年来间断出现心慌,近 2 年来心慌发作频繁,伴胸闷、头晕,动辄出汗。近 1 周来心慌,心烦,入寐困难,多梦,神疲口干。舌边尖红,中有裂纹,苔薄,脉弦细弱结代。外院行冠状动脉造影术,结果显示:前降支 40% 狭窄。查心电图:频发室性早搏,呈三联律、四联律。前医迭投益气养心安神之品,药效惘然。治当养阴清热,理血安神,予酸枣仁汤加减。

处方:炒酸枣仁 12g,知母 6g,川芎 6g,云茯苓 12g,炙甘草 9g,麦冬 12g,生地黄 15g,熟地黄 15g,菟丝子 12g,五味子 9g,白蒺藜 12g,生蒲黄 12g(包煎),龙骨 24g(先煎),磁朱丸 10g(包煎)。7 剂。

二诊:心慌明显减轻,出汗减少,胸闷减轻,精神较前好转,舌淡红,苔薄少,有裂纹,脉细,偶有结代,在原方基础上加佛手 12g。7 剂。

三诊:患者因外出游玩而感劳累,心慌加重,精神欠振,少气懒言,夜寐易醒,心烦,饮食,二便正常。舌偏红,有裂纹,苔薄,脉细结代。查心电图:频发室性早搏,四联律。

处方:炒酸枣仁 12g,知母 6g,川芎 6g,云茯苓 15g,当归 9g,炙甘草 9g,生黄芪 20g,麦冬 12g,生地黄 15g,熟地黄 15g,赤芍 10g,白芍 10g,丹参 15g,生龙齿 30g(先煎)。7 剂。

四诊:患者心慌明显减轻,精神好转,舌淡红,有裂纹,苔薄,脉细,未见结代脉象,前方加太子参 15g。7 剂。

随访 3 个月患者心慌无发作。

按语:本例患者为重症心律失常,曾反复投用炙甘草汤、天王补心丹等药均未见效。于纷繁复杂诸症中,刘老抓住主症虚烦不寐、汗出、舌红、脉虚弦而细,辨证为心肝阴虚、内热上扰、心神受损证,投用仲景酸枣仁汤,使得经年宿疾得以向愈。肝藏血,血舍魂;心藏神,血养心。肝血不足,则魂不守舍;心失所养,加之阴虚生内热,虚热内扰,故虚烦失眠、心悸不安。血虚无以荣润于心,故见心慌频作。方中酸枣仁为君,以其甘酸质润,入心、肝之经,养血补肝,宁心安神。茯苓宁心安神;知母苦寒质润,滋阴除烦。佐川芎之辛散,调肝血而疏肝气。酸枣仁汤辛散与酸收并用,补血与行血结合。麦冬、生地黄、熟地黄益精生血,增强酸枣仁汤安神补血之功;菟丝子、五味子、白蒺藜从肾而治,蒲黄甘平,入肝与心包经,活血止痛;龙骨、磁朱丸重镇安神,宁心定悸。

七九、远　　志

远志,性温,味辛、苦,入心、肾二经。该药辛散,宣泄通达,既能开心气而宁心安神,又能通肾气而强志不忘,为交通心肾、安定神志、益智强志之佳品,主治心肾不交之心神不宁、失眠、惊悸等病症。加之,其气芳香清,能利心窍逐痰涎,治疗痰阻心窍所致之癫痫抽搐、惊风发狂等症,其效甚著。此外,远志苦温性燥,入肺经,尚能祛痰止咳。

【用药心得】

1. **安神定悸**　本品苦辛性温,性善宣泄通达,适宜于心肾不交之心神不宁、失眠多梦、健忘惊悸、神志恍惚。

2. **祛痰止咳**　本品苦温性燥,入肺经,能祛痰止咳,故可用治痰多黏稠,咳吐不爽,常与苦杏仁、川贝母、桔梗等化痰止咳平喘药同用。

3. **临证配伍举隅**

(1)失眠:对于心肾不交之心神不宁,失眠多梦,健忘惊悸,神志恍惚,常与茯神、龙齿、朱砂等安神药同用;治健忘证,常与人参、茯苓、石菖蒲同用,如开心散,若再加茯神,即不忘散。

(2)癫痫惊狂:本品味辛通利,能利心窍,逐痰涎,故可用治痰阻心窍所致之癫痫抽搐、惊风发狂等症。用于癫痫昏仆、痉挛抽搐者,可与半夏、天麻、全蝎等化痰息风药配伍;治疗惊风发狂,常与石菖蒲、郁金、白矾等祛痰、开窍药同用。

4. **使用方法及用量**　水煎服,3~10g。胃溃疡及胃炎患者慎用。

【病案举例】

卢某,女,21岁,1981年10月11日初诊。患者1年来因学习紧张,成绩有所下降,遂情绪低落,5天前偶然遭到其父亲严厉指责,当夜不能入睡,精神反常。就诊时见:思绪混乱,语无伦次,悲观疑虑,心悸易惊,寐差纳少,肢体困乏;舌苔薄白,脉弦细。中医诊断为癫证,西医诊断为抑郁症,证属肝气不疏,气郁痰结,治当舒肝解郁,养心安神,佐以化痰。

处方：柴胡 9g，白芍 9g，茯苓 9g，酸枣仁 9g，远志 6g，竹茹 12g，胆南星 4.5g，薄荷 4.5g，栀子 9g，神曲 12g，丹参 9g，甘草 6g。水煎服，每日 1 剂，10 剂。

服药 10 剂后情绪转安，再 10 剂神志如常人，后以本方加减，善后而安。

按语：癫证属于阴证，临床多表现为沉默痴呆，语无伦次，心悸易惊，静而多喜。治疗多以解郁、化痰、养心为主。本例患者因思虑太过，伤及心脾，更加精神刺激，导致肝气不舒，气郁痰结，阻蔽神明。故以柴胡、薄荷、白芍舒肝解郁；远志、竹茹、胆南星化痰通窍；茯苓、甘草、酸枣仁养心安神；栀子、丹参清热除烦；神曲消食化积，以杜食滞生痰。

八〇、石 决 明

本品气微，味微咸，性寒；归肝经。刘老常用于风阳上扰所致的各种头晕、头痛以及肝火目疾。

【用药心得】

1. **平肝潜阳** 本品咸寒质重，专入肝经，长于潜降肝阳，清泻肝热，兼益肝阴，为平肝凉肝之要药，善治肝肾阴虚，阴不制阳而致肝阳上亢之头痛眩晕。

2. **清肝明目** 石决明长于清肝火、益肝阴，有明目退翳之功，为治目疾常用药，凡目赤肿痛、翳膜遮睛、视物昏花、青盲雀目等目疾，不论虚实，均可应用。

3. **抑酸** 煅石决明用有收敛、制酸、止血之功，适用于胃痛泛酸及外伤出血等。

4. **临证配伍举隅**

头晕、头痛：可用于各种原因所致的肝阳上亢，症见头晕、头痛、目眩等，对于阴虚阳亢者，可配伍白芍、生地黄、牡蛎等；对于肝火上炎，热象明显者，配伍夏枯草、钩藤等，如天麻钩藤饮。刘老常将决明子、石决明配合应用，前者清肝兼能滋补肝肾，后者长于平肝潜阳，二者相须为用，适用于肝火上炎或血虚肝旺、肝阳上亢等各种原因所致的头涨眩晕、目赤肿痛等。

5. **使用方法及用量** 煎服，6~20g，先煎。平肝、清肝宜生用，外用点眼宜煅用、水飞。

【病案举例】

张某,女,40岁,1993年11月初诊。患者半年前因头晕、头痛、乏力、腰酸困而去厂医务室检查,测血压220/120mmHg,当时给予呋塞米片及硝苯地平等药治疗,后血压下降,头痛缓解;但仍感头晕,时有阵发性头痛。就诊时见:体型不胖,面白无华,失眠多梦,小便黄赤,大便干结;舌质稍红,苔薄黄,脉弦。血压135/105mmHg。诊为眩晕,证属肝肾阴虚,肝阳上亢,治当滋肾养阴,平肝潜阳,予四物汤加味。

处方:生地黄15g,当归12g,白芍10g,川芎9g,石决明30g,牛膝30g,菊花18g,玄参9g,薄荷6g,熟大黄6g(后下)。水煎服,每日1剂,5剂。

二诊:服药5剂后,患者头痛、头晕稍有缓解,仍有大便干结、小便黄赤、失眠多梦、口苦、目赤等症。此乃肝胆火旺之象,故在原方基础上加栀子、黄芩、龙胆草以泻肝胆实火,加芒硝以加强通腑泻下之力。

处方:生地黄15g,当归12g,白芍10g,川芎9g,石决明30g,玄参9g,牛膝30g,薄荷6g,菊花18g,栀子9g,黄芩6g,龙胆草9g,熟大黄6g(后下),芒硝6g(冲服)。水煎服,每日1剂,5剂。

患者服药5剂后头痛、头晕明显好转,小便转清,大便通畅,口苦、目赤消失。

按语:该患者肾阴亏于下,阴不制阳,肝阳亢逆于上,血随气升,上走颠顶,故见头晕头痛。刘老强调临证当审阴虚、阳亢、火旺何者为重,酌情选用滋阴补肾、平肝潜阳、清肝泻火诸法。本案一诊以滋阴补肾、平肝潜阳为主。方中石决明、牛膝、菊花等均为清肝平肝之要药;生地黄、当归、白芍补血养阴,既可柔肝养肝,又能益肾平肝;玄参清热凉血,滋阴降火;薄荷疏肝行气;诸症改善不明显。二诊时患者肝胆火旺之象突出,故改平肝潜阳为清泻肝火,加强通腑泻下之力,疗效显著。栀子清三焦之热;黄芩、龙胆草清中焦肝胆之热;芒硝助大黄通便泄热。诸药侧重于倾泻肝胆实火,使邪热有路可出。

八一、珍　珠　母

珍珠母气微腥,味咸,性寒;归肝、心经。刘老临证多用于治疗失眠、高血压、头晕头痛、心悸等疾病。

【用药心得】

1. 平肝潜阳　本品咸寒,主入肝经,有与石决明相似的平肝潜阳、清泻肝火作用。治疗肝阳上亢,头痛眩晕者,常与石决明、牡蛎、磁石等平肝潜阳药同用,以增强平抑肝阳作用。若肝阳上亢兼肝热烦躁易怒者,可与钩藤、菊花、夏枯草等清肝火药配伍。若肝阴不足,肝阳上亢所致的头痛眩晕、耳鸣、心悸失眠等症,常与白芍、生地黄、龙齿等同用。

2. 安神定悸　珍珠母质重入心经,有安神定惊之功。治疗心神不宁,惊悸失眠,可与龙骨、琥珀等安神药配伍。

3. 清肝明目　珍珠母性寒,有清肝明目之功,用治肝热目赤、羞明、翳障等,常与石决明、菊花、车前子等同用。用治肝虚目暗,视物昏花,则与枸杞子、女贞子、黑芝麻等配伍以养肝明目。治疗夜盲症,可与苍术或动物肝脏同用。

4. 临证配伍举隅

头痛、眩晕、失眠: 珍珠母味咸性寒,除平肝潜阳、清肝明目外,还具有镇心安神作用,特别适用于肝阴不足,肝阳上亢所致的头痛、眩晕、失眠、耳鸣等病症,常与白芍、石决明、龙齿、菊花等配伍使用。兼有痰浊内盛者,合用温胆汤加减;兼有肝郁化火者,合用小柴胡汤加减;兼有肝胃不和者,可合用半夏泻心汤加减。

5. 使用方法及用量　水煎服,10~25g,先煎。本品属性寒镇降之品,故脾胃虚寒及孕妇慎用;年老体虚者,用量宜轻,且不宜久服。

【病案举例】

邱某,男,44岁,1979年12月11日初诊。患者3年前开始出现失眠,伴头晕、耳鸣、心悸、健忘、腰酸腿软、五心烦热、口干喜饮、鼾声如雷、头脑涨痛诸症,但饮食、二便如常;舌红少津有裂纹,苔薄黄,脉细数。中医诊断为不寐,西医诊断为神经衰弱、失眠。证属心肾不交,痰热内扰,治当交通心肾,清热化痰。

处方: 太子参9g,麦冬9g,生地黄9g,五味子6g,茯苓9g,牡丹皮6g,黄连6g,半夏6g,黄芩3g,珍珠母9g(先煎),牡蛎9g(先煎),远志6g。水煎服,每日1剂,7剂。

1979年12月18日二诊:睡眠转佳,鼾声减少,其他症状缓解大半,晨起口干多饮;舌淡红,苔薄黄,脉细。上方加酸枣仁9g、贝母9g、灯心草6g,继进10剂。

1979年12月28日三诊：自诉睡眠大有好转，基本上无失眠现象，舌脉同前。原方再进7剂，以巩固疗效。

按语：本案患者长期不寐，兼见头涨、心烦、干欲饮、舌红少津、脉细数等脉症，是阴虚火旺的主要依据；心肝火旺，热扰心神，故心烦不寐及心悸；肾精亏虚，髓海不足，故头晕、腰酸、耳鸣、健忘。刘老治疗采用生脉散加入潜阳安神药珍珠母、牡蛎作为基本方。又因患者睡时鼾声如雷，为痰热内扰，故方中加入清热与化痰之品，如黄芩、黄连、贝母、半夏；牡丹皮、灯心草清虚热而安神；酸枣仁养心安神，合而收交通心肾、清热化痰之功。

八二、天　麻

天麻为兰科植物天麻的干燥块茎。冬季茎枯时采挖者名"冬麻"，质量优良；春季发芽时采挖者名"春麻"，质量较差。性味甘平，入肝经，刘老临证多用于治疗高血压、眩晕、头痛、中风等疾病。

【用药心得】

1. 平肝息风　天麻味甘性平，药性和缓。《素问·脏气法时论》云："肝苦急，急食甘以缓之。"天麻既息肝风，又平肝阳，善治多种原因之眩晕、头痛，为止眩晕之良药。临证凡中风、惊风、头风、眩晕等病症属肝化风证者，悉可治之，疗效喜人。

2. 随证配伍举隅

（1）**眩晕、头痛：**治疗肝阳上亢之眩晕、头痛，常与钩藤、石决明、牛膝等同用，如天麻钩藤饮；用治风痰上扰之眩晕、头痛，痰多胸闷者，常与半夏、茯苓、白术等健脾燥湿之品同用，如半夏白术天麻汤；治疗头风头痛、头晕欲倒者，可配等量川芎为丸。

（2）**中风、风湿痹痛：**本品既息内风，又祛外风，并能通经络，止痛。用治中风手足不遂、筋骨疼痛等，可与没药、制乌头、麝香等药配伍。治疗风湿痹痛、肢体麻木、关节屈伸不利者，多与秦艽、羌活、桑枝等祛风湿药同用。

3. 使用方法及用量　水煎服，3~10g。

【病案举例】

曹某，女，48岁，1994年8月15日初诊。患者5年前出现头晕，闭目减轻,耳鸣如蝉。血压最高达 158/110mmHg,经服降压药,血压可以控制在正常水平,但头晕、耳鸣症状未见减轻。就诊时患者自觉头晕耳鸣,无恶心、呕吐,偶有胸闷,月经调,饮食及二便正常;舌苔薄黄,脉细。血压尚正常;心电图示:缺血性 ST-T 改变。中医诊断为眩晕;西医诊断为高血压。证属阴虚阳亢,治当滋阴潜阳,予天麻钩藤饮加减。

处方:天麻 6g,钩藤 9g,当归 9g,赤芍 9g,生地黄 12g,丹参 9g,茯苓 9g,何首乌 12g,瓜蒌 12g,薤白 9g,决明子 15g。水煎服,每日 1 剂,10 剂。

1994 年 10 月 5 日二诊:间断服中药 30 剂,头晕好转。复查普通心电图,由以前异常心电图转为正常,但运动试验心电图有轻微 ST 段下斜型压低;苔少薄白。

处方:天麻 60g,钩藤 90g,当归 70g,赤芍 70g,生地黄 90g,丹参 90g,茯苓 90g,何首乌 90g,桑寄生 80g,决明子 90g,西洋参 50g,麦冬 70g,酸枣仁 50g,牛膝 60g。一料,共研细末,炼蜜为丸,每丸 10g,每天 2 丸。

服用丸药 3 个多月,只有在工作劳累、精神紧张时偶尔出现头晕、胸闷。

按语:《灵枢·海论》云:"髓海不足,则脑转耳鸣,胫酸眩冒,目无所见,懈怠安卧。"论述了脑髓不足所引起的眩晕,肾主骨生髓,髓海不足,其根本是肾虚。林珮琴《类证治裁·眩晕》云:"或由高年肾液已衰,水不涵木……以至目昏耳鸣、震眩不定。"本案眩晕之病机属本虚标实,肾精不足、肾阴亏损,则肝木失养、风阳萌动,而致眩晕。治疗当标本兼顾,滋肾补精,育阴潜阳。刘老选用天麻钩藤饮加减治疗。二诊时,患者苔少,提示阴虚,故加西洋参、麦冬、牛膝、桑寄生、酸枣仁等滋阴养阴。

八三、钩　藤

钩藤始载于《名医别录》,味甘,性凉,归肝、心包经。刘老临证常用于治疗头晕、中风、小儿惊痫、夜啼等。

【用药心得】

1. **清热平肝**　钩藤为手、足厥阴经之药。足厥阴主风,而手厥阴主火,钩藤通心包于肝木,能平肝风、清肝热。对于肝火上亢的眩晕诸症,刘老选用钩藤平肝清热。

2. **息风定惊**　钩藤质轻清而性甘寒,轻能透发,清能解热,甘寒泻火,且能凉肝定惊,刘老用于惊痫、小儿夜啼。

3. 随证配伍举隅

(1)**眩晕**:钩藤清肝泄热而平肝阳,故常用于肝火及肝阳上亢引起的实证。尤其是高血压患者常见肝火上亢之证,刘老常配伍夏枯草、黄芩清泻肝火;或配伍石决明、菊花平降肝阳。

(2)**热病高热、惊痫抽搐及妇女子痫**:钩藤的清热作用并不显著,但因它有息风镇痉的作用,故遇有惊痫抽搐之症,刘老往往取以应用。临床中,多与天麻、石决明、全蝎等配伍;如属高热动风,与羚羊角、菊花、龙胆草等同用。

4. 使用方法及用量　水煎服,3~12g。

【病案举例】

王某,女,80岁,1987年3月初诊。患者10年前出现头晕,不甚严重,反复测血压均在170/100mmHg左右,口服降压药,血压控制一般,时有头晕。近3个月来头晕加重,下午为甚,站立则感天旋地转,两目昏花,只能躺卧;伴耳中鸣响,四肢酸楚,颈项强,烦躁,二便正常;舌质红,苔薄黄,脉弦细,沉取无力。测血压:230/100mmHg。诊为眩晕,证属精血亏虚于下,亢阳逆扰于上,治当滋阴潜阳,予天麻钩藤饮加减。

处方:天麻6g,钩藤9g,杭菊花9g,桑椹12g,石决明24g,何首乌9g,杜仲9g,怀牛膝9g,白芍9g,黄芩9g,鳖甲9g。煎好药汁后冲鸡子黄1枚服用,每日1剂,7剂。

二诊:服药7剂后,患者血压下降至160/85mmHg,眩晕、耳鸣症状好转。继续以丸药滋之,饮剂清之,合而为功,以资巩固。

处方:首乌片4瓶,早晚各1次;杭菊花100g,开水浸泡,代茶饮服。

按语:《素问·至真要大论》曰:"诸风掉眩,皆属于肝。"《灵枢·海论》云:"髓海不足,则脑转耳鸣。"明代医家张介宾在《景岳全书·眩运》中指出"眩运一证,虚者居其八九而兼火、兼痰者不过十中一二耳"。可见眩晕一证大多是因肾精亏虚于下,肝阳逆于上。刘老治疗重在滋肾阴、平肝阳,采用天麻钩藤饮为主方配合填补肾精之品。以天麻、钩藤、石决明平肝祛风降逆;以血肉有情之品鸡子黄、鳖甲配合桑椹、何首乌、杜仲大补肾精,滋阴与潜阳并重;辅以清降之黄芩、活血之牛膝;杭菊性寒入肝经,功能清热平肝;白芍酸甘,微寒,归肝经,善养肝阴,调肝气,平肝阳。诸药并用,诚为治疗阳亢眩晕之良剂。

八四、僵蚕

僵蚕性味咸、辛,平,归肝、肺、胃经。僵蚕浮而升,阳中之阳也,是入厥阴、阳明之药。刘老临证常用于治疗风痰结核、瘰疬、皮肤风疮、痰疟癥结,是治疗金疮、疔肿风痔的良药。

【用药心得】

1. 祛风定惊 僵蚕散诸风,刘老多用于头风、喉风、肠风、惊风、风痰、中风等诸多风邪所致或兼夹的疾病。加之有定惊之效,能入肝经,而息内风以定惊,亦用于外感或内伤诸风之病。

2. 化痰散结 刘老认为对于痰湿所痼而阳不得伸,僵蚕可入里劫痰湿,且僵蚕辛能清透而散风,助阳气伸展,从而发挥化痰散结的功效。

3. 随证配伍举隅

(1)**温病**:刘老常用升降散治疗温病。《伤寒瘟疫条辨》言升降散"是方以僵蚕为君,蝉蜕为臣,姜黄为佐,大黄为使,米酒为引,蜂蜜为导,六法俱备,而方乃成"。其中僵蚕味辛苦气薄,喜燥恶湿,得天地清化之气,轻浮而升阳中之阳,故能胜风除湿,清热解郁,治膀胱相火,引清气上朝于口,散逆浊结滞之痰也。因而,刘老常取僵蚕升阳中之清阳,用于温病之中。

(2)**头痛、咽喉肿痛等症**:僵蚕疏散风热,对于风热上受引起的头痛、咽痛等症,刘老配伍桑叶、菊花、荆芥疏散风热;配牛蒡子、桔梗、甘草散风祛痰而利咽。对于咽喉肿痛者,刘老常用僵蚕、蝉蜕、金银花、赤芍、黄芩疏散风邪,并清里热。

4. 使用方法及用量 水煎服,9~27g;或入丸、散。

【病案举例】

梁某,女,30岁,1992年12月初诊。患者既往有精神分裂症病史4年,1周前因受精神刺激,痼疾复发,发作时狂躁,言语不休,或哭或笑,饮食无度,彻夜不眠,欲购各种物品。以前发作曾用中药治疗,具体用药不详。就诊时见:患者精神亢奋,言语无休,口中有秽浊之气,小便短赤,大便干结,3天未行;舌质红,苔黄腻,脉弦数。诊为癫狂,证属肝郁腑实,痰火上扰,治当疏肝解郁,泻火涤痰,通腑去实,取四逆散合升降散、黄连解毒汤加减。

处方：柴胡 10g，枳壳 10g，赤芍 10g，酒大黄 8g，蝉蜕 5g，僵蚕 5g，片姜黄 6g，川贝母 10g，黄连 6g，黄芩 10g，栀子 10g，甘草 8g。水煎服，每日 1 剂，3 剂。

二诊：服药后睡眠改善，但仍言语不休，大便次数增多，食欲未减，舌尖红。治宜疏肝解郁、清肝泻火、化痰开窍，予四逆散合左金丸、百合知母汤加减。

处方：柴胡 10g，枳壳 10g，白芍 10g，川楝子 10g，延胡索 10g，佛手 10g，郁金 10g，石菖蒲 8g，远志 8g，黄连 6g，吴茱萸 1g，川贝母 8g，百合 12g，知母 10g，焦栀子 10g，甘草 8g。水煎服，每日 1 剂。

三诊：无不适，续以前方 14 剂；现患者哭闹定，精神安，行为已常。

按语：刘老治疗癫狂以疏肝解郁、化痰开窍为首选之法；酌情选用安神、泻火、通腑等法。狂证以精神亢奋、狂躁刚暴、毁物骂詈为特征，《临证指南医案》曰："狂由大惊大怒，病在肝胆胃经，三阳并而上升，故火炽则痰涌，心窍为之闭塞。"本案以四逆散疏肝解郁；赤芍易白芍清热凉血。升降散原为杨栗山《伤寒瘟疫条辨》治疗痰热兼夹、升降失常之表里同病主方，然刘老常灵活运用于内伤杂病之中，方中僵蚕散风降火、化除顽痰；蝉蜕息风定惊；酒大黄通腑泻火；姜黄取其通窍化瘀，全方契合风、火、痰、瘀之狂证病机；三阳火热并走于上，故主以苦寒泻火重剂黄连解毒汤治之。二诊热势已减，肠腑已通，遂改用疏肝清肝为主，加石菖蒲、远志化痰开窍；百合知母汤清心养心安神。三方配合，而见显效。

八五、人 参

人参始载于《神农本草经》，味甘、微苦、微温，刘老认为人参主补五脏，临证多用于治疗虚劳、惊悸、老年病等。

【用药心得】

1. 补气固元 人参大补元气、补脾益肺、生津增智。人参根据品种之不同，刘老用法亦不同。如白人参，性味甘平，微苦稍寒，《本草正义》称其"富有养液，而为补阴之最"，秋季之时，刘老多用白人参。红参偏温，长于大补元气、益气摄血，刘老常用于治疗病态窦房结综合征见阳虚畏寒肢冷的患者。生晒参相比而言则为清补之品，刘老用之于气阴两虚证患者。

2. 益气安神 人参具有"安精神，定魂魄，止惊悸"之效，可助心行血，以养心脉，安神定悸。对于心悸、失眠、焦虑患者，刘老选用之益气安神。

3. 随证配伍举隅

(1)脱证：人参功能大补元气，所以刘老常用以挽救气虚欲脱、元气大亏之症。临床上如遇气息短促、汗出肢冷、脉微细，刘老方中常加人参补气固脱；如阳气衰微，与附子同用益气回阳。

(2)心悸怔忡、失眠：人参功能益心气、安心神，凡心悸怔忡、失眠健忘等属于气血两亏、心神不安之证，刘老往往用为要药。如病态窦房结综合征见心动迟缓、四肢逆冷，刘老用红参温动心阳；失眠健忘者，刘老合用酸枣仁、柏子仁、桑椹益气安神。

4. 使用方法及用量　水煎服，6~9g。

【病案举例】

刘某，男，70岁，1995年4月初诊。患者3天前因情绪激动后出现阵发性心慌，动辄汗出，畏寒，腰膝酸软，时有胸闷；舌淡白，苔薄，结代脉。查心电图：频发室性期前收缩，10~15次/min，部分呈二、三联律，患者既往有冠心病病史数年。诊为心悸，证属心肾阳虚，治当温阳散寒，予附子理中丸加减。

处方：红参10g(另煎)，制附子10g(先煎)，炙甘草10g，炮姜7g，焦白术10g。水煎服，每日1剂，7剂。

二诊：服药7剂后自汗好转，腰膝酸软减轻，但心律失常无缓解，且出现口干、多饮，故更方炙甘草汤加减。

处方：炙甘草9g，麦冬9g，生地黄18g，酸枣仁9g，茯苓9g，葛根12g，丹参9g，阿胶12g(烊化)，赤芍9g，瓜蒌15g，薤白9g，红参6g(另煎)。水煎服，每日1剂，15剂。

患者服药10剂后，心慌明显好转，自汗除。复动态心电图，偶发室性期前收缩。

按语：纵观本案患者，初诊虽心慌明显，但动辄汗出，畏寒，腰膝酸软，此乃一派阳虚之象。阳者，温煦也，人体气血津液，皆赖其推动；阳虚，气血运行无力，心失所主，故心慌不适。初诊以附子理中丸温脾阳、通心阳、除里寒，方中红参益气温阳，与附子、炮姜、白术等温阳健脾之品配伍，服药后患者自汗好转，腰膝酸软减轻。但辛温之品，易耗伤阴液，而见口干欲饮。二诊时易大热之剂为平补之方，以炙甘草汤加减治之，平补阴阳、益气养血。另加葛根生津止渴，升补阳气；赤芍活血通络；瓜蒌、薤白联用通阳散结；红参益气温阳诸药相合方才收到较好效果。

八六、党　参

党参性味甘,平。归脾、肺经。党参补脾养胃,润肺生津,长于健运中气,本与人参不甚相远。其尤可贵者,则健脾运而不燥,滋胃阴而不湿,润肺而不犯寒凉,刘老常用于治疗诸病症属气虚、脾虚者,老年体虚者。

【用药心得】

1. 补中益气　本品味甘性平,主归脾、肺二经,有与人参类似的补益脾肺之气作用而药力较弱,为补中益气之良药。脾胃虚弱者,刘老常用党参健脾益气。

2. 气血双补　本品有气血双补之功,故刘老用于气虚不能生血,或血虚无以化气诸疾之中。

3. 补气生津　党参有补气生津作用,适用于气津两伤,气短口渴,以及内热消渴。刘老常用于咳嗽、消渴等见气津两伤证者。

4. 随证配伍举隅

(1)**纳少、咳嗽**:刘老治脾气虚弱,倦怠乏力、食少便溏等症,常与白术、茯苓同用补气健脾除湿。治肺气亏虚,咳嗽气短、声低懒言等症,与黄芪同用补益肺气,定喘止咳。治疗脾肺气虚的轻症,常用本品代替古方中的人参。

(2)**心悸、气短**:对于面色苍白或萎黄、乏力、头晕、心悸等症的气血两虚证,刘老常配伍黄芪、当归、熟地黄等药增强补益气血之功。

(3)**消渴**:消渴基本病机为阴虚燥热,气津两伤。对于此类患者见气短口渴者,刘老常与麦冬、五味子、黄芪等药同用益气养阴。

5. 使用方法及用量　水煎服,9~30g。

【病案举例】

田某,男,48岁,1986年初诊。患者半月来自觉上腹部痞满,轻微胀痛,嗳气,食少,食后加重,喜温喜按,神倦乏力,少气懒言;舌质淡,舌苔稍薄白,脉沉细弱。半月前在某医院查胃镜示:慢性萎缩性胃炎。诊为胃痞,证属脾虚气滞,治当益气健脾,降气消痞,以香砂六君子汤加味。

处方:党参15g,白术9g,茯苓12g,半夏9g,木香6g,砂仁6g,甘草6g,陈皮9g,生姜3片,大枣3枚。水煎服,每日1剂,7剂。

二诊:服药4剂后,腹胀明显减轻,食欲较前增加,精神状态明显好转。守原方,共服药30余剂,同时嘱患者忌生冷辛辣肥甘之品,随访1年未见复发。

按语:《伤寒论》151条云:"脉浮而紧,而复下之,紧反入里,则作痞,按之自濡,但气痞耳。"张介宾将痞证为实痞、虚痞。可见痞证最主要的特点是心下按之软,与心下硬之结胸证有明显区别。痞证的成因多端,脾胃虚弱导致痞证是其中最重要的原因。脾胃乃后天之本,为气血生化之源,脾胃虚弱、中气不足,可见神倦乏力、少气懒言、腹胀等诸症。刘老非常重视脾胃在许多急慢性疾病中的作用,认为人之一身,以胃气为本,胃气旺,则五脏受荫;胃气伤,则百病丛生。故凡病久不愈,诸药不效者,唯有益胃补肾两途。故投以四君子汤以健后天之本,"气虚者,补之以甘"。参、苓、术、草甘温益胃,有健运之功,具冲和之德;合之二陈汤,则补中稍有消导之意;加木香行三焦之滞气;砂仁以通脾肾之元气,四君得辅,补力倍增;生姜调中开胃;大枣补益气血。诸药合用,培中达气也。

八七、黄 芪

黄芪始载于《神农本草经》,列为上品,性味甘,微温。归脾、肺经。黄芪功善补气健脾,温养分肉,司腠理开合,刘老临证多与人参、太子参、党参等合用,治疗汗证、虚劳、慢性病等。

【用药心得】

1. **益气养血** 本品甘温,入脾经,为补益脾气之要药,又有助于生血,常用治血虚或气血两虚之证。刘老常用黄芪、当归益气养血,用于心悸、月经不调诸病。

2. **补气行血** 本品能补气以行血,补气以通痹。对于卒中后遗症、痹证,因气虚血滞,肌肤、筋脉失养,症见半身不遂或痹痛、肌肤麻木者,刘老常用本品治疗。并且本品补气养血之功,使正气旺盛,刘老常用生黄芪托毒生肌敛疮。

3. **随证配伍举隅**

(1)**水肿、尿少:**刘老认为黄芪补脾益气治本,又能利尿消肿治标,故为气虚水肿之要药,在水肿一病中常用之。对于气虚血停者,配伍当归、赤芍益气活血利水;脾虚水湿失运,浮肿尿少者,与白术、茯苓等健脾利水药同用;水停阴亏者,配伍猪苓、茯苓、阿胶育阴清热利水。

(2)**消渴**:刘老认为消渴一病,其基本病机为阴虚燥热,故常用清热生津之法,但随着病情发展,其损渐及元气精血,久则阴损及阳,因此除养阴清热,刘老针对病情,选用益气健脾补肾等法,用生黄芪与生地黄、枸杞同用健脾益气,调补肝肾。

(3)**半身不遂,痹痛麻木**:刘老治卒中后遗症,常配伍当归、川芎、地龙等活血通络药。气虚血滞不行的痹痛、肌肤麻木者,常配伍桂枝、芍药等。治疗气虚血滞的胸痹心痛,常用本品配伍红花、丹参、三七等活血止痛。

(4)**疮疡**:刘老治疮疡中期,正虚毒盛不能托毒外达,疮形平塌、根盘散漫、难溃难腐者,常配伍人参、当归、升麻、白芷等补益气血、解毒排脓。治疮疡后期,因气血亏虚,脓水清稀,疮口难敛者,常与人参、当归、肉桂等补益气血、温通血脉药配伍。

4. 使用方法及用量 水煎服,9~30g。益气补中宜蜜炙用,其他方面多生用。

【病案举例】

陶某,女,42岁,1980年初诊。患者双下肢水肿反复发作已4年,近2周症状明显加重,下午及临睡前为甚,劳累之后更加严重,虽经反复检查,却鲜有明确病因,平时自汗较甚,易感冒,饮食无味,故前来就诊。就诊时见:精神不振,面色无华,唇淡,自汗,纳差,双下肢凹陷性水肿,皮肤色淡,体凉,睡眠一般,小便色淡,大便稍干,舌淡红,苔薄白,脉濡细。诊为水肿,证属表虚不固,治法以益气祛风,健脾利水,予防己黄芪汤加味。

处方:防己12g,黄芪15g,白术9g,茯苓9g,当归9g,薏苡仁12g,泽泻9g,冬瓜皮6g。浓煎,每日1剂,7剂。

二诊:服上药,水肿渐退,精神好转,为巩固疗效,在原方基础上化裁,继续服用7剂。后随访1年未再复发。

按语:防己黄芪汤源自仲景《金匮要略》,以治风水为先,方中重用黄芪补气固表;防己祛风行水;白术、薏苡仁健脾胜湿;茯苓、泽泻、冬瓜皮利水渗湿;黄芪配当归又有补血、活血之意,气血调和,水肿消退矣。清·唐容川《血证论》:"人之一身,不外阴阳,而阴阳二字即是水火,水火二字即是气血。"刘老宗前贤之言认为治疗水肿,除渗湿利水外,益气活血亦是重要方法,俾气充则血行,血行则水动易消,故常于利湿之剂中兼加黄芪、党参、白术、当归、川芎等益气活血之品。

八八、山 药

山药性味甘,平。归脾、肺、肾经。刘老遵张锡纯之义,认为山药色白入肺,味甘归脾,液浓益肾,补五劳七伤,多用于脾肾两虚之便溏、带下、遗精、尿频等。

【用药心得】

1. **补脾气、益脾阴** 山药温平能补脾气,性虽阴而不滞,能益脾阴,又兼涩性,渗湿而止泄。刘老常用于腹泻、带下病见脾之气阴不足。

2. **调肺滋阴** 本品能补肺气,兼能滋肺阴,温补而不骤,微香而不燥,循循调肺,不似黄芪性温能补肺阳。对于需补气而不耐补气药之温者,刘老选山药徐徐补之。

3. **补肾填精** 山药能补肾填精,治诸虚百损,疗五劳七伤,故刘老治疗慢性病,多以此平调五脏。

4. **随证配伍举隅**

(1)**白带过多**:本品甘平,适用于脾气虚弱或气阴两虚引起的妇女带下等诸疾。唯其“气轻性缓,非堪专任”。刘老对气虚重证,多入复方使用,用作人参、白术等的辅助药。

(2)**肾虚遗精,尿频**:对于肾气虚的腰膝酸软,夜尿频多或遗尿,滑精早泄,及肾阴虚的形体消瘦、腰膝酸软、遗精等症,刘老仿补肾名方肾气丸(《金匮要略》)、六味地黄丸(《小儿药证直诀》)均配伍本品。

5. **使用方法及用量** 水煎服,10~30g。炒山药补脾健胃,用于脾虚食少、泄泻便溏、白带过多。

【病案举例】

赵某,女,31岁,1987年2月初诊。2年前患者突然发现其尿液呈乳白色,偶尔兼见红色,每因劳累加重,曾以抗生素治疗,症状略有好转,但疗效难以持久。近3个月来,以上诸症又因疲劳复发,中、西药物无效,故来求诊于刘老。就诊时见:小便乳白色,浑浊如米泔水样,兼夹血液,腰膝酸软,白带量多,神疲乏力,面色淡白少华,嗜睡,形体消瘦;舌质淡,边有瘀斑,苔薄腻,脉细无力。化验检查:血红蛋白 76g/L;红细胞 2.36×10^{12}/L;尿蛋白(+~++),尿中红细胞(+~++),尿中白细胞 0~3 个 /HP;乙醚试验:找到脂肪球。诊为膏淋,证属肾虚不固,血虚夹瘀,法当益肾固精,养血活血。

处方:熟地黄 12g,山药 12g,白芍 9g,茯苓 9g,当归 9g,芡实 g,龙骨 18g,牡蛎 18g(先煎),三七 6g,阿胶 9g,益母草 9g。水煎服,每日 1 剂,5 剂。

二诊:服上方 5 剂,乳白色尿消失,尿规正常,脂肪球未见;续服 14 剂,病即痊愈。

按语:刘老依其多年临床经验,多把乳糜尿归属中医学"膏淋""尿浊"范围,认为其病机当有虚实之分:实者,湿热下注,壅塞膀胱,气化不利,膏脂失约,下注尿中也;虚者,脾亏虚,精关不固,水谷精微不化,下入尿液也。于本案之中,分析患者诸症,可见其当属虚证无疑,加之其舌见瘀斑,故刘老立益肾固精、养血活血之法治之。方中熟地黄、茯苓、山药、芡实补肾健脾;芍药、当归、益母草、三七、阿胶滋阴养血、活血化瘀;龙骨、牡蛎重在收敛固摄肾精。

八九、白　术

白术始载于《神农本草经》,味甘、苦,温。归脾、胃经。刘老认为白术乃健脾开胃之要药,尤能祛湿,多用于脾虚湿盛之胃痛、腹泻、腹胀、腰痛等。

【用药心得】

1. 健脾益气　本品甘温补虚,苦温燥湿,主归脾、胃经,既能补气以健脾,又能燥湿、利尿。白术对于脾虚湿滞证有标本兼顾之效,被前人誉为"脾脏补气健脾第一要药"。刘老广泛用于脾气虚弱、运化失职、水湿内生的食少、便溏或泄泻、痰饮、水肿、带下诸证。

2. 固表止汗　本品能益气健脾,固表止汗,其作用与黄芪相似而力稍弱。《备急千金要方》单用本品治汗出不止。《本草衍义补遗》赞"有汗则止,无汗则发……能消虚痰"。刘老用之治疗汗出不止。

3. 随证配伍举隅

(1)食少倦怠,腹胀泄泻,痰饮眩悸,水肿,带下:刘老认为食少倦怠,腹胀泄泻等多为脾虚兼湿阻、痰饮。临床治疗中若脾虚有湿,食少便溏或泄泻者,常配伍人参、茯苓等药。脾虚中阳不振,痰饮内停者,常与桂枝、茯苓等药配伍。治脾虚水肿者,与黄芪、茯苓、猪苓等药同用。治脾虚湿浊下注,带下清稀者,配伍山药、苍术、车前子等药。此外,取其健脾益气之功,刘老还常用于脾虚中气下陷、脾不统血及气血两虚等病症。

(2)妇女妊娠:白术可疗脾虚气弱,生化无源,对于妇女妊娠胎动不安之时,刘老亦常用之。气虚兼内热者,配伍黄芩以清热安胎;兼有气滞胸腹胀满者,配伍苏梗、砂仁等以理气安胎;气血亏虚,胎动不安,或滑胎者,配伍人参、黄芪、当归等以益气养血安胎;若肾虚胎元不固,与杜仲、续断、阿胶等同用以补肾安胎。

4. **使用方法及用量** 水煎服,6~12g。燥湿利水宜生用,补气健脾宜炒用,健脾止泻宜炒焦用。

【病案举例】

何某,男,34岁,1982年4月初诊。患者2年来每于早晨5点便感肠鸣腹痛,泄泻乃发,虽泻后痛减,但苦于频繁,并伴胸胁胀、嗳气食少。曾于当地医院行肠镜检查,因结肠多处充血、水肿,故诊断为"结肠炎",虽经治疗,但效果不佳,故前来求诊。就诊时患者诉胸胁胀满,嗳气食少,清晨腹痛、腹泻,腰膝酸软,四肢不温,睡眠不佳,小便清长,大便稍溏;舌红,苔薄白,脉沉细。治当抑肝扶脾,予痛泻要方加味。

处方:白术12g,白芍9g,防风9g,肉豆蔻9g,五味子6g,陈皮9g。水煎服,每日1剂,7剂。

二诊:腹泻得以控制,四肢转温。经直肠镜复查,充血水肿消失,未见异常。

按语:晨泻,多以脾肾阳虚所致"五更泻"述之,治疗亦多以温肾健脾为法;然就本例患者而言,刘老认为其晨起腹泻兼伴胸胁胀痛嗳气纳差之症,乃肝气郁滞,脾虚失运之象;木气旺时,肝气暴急,乘虚犯脾,故肠鸣腹泻,正如《医方考》云:"泻责之脾,痛责之肝;肝责之实,脾责之虚,脾虚肝实,故令痛泻。"患者兼有腰膝酸软、四肢不温、小便清长,且病程较长,系为脾肾阳虚所致。故刘老治以抑肝扶脾,佐以温补脾肾,选用痛泻要方加味。方中白术苦以燥湿、甘以补脾、温以和中;芍药性寒泻肝火、味酸敛逆气、缓中止痛;防风辛能散肝、香能醒脾、风能胜湿;陈皮利气健脾;肉豆蔻温脾暖胃、涩肠止泻;五味子固肾益气、涩精止泻。服药后诸症大减,效果颇佳。

<h1 style="text-align:center">九〇、甘 草</h1>

甘草性味甘,平,归心、肺、脾、胃经。刘老临证多用于脾胃虚弱,倦怠乏力,心悸气短,咳嗽痰多,脘腹、四肢挛急疼痛,痈肿疮毒,缓解药物毒性、烈性。《名医别录》云:"温中下气,烦满短气,伤脏咳嗽,止渴,通经脉,利血气,解百药毒。"

【用药心得】

1. 益气复脉 甘草归心经,属阳中之阳也。炙用能补益心气,益气复脉。在病态窦房结综合征、冠心病等见阳虚血瘀证时,刘老用炙甘草合桂枝益气温阳。

2. 缓急解毒 甘草味甘能缓,善于缓急止痛。且能缓解药物毒性、烈性,与寒热补泻各类药物同用,能缓和烈性或减轻毒副作用,有调和百药之功,故有"国老"之称。刘老临床治疗痉挛疼痛,常配伍生甘草缓急止痛。

3. 随证配伍举隅

(1)**心悸气短,脉结代:**刘老对于心气不足所致的脉结代、心动悸、气短,常用炙甘草治疗。在《伤寒类要》中,即单用本品治伤寒心悸、脉结代者。若属气血两虚所致者,刘老常与人参、阿胶、生地黄等补气养血药共用益气养血。

(2)**四肢拘挛:**刘老指出对脾虚肝旺的脘腹挛急作痛或阴血不足的四肢挛急作痛,生甘草与白芍相须为用,如《伤寒论》芍药甘草汤,即起到了缓急止痛的效果。刘老临床常以芍药甘草汤为基础,随证配伍用于血虚、血瘀、寒凝等多种原因所致的脘腹、四肢挛急作痛。

4. 使用方法及用量 水煎服,3~10g。清热解毒宜生用,补中缓急、益气复脉宜蜜炙用。

【病案举例】

李某,男,28岁,1957年8月10日初诊。患者自述1951年患心肌炎,1954年经医院多次检查,诊断为"风湿性心脏病,二尖瓣狭窄及闭锁不全"。近2年来常有心悸气短、胸闷、失眠等症状;近年来因工作过度劳累,心慌气促频繁发作。平日头晕、胸闷、心悸气促,善太息,夜卧不安,常自汗出,四肢乏力,食欲不佳,胃脘作胀,大便正常;舌苔薄白,脉弦而促。中医诊断为怔忡,西医诊断为风湿性心脏病,证属心脾两虚,痰湿遏阻,治当补益心脾,宽胸理气,方予炙甘草汤加减。

处方: 台党参 30g,桂枝尖 9g,炙甘草 15g,麦冬 12g,酸枣仁 18g,生地黄 15g,阿胶 12g(烊化),当归身 15g,薏苡仁 30g,全瓜蒌 30g,薤白 12g,姜半夏 12g,茯苓 12g,五味子 9g,橘皮 12g,枳实 9g,生姜 9g,大枣 10 枚。水煎服,每日 1 剂,10 剂。

二诊: 食欲增加,睡眠尚可,头晕胸闷、心悸气短亦有减轻。但大便微溏,脉弦促,舌白苔;故前方去薏苡仁加白术 18g。10 剂。

三诊: 诸恙稍平,脉仍弦促,舌苔薄腻,大便微溏。故原方加龙眼肉 30g,继服 10 剂。

四诊: 胸闷不舒及心悸均转轻,脉弦促,舌苔薄白,大便尚溏,治当从本。处方:台党参 30g,桂枝 12g,炙甘草 15g,黄芪 30g,全瓜蒌 30g,薤白 12g,姜半夏 15g,云苓 30g,白术 15g,陈皮 12g,枳实 9g,生姜 9g。水煎服,每日 1 剂,10 剂。

经多次门诊治疗,均以炙甘草汤加减,数年沉疴收到显著疗效,后患者来函称:"病情一直稳定。"

按语: 怔忡之发,多因心血不足所致。怔忡之诱因,多因汲汲富贵,戚戚贫贱,又思所爱,阴血暗耗,君主失辅而渐成之。观本案患者脉证当属心气内虚、心营不足、宗气外泄,而致心慌气促;又因痰湿阻遏,使清阳失运,浊阴凝集,导致胸脘痞闷、食欲不佳等证候。故治当补益心脾、宽胸理气。方以炙甘草汤加减,方中重用炙甘草、台党参补养心肺之气;大枣、阿胶、当归养血益心脉;麦冬、生地黄滋肺阴、润肺燥;桂枝化气,温通心脉;瓜蒌、橘皮、半夏、枳实理肺气化痰;薤白宽胸散结,通阳行滞;五味子敛肺气,补肾宁心;茯苓既可健脾肺,又可安心神;生姜、大枣共养脾胃;以后数诊,皆以该法治之,诸症乃愈。

九一、菟 丝 子

菟丝子始载于《神农本草经》,味辛、甘,平,归肝、肾、脾经。刘老认为该药温而不燥,补而不滞,得天地中和之气,属平补阴阳之要药,临床常用于主治肝肾虚衰所致阳痿、遗精遗尿、眩晕、胸痹心痛、肾炎、脱发等症。

【用药心得】

1. 补阳益阴,固精缩尿 肾气虚弱,封藏失职,则见阳痿早泄,遗精遗尿,精冷不育,女子白带过多或崩漏不止之证。《神农本草经》谓其"主续绝伤,补不足,益气力,肥健人,久服明目"。菟丝子平补阴阳,尤能补肝肾,益精髓,壮筋骨,是治疗上述诸症的要药。刘老认为菟丝子能滋补肝肾,且药性平和,善补精髓,能助阳之旺,又不损阴之气。常配合杜仲、补骨脂、枸杞子、覆盆子等,如五子衍宗丸、菟丝子丸等。菟丝子虽是平补之剂,然仍偏于补阳,故阴虚火旺、大便秘结、小便短赤者不宜服用。

2. 明目 肝肾不足,精血枯竭,不能上注于目,则目暗不明。菟丝子平补肝肾而益精血,目得血而能视,故有明目之效。刘老常配合熟地黄、车前子同用,取驻景丸之意。

3. 随证配伍举隅

(1)**眩晕**:菟丝子能平补肝肾,具有补精益髓之功。尤其适合各种老年患者。刘老认为老年病既重视养肝肾之阴,又不忽视温肾助阳方法的应用。张景岳云"阴亏于前,而阳伤于后",老年疾病中属阳虚者,多为阴损及阳,可选用菟丝子、巴戟天、肉苁蓉、淫羊藿、冬虫夏草等,其性温而不燥,有温滋之长,较为适合老年人。对于老年眩晕患者,其根本在肾,而肾为阴阳水火之宅,"虚者补之,损者益之",治疗上采取平补阴阳、养脑定眩之法,自拟补虚益损定眩汤,用怀地黄、怀山药、菟丝子、枸杞子、山茱萸、牛膝、杜仲、川续断等煎服。

(2)**胸痹心痛**:刘老认为,老年患者胸痹心痛,多责之心肾两虚,临证多以杞菊地黄丸合首乌延寿丹加减,方中菟丝子补肾益髓,配合生地黄、何首乌、桑椹、桑寄生、黄精等,共奏滋阴益肾之功。

(3)**脱发**:肾气不足,肾精亏虚,则毛发不能正常生长。如《素问》言"肾者,主蛰,封藏之本,精之处也,其华在发""肾气衰,发堕齿槁"。刘老认为,脱发多由本虚邪盛所致,尤以血亏肾虚受风为要,临床中常以七宝美髯丹加减,方中菟丝子益髓填精,配合何首乌、侧柏叶、女贞子、墨旱莲等。

(4)**肾炎**:肾炎后期,多以脾肾两虚为本,湿热为标。治疗当从缓急,明标本,或图本为要,或治标为急,方可奏效。刘老常在健脾益气、滋阴益肾的基础上,酌加菟丝子、冬虫夏草等温阳补肾。

4. 使用方法及用量 水煎服,15~30g。

【病案举例】

周某,女,56岁。患者近4年来,每因劳累或情绪改变则发心前区疼痛,每次历时3~5分钟,并感觉疼痛放射至背部及左前臂部,休息及含服硝酸甘油可缓解。曾多次在某医院查心电图,提示缺血性 ST-T 改变,并诊断为"冠心病,心绞痛"。近 1 个月来上述症状频频发作,每日心绞痛至少发作 3~4 次,同时伴有头晕、气短、疲乏无力、腰酸肢肿、心中痞满欲死等症,经多方医治,不能缓解,故求治于中医。就诊时见:重病容,面色略显苍白,四肢欠温,双下肢中度凹陷性水肿;舌质淡,边有齿痕,苔薄白,脉沉迟。血压 125/85mmHg。证属心肾阳虚,水不化气,治当温阳化气,通阳宣痹,予枳实薤白桂枝汤合瓜蒌薤白半夏汤加减。

处方:瓜蒌 15g,薤白 12g,半夏 12g,枳壳 9g,党参 15g,生姜 5g,橘皮 12g,桂枝 9g,厚朴 9g,茯苓 15g,当归 12g,赤芍 12g,菟丝子 30g,补骨脂 15g。水煎服,每日 1 剂,7 剂。

二诊:心绞痛发作次数明显减少,余症亦明显减轻;舌苔薄白,脉弦细。再投原方 30 剂。

三诊:心绞痛基本消失,痞满欲死之症明显减轻,头晕、气短完全消失,精神及食欲明显好转,四肢转温,腿肿消失。为巩固疗效,原方再进 15 剂。之后复查心电图:ST-T 基本恢复正常,病未再发。

按语:本例为心阳虚之胸痹,提示一脏有病可影响他脏。心病日久,累及肾脏;肾主水,为封藏之本,受五脏之精而藏之,而复回于五脏。心阳虚,可见胸闷、心中痞闷;日久导致肾阳虚,而见肢冷腰酸,水不化气则见肢肿。治疗以瓜蒌、薤白、半夏通阳宣痹;枳壳、厚朴破气消积;桂枝温通心阳,配合生姜逐寒化饮;橘皮、茯苓健脾化痰;佐以菟丝子、补骨脂培补肾中元气;当归、赤芍养血活血。

九二、益 智 仁

益智仁始载于《本草拾遗》,味辛,性温,归脾、肾经。刘老临床常用于脾肾虚寒之遗精滑精、遗尿尿频,或腹中冷痛、口多涎唾。

【用药心得】

1. **暖肾固精止遗** 益智仁味辛,性温,入脾、肾经,本品补肾助阳,性兼收涩。刘老认为益智仁补益助阳兼收敛涩止,长于固精缩尿。故常用于治疗肾虚遗尿,小便频数,遗精白浊等症。《本草拾遗》言:"主遗精虚漏,小便遗沥,益气安神,补不足,安三焦,调诸气,夜多小便者。"

2. **温脾止泻摄唾**　益智仁性温,有温补脾肾阳气之功效。脾主运化,在液为涎,肾主闭藏,在液为唾,益智仁味辛性温入脾肾经,温阳兼固涩,故刘老常用于脾寒泄泻,腹中冷痛,口多涎唾等症。如《医学启源》言:"治脾胃中寒邪,和中益气。治人多唾,当于补中药内兼用之。"

3. **随证配伍举隅**

(1)**遗精滑精、遗尿尿频**:对肾气虚寒证见遗精滑精,刘老常用益智仁配补骨脂、金樱子等治疗肾虚不固遗精滑精,益智仁为补肾阳兼固涩,配以补肾助阳补骨脂、固精缩尿金樱子,共行温肾收涩之功。对肾虚遗尿尿频,刘老善用益智仁配行气温肾的乌药、健脾固肾的山药,如《校注妇人良方》缩泉丸。

(2)**脾寒泄泻、脾虚多涎**:刘老用益智仁治疗脾寒泄泻、腹中冷痛,常与白术、干姜相配。白术补气健脾,干姜温中散寒,共奏温阳健脾、止痛止泻之效。对脾虚口多涎唾,多配以健脾补气的党参、白术。

4. **使用方法及用量**　水煎服,3~10g。

【病案举例】

张某,男,12岁,1985年10月11日初诊。患儿自幼遗尿,虽多方求诊,但始终无法根治,遗尿入夜必发,今经人介绍前来求助于刘老。就诊时见:精神差,面色淡白少华,畏寒,肢冷,饮食无味,但喜热食,眠差,遗尿,大便稍干;舌红,苔薄白,脉沉细弱。诊为遗尿,属心肾不足,治当益气固肾。

处方:桑螵蛸24g,生黄芪15g,益智仁15g,龙骨24g,熟地黄18g,附片12g(先煎),山药24g,菟丝子9g。

二诊:服药8剂,遗尿痊愈,嘱家属将上方制成丸剂,坚持服用以巩固疗效。

按语:遗尿一证多由先天不足、下元亏虚、膀胱之气不固所致,治疗当以补气温肾、固涩下元为法,兼以益气健脾。方中桑螵蛸为君药,补肾益精、固涩止遗,配龙骨以敛心安神,附片配菟丝子温肾补火助阳,配生黄芪以生气,肾气充足则可约束膀胱水液,熟地黄、山药补脾肾之阴。全方妙在益智仁一味,《医方考》言:"脬气者,太阳膀胱之气也。膀胱之气,贵于冲和,邪气热之则便涩,邪气实之则不出,正气寒之则遗尿,正气虚之则不禁……益智仁辛热而色白,白者入气,故能壮下焦之脬气。脬气复其天,则禁固复其常矣。"

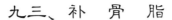

九三、补　骨　脂

补骨脂始载于《药性论》,味辛、苦,性温。归肾、脾经。刘老临床常用于肾阳不足腰膝冷痛、阳痿不孕,脾肾阳虚泄泻、肾不纳气虚喘。

【用药心得】

1. **补肾助阳**　补骨脂味辛、苦,性温,温补命门,补肾强腰。刘老认为补骨脂补肾壮阳、固精缩尿。腰为肾之府,用于治疗肾阳不足的腰膝冷痛。也用于肾阳不足,固摄失司致遗精滑精、不孕不育等症,如《药性论》言"主男子腰痛膝冷囊湿,逐诸冷痹顽,止小便利、腹中冷"。

2. **温脾止泻**　补骨脂性温,入肾、脾经,温补肾阳。脾为后天之本,喜燥恶湿,主运湿化浊,脾肾阳虚致脾失运化,水湿阻于胃肠,湿注肠道所致泄泻。补骨脂入脾肾经,温补脾肾,肾为先天之本,肾阳温煦脾阳,助脾阳运化,奏暖脾止泻之功效。

3. **补肾纳气**　补骨脂补肾助阳,《类证治裁·喘症》言:"肺为气之主,肾为气之根,肺主出气,肾主纳气。"补骨脂温肾阳,常用于治疗哮喘日久以致肾阳虚衰,下元不固,气失摄纳而形成虚喘。

4. **随证配伍举隅**

(1)**肾阳不足,命门火衰**:对肾阳不足、命门火衰致腰膝冷痛、阳痿、遗精、尿频等症,刘老常用补骨脂配杜仲治疗肾阳不足的腰膝冷痛,症见肾阳不足导致的遗精、阳痿,常配菟丝子,与补骨脂补肾固精,互为所用。肾阳不足尿频,常与小茴香相配,小茴香温里散寒,助肾阳气化,固摄缩尿。

(2)**脾肾阳虚,五更泄泻**:刘老用补骨脂治疗脾肾阳虚致泄泻,症见五更泄泻,肠鸣脐痛,泻后痛减,形寒肢冷,腰膝酸冷,疲乏无力,小便清长。常与五味子、肉豆蔻、吴茱萸相配,以温肾补阳、健脾止泻,如四神丸。

(3)**肾不纳气之虚喘**:对肾阳虚衰,肾不纳气之虚喘,刘老常配补火助阳的附子、肉桂,纳气平喘的沉香,奏标本兼顾之效,补肾纳气,如黑锡丹。

5. **使用方法及用量**　水煎服,6~15g。

【病案举例】

任某,男,44岁,1975年4月30日初诊。患者患慢性肠炎5年,每日大便薄多则十余次,少则五六次,虽经中、西医治疗,但均未见效,故求诊于刘老。就诊时患者诉大便溏薄,水谷不化,脘腹胀满,喜温喜按,热饮舒适,面色萎黄,饮食减少,疲乏无力,形寒肢冷。舌淡,苔薄白,脉沉细。诊为腹泻,属脾肾阳虚,治当温补脾肾,固涩止泻。

处方:补骨脂9g,吴茱萸9g,肉豆蔻9g,天台乌药6g,广木香3g,五味子6g,白术9g,赤石脂12g,陈皮3g,大腹皮9g,神曲9g,炙甘草3g,干姜3g。水煎服,每日1剂,7剂。

1975年5月8日二诊:大便次数减少,但仍稀薄,见胸闷嗳气腹胀、四肢不温,仍照前方再进7剂。

1975年5月15日三诊:腹泻次数较前更为减少,但便质尚未干实,肢体软弱,头晕气促,再拟益气健脾、温肾固下之法,以补中益气汤合四神丸,调理月余,病获痊愈。

按语:刘老认为其辨证当属脾肾阳虚,温运失职;肾阳不足,命门火微。脾胃生化乏源,无以腐熟水谷,精微物质不得上升,故泻下不止。治疗宜温补脾肾,辅以温中固涩之剂,以四神丸加味。方中补骨脂温补肾阳、温脾止泻,吴茱萸温中散寒,肉豆蔻暖补脾胃,五味子益肾止泻,加白术、陈皮健脾燥湿;神曲、干姜、甘草补益中焦;天台乌药温肾散寒;大腹皮宽胸通腹;且合陈皮理肠道之气。

九四、山 茱 萸

山茱萸始载于《神农本草经》,味酸、涩,性微温,归肝、肾经。刘老临床常用于脾肾不足的头晕目眩、腰膝酸软、遗精滑精、崩漏下血。

【用药心得】

1. **补益肝肾** 山茱萸酸微温,既能补肾益精,又能温肾助阳,既能补阴,又能补阳。为补益肝肾、平补阴阳之要药。刘老认为山茱萸质润,性温不燥,补而不峻。常用于治疗肝肾不足的头晕目眩、腰酸耳鸣。或肾阳不足的腰膝酸软、阳痿等症。如《药性论》:"止月水不定,补肾气,兴阳道,添精髓,疗耳鸣……止老人尿不节。"

2. **收涩固脱** 山茱萸补肝肾,固冲任,又能收敛固涩。刘老常用于肾虚不固的遗精遗尿、妇人崩漏下血、月经过多。如《本草纲目》言:"滑则气脱,涩剂所以收之,山茱萸止小便利秘精气,取其味酸涩以收滑也。"

3. 随证配伍举隅

(1)**肝肾亏虚**:肝肾亏虚见头晕目眩、腰酸耳鸣,刘老常配熟地黄、山药配伍,如六味地黄丸。肾阳不足见腰膝酸软、小便不利,刘老常配肉桂、附子、熟地黄相配,如肾气丸。肾阳不足的阳痿者,刘老配补骨脂、淫羊藿等,共奏补肾助阳之效。

(2)**遗精遗尿**:刘老用山茱萸治疗肾虚不固的遗精遗尿,取其补肾益精、固精缩尿。常配熟地黄、山药,如六味地黄丸、肾气丸,治精关不固的遗精。配沙苑子、覆盆子治疗肾气不固、膀胱失约的遗尿。

(3)**崩漏下血或月经量多**:妇人肝肾不足、冲任失调,见崩漏带下、月经过多。刘老常配熟地黄、白芍、当归,补肝肾、调冲任。脾气虚弱见漏下不止,配黄芪、白术益气健脾,补益肝肾,收敛止漏。

(4)**大汗不止、体虚欲脱**:山茱萸酸涩性温,收敛固脱,刘老配人参、附子、龙骨等,用于元气虚脱的大汗不止。

4. 使用方法及用量 水煎服,6~12g,急救固脱可用至20~30g。

【病案举例】

徐某,女,45岁,1982年2月11日初诊。头晕反复发作5年,加重2年,伴肢体软弱无力,手握物发抖,行动障碍,需人搀扶,言语不利,进食作呕。近2年来逐渐加重,曾经在北京某医院诊断为脊髓小脑变性。舌苔白腻,尺脉细弱。诊为眩晕,属肾阳亏虚,治当补肾阳,滋肾阴,开窍化痰。

处方:制附子9g(先煎),肉桂4.5g,熟地黄18g,山茱萸15g,巴戟天12g,茯苓12g,远志6g,菖蒲9g,生黄芪15g,当归9g。水煎服,每日1剂,5剂。

1982年2月17日二诊:患者服药5剂后眩晕减轻,能独自行走30米,在原方的基础上加减共服药40剂,生活能自理。

按语:眩晕一证,历代医家认识各有偏重,本例患者眩晕兼见语謇不利、足废不用,乃肾阴阳两虚、痰浊上泛、清阳被蒙、机窍不利所致。治当温补下元、开窍化痰,以地黄饮子加减。方中熟地黄甘温,为滋肾、填精、益髓之要药;山茱萸酸温而涩,长于补肝肾、益精气。两药相辅相成,滋肾益精之力尤著。巴戟天温补肾阳,附子、肉桂补肾壮阳,菖蒲配合远志可化痰、开窍,茯苓健脾渗湿黄芪、当归补气活血。补肾祛痰,则诸病自愈。

九五、巴　戟　天

巴戟天始载于《神农本草经》，味甘、辛，性微温。归肾、肝经。刘老临床常用于肾阳虚弱的阳痿不孕，肝肾不足的筋骨痿痹，和风湿久痹的步履艰难。

【用药心得】

1. **补肾阳**　巴戟天甘辛微温，补肾壮阳益精。刘老认为巴戟天入肾、肝经，温补肾阳、温煦下焦，常用于治疗肾阳不足、下元虚衰、失于温煦的阳道不举、少腹冷痛、宫冷不孕等症。如《本经》言"主大风邪气，阴痿不起，强筋骨，安五脏，补中增志益气"。

2. **强筋骨**　巴戟天温肾阳，入肝肾，强健筋骨。刘老认为肝藏血主筋，肾藏精主骨，肝肾不足血虚精亏，筋骨失养。巴戟天补益肝肾、温养筋骨，用于肝肾不足的筋骨痿痹、腰膝疼痛。

3. **祛风湿**　巴戟天辛温能散，补肾益精，强筋骨，祛风湿。刘老认为风寒湿邪侵犯骨节肌肉，引起关节肌肉痹痛、屈伸不利，久病必将脏气虚衰，温经散寒、祛风除湿同时还要兼顾补肝肾、强筋骨，常用巴戟天治疗久痹、行步不利。如《本草备要》言"补肾……益精，治五劳七伤，辛温散风湿，治风气脚气水肿"。

4. **随证配伍举隅**

(1) **肾阳不足**：肾阳不足见下元虚冷、阳道不起、宫冷不孕、月经不调。对下焦虚冷的阳痿不起、不孕不育，刘老常配牛膝、淫羊藿、枸杞子等，补肾益精，温煦下焦。肾阳不足见少腹冷痛、月经不调，刘老常配高良姜、肉桂、艾叶等，温阳散寒，补肾通经。

(2) **肝肾不足**：肝肾不足症见筋骨痿软、腰膝疼痛，刘老配以肉苁蓉、杜仲、菟丝子。肉苁蓉质润和缓，补肝肾、益精血；杜仲补肝肾、强筋骨；菟丝子补肾固精、养肝明目，共奏补益肝肾、补血填精、强筋健骨的功效。

(3) **风湿痹痛**：风湿久痹，脏腑虚劳，行走不利，刘老配以羌活、杜仲、萆薢等药，羌活祛风胜湿止痛，杜仲补肝肾强筋骨，萆薢祛风除湿，标本兼顾，祛风除湿止痛。

5. **使用方法及用量**　水煎服，10～15g。

【病案举例】

向某,男,64 岁,1989 年 12 月 17 日初诊。患者 5 年前始出现胸闷、胸痛,曾在某医院诊断为"冠状动脉粥样硬化性心脏病"。病发时,口服复方丹参滴丸、速效救心丸,疼痛可稍缓解;但稍有劳累,胸痛又作。近 3 日因天气寒冷,加之劳累,心绞痛再次发作,动辄气短,心烦胸闷,伴少腹拘急、小便不利、腰膝酸软。就诊时见:胸闷、胸痛、心悸、神疲、语声低微、气息微弱、四肢清冷;舌质淡嫩,脉结代而沉细。诊为肾心痛,属心肾不交,阴阳两虚,治当补肾救心,益阴扶阳。

处方:熟地黄 15g,怀山药 15g,云苓 15g,山茱萸 12g,泽泻 12g,牡丹皮 10g,淡附片 12g(先煎),肉桂 6g,巴戟天 15g,延胡索 12g。水煎服,每日 1 剂,5 剂。

1989 年 12 月 22 日二诊:服上方 5 剂后,阴火潜消,烦痛缓解,仍感神疲乏力,心动悸,脉结代,舌红嫩。原方去延胡索,加人参 10g、三七 6g 以益气活血、交通心肾。水煎服,每日 1 剂,10 剂。

服药 10 剂后,患者心悸、胸痛消失,继续用丹参饮送服金匮肾气丸,追踪半年,未见复发。

按语:肾之阴阳不足而致胸痹心痛,《灵枢·厥病》称"肾心痛",《类证治裁·心痛》称"肾厥心痛",乃心肾水火不交,肾阴阳俱虚,阴火上冲,逼及心宫所致。刘老选用肾气丸加巴戟天,益阴扶阳,以调肾间动气,气动为阳,上注心脉而温化阴火;延胡索活血化瘀。《金匮要略心典》曰:"补阴之虚,可以生气;助阳之弱,可以化水。"温补肾之阴阳,则阴得阳以相生,阳得阴以相养,肾中之阴阳既济,肾气自通于心,心气自降于肾,心肾上下水火相交,阴火自降,心肾保持动态协调,脉络通畅,故心痛之症,亦自豁然。

九六、肉 苁 蓉

肉苁蓉始载于《神农本草经》,味甘、咸,性温,归肾、大肠经。刘老临床常用于肾阳不足、肾精亏虚的腰膝酸软、筋骨无力、肠燥便秘。

【用药心得】

1. **补肾阳、益精血** 肉苁蓉为肉质类植物,补而不峻,药性从容和缓,甘咸性温,补肾益精。刘老认为肉苁蓉甘温助阳,咸味入肾,性质和缓,补肾阳、益精血、强腰膝。常用于五劳七伤后肾阳不足的阳痿不育、宫冷不孕、小便余沥,或肾虚骨痿的筋骨无力。如《本草汇言》言"养命门,滋肾气,补精血之药也……男子丹元虚冷而阳道久沉,妇人冲任失调而阴气不治,此乃平补之剂,温而不热,补而不峻,暖而不燥,滑而不泄,故有从容之名。"

2. 润肠通便　肉苁蓉甘咸质润,入大肠经,补肾益精,兼润燥滑肠。刘老常用于肾阳不足或肾精亏虚的大便不通、小便清长的肠燥便秘。

3. 随证配伍举隅

(1) **肾阳不足、精血亏虚**:肾阳不足、精血亏虚证见阳痿不育,刘老常配熟地黄、菟丝子,如肉苁蓉丸、壮元养精;治宫冷不孕,刘老常配鹿角胶、当归,温肾补阳、暖宫助孕。肾虚骨痿、筋骨无力,刘老常配巴戟天、杜仲,温补肝肾、强筋健骨。

(2) **肠燥便秘**:刘老用肉苁蓉配当归、枳壳等,如济川煎。肉苁蓉温肾益精、暖腰润肠,当归补血润燥、润肠通便,枳壳下气宽肠,共奏温肾益精、润燥滑肠。

4. 使用方法及用量　水煎服,10~15g。

【 病案举例 】

王某,男,27岁,1985年3月12日初诊。主诉下肢无力3个月。患者结婚半年,婚后3个月即感腰膝酸软,但于生活、工作尚无大碍,而后两腿无力与日俱增,以致不能跑步、下蹲,起立及行走困难,上下公共汽车颇为不便,上楼亦极费力,严重影响生活、工作,曾到某医院神经科检查,未予明确诊断,今求诊于刘老。就诊时见:双下肢软弱明显无力已经3个月有余,并逐渐加重;头晕目眩,腰膝酸软,四肢无力,不能独自行走,需他人搀扶,畏寒;睡眠、饮食尚可,大便秘结,五六日一行,小便失禁;舌苔薄白,脉来弦细。诊为痿躄,属肾精不足,筋骨失养。治当填精补髓,充养筋骨。

处方:当归15g,牛膝15g,肉苁蓉15g,熟地黄24g,远志6g,茯苓12g,山茱萸15g,麦冬15g,菖蒲9g,五味子15g,附子12g(先煎)。水煎服,日1剂,10剂。

二诊:服用上方后,双下肢无力逐渐好转,治疗20余日,完全恢复正常,上车登楼,起立行走,一如常人,二便症状亦除。嘱其节欲慎养,以后未再服用其他方药。

按语： 痿证指肌体筋脉弛缓、软弱无力，日久废用，甚至肌肉萎软瘦削，多发生于下肢。临证施治多重视肝肾，盖肝主筋，肾主骨也。本例患者证属阴阳两虚，系新婚燕尔房劳过度，损伤肾精，骨髓失充，筋脉失养所致。丹溪用"泻南方，补北方"清内热、滋肾阴之法，刘老宗其法，取地黄饮子加减，以熟地黄、肉苁蓉、山茱萸补肾填髓、益精血、强筋骨、健腰膝。熟地黄、山茱萸偏补肾阴，肉苁蓉、附子偏补肾阳，麦冬、五味子滋养肺肾，金水相生，壮水以济火；当归养血活血通络；牛膝补益肝肾，强筋骨；菖蒲、远志、茯苓开窍化痰，交通心肾。去原方巴戟天、肉桂等，免于过于辛热耗散，精气渐充，痿躄自复。

九七、何 首 乌

何首乌始载于《日华子本草》，其味苦、甘、涩，微温，入肝、肾、心经。凡肝肾精血亏虚所致头昏目眩、面色萎黄、须发早白、腰酸遗精、耳聋耳鸣、体倦乏力等症，皆可用其治疗。刘老临床常用于主治肝肾不足、精血亏虚所致胸痹心痛、眩晕、须发早白、脱发等症。

【用药心得】

1. **滋补肝肾，补益精血** 肝肾不足，精血亏虚，可致头晕眼花、须发早白、腰酸腿软、遗精遗尿等症，何首乌制后善补肝肾，益精血，兼能收敛，且温而不燥，补而不腻，为滋补之要药。刘老认为何首乌功能补血益精，似菟丝子平补肝肾，二者常配合同用。如制何首乌、菟丝子配合豨莶草、桑椹、地黄、杜仲等，配成首乌延寿丹，主治肝肾不足，头晕眼花、耳鸣、腰膝酸软等症；再如二者配合枸杞子、当归、牛膝等，配成七宝美髯丹，主治精亏血虚所致须发早白、脱发等症。

2. **润肠通便** 何首乌生用可用于精血不足，肠中津液匮乏所致肠燥便秘，刘老常与当归、火麻仁、黑芝麻等配合使用。

3. **随证配伍举隅**

(1) 胸痹心痛：刘老认为，对于老年疾病的治疗，重在滋养肝肾。而胸痹心痛多责之心肾两虚，临证多以杞菊地黄丸合首乌延寿丹加减，方中何首乌补肾益精，配合生地黄、菟丝子、桑椹、桑寄生、黄精等，共奏滋阴益肾之功。

(2) 肝浊（脂肪肝）：肝浊一病，刘老认为，其病机为脾胃失健运、升降失常，肾脏受损，虚不泄浊，造成营养物质过剩而堆积体内，日久成痰化浊，发为本病。刘老针对于此，治以益肾健脾、祛痰化浊为法，并创制调脂化浊方，疗效显著,方中重用制何首乌滋肾益精。

(3)**须发早白**:《素问》言"肾者……其华在发",肾气不足,肾精亏虚,则须发早白,未老先衰。刘老临床中常以七宝美髯丹加减,方中制何首乌益精养血,配合菟丝子、侧柏叶、女贞子、墨旱莲等,共奏滋补肝肾、乌须延年之功。

4. 使用方法及用量　水煎服,10~30g。

【病案举例】

罗某,男,46岁。患者数月前无明显诱因脱发,并呈进行性加重,且白发明显增多。伴头晕、乏力、腰酸、口干,有时口苦、失眠,今来求诊于刘老。就诊时见:精神可,毛发稀少;舌质红,舌苔薄黄,脉细。中医诊断为脱发,证属肝肾阴虚,治当补益肝肾,方予四物汤合七宝美髯丹加减。

处方:生地黄15g,赤芍12g,麦冬12g,酸枣仁9g,当归12g,川芎9g,何首乌15g,牛膝15g,西洋参8g(研末冲服),丹参12g,菟丝子15g,五味子9g,冬虫夏草4g(研末冲服)。水煎服,每日1剂,10剂。

二诊:服药后睡眠、精神好转,仍感口干、口苦、睡眠欠佳;舌质稍暗,舌苔薄白,脉细弦,尺脉弱。处方:生脉散加味,西洋参3g(研末冲服),麦冬9g,五味子6g,甘草6g,川牛膝9g,赤芍9g。水煎服,每日1剂,10剂。

患者服药20剂后,未再脱发,可见发际长出新发。

按语:脱发多由本虚邪胜所致,尤以血亏肾虚受风为要,而肝郁气滞、气血有热、阴虚内热或脾虚湿热亦可导致。肾,其华在发,发为血之余,本病以血亏肾虚为根本。初诊刘老投以四物汤补益精血,改白芍为赤芍,使补而不滞,合何首乌、菟丝子等补益肝肾、乌发壮骨;加丹参以活血养血;西洋参、五味子、麦冬养阴生津;冬虫夏草清上扰之虚火;酸枣仁安神。诸药合用,使阴血得补,生发有源。连服数十剂,使精血得生,气阴得补,新发得出,疗效显著。

九八、枸　杞　子

枸杞子始载于《名医别录》,味甘,性平,入肝、肾经。刘老临床常用于主治肝肾阴虚,阴血亏虚,须发早白及消渴症。

【用药心得】

1. 补肾益精,养肝明目　肝肾阴虚,阴不制阳,阳亢于上,可出现头晕目眩、腰膝酸软、遗精不孕、视物昏花等症。枸杞子甘润性平，善于滋补肝肾之阴，且无大寒燥热之偏，其力较缓，无滋腻碍胃之弊，适宜长期服用。如《神农本草经疏》所言"枸杞子……润而滋补，兼能退热，而专于补肾、润肺、生津、益气，为肝肾真阴不足、劳乏内热补益之要药"。刘老认为，凡属肝肾不足、阴精亏虚所致上述症状者，均可选用。枸杞子性平，临证中肾阳不足者，亦可配合补肾填精、温肾壮阳之品同用，取"阴兴阳起"之意。

肝肾不足，阴血亏虚，常导致须发早白、未老先衰、失眠多梦等，枸杞子滋补肝肾之阴同时，又能养血安神、乌须延年。

2. **生津止渴**　枸杞子平而不热，有补水制火之功，通过滋补肝肾之阴而生津止渴，尤其适合用于治疗内热伤津之消渴。刘老认为，针对消渴病阴虚燥热的基本病机，应用生津止渴之枸杞子，能起到标本兼顾的目的，临证中常与生地黄、麦冬等配伍使用。

3. **润肺止咳**　本品甘平，兼入肺经，可补可润，适用于肺阴损伤所致的顽固性咳嗽等。常与五味子、麦冬、贝母、知母等配伍使用。

本品滋阴润燥，老年脾虚便溏者不宜使用。

4. **随证配伍举隅**

(1)**头晕**："诸风掉眩，皆属于肝"，刘老认为大部分头晕目眩患者都由肝肾阴亏，风阳上亢所致，尤其是老年患者。枸杞子能补血生营，息风止眩，常配伍熟地黄、茯苓、当归、菟丝子等滋阴息风，治疗肾脏虚耗，阴液不能上承，阴虚阳亢型头晕目眩。

(2)**目暗不明**：肝肾阴虚之视物不清、目暗不明者，刘老常配伍菊花、熟地黄、山药、山茱萸、牡丹皮、茯苓等，即杞菊地黄丸。此外，枸杞子与疏散风热之品，如菊花、川芎、薄荷、苍术等同用，可以祛风明目。

(3)**消渴**：阴虚燥热之消渴，尤其是肾消，症见小便频数，口干心烦，皮肤干燥，腿膝消细，渐至无力者，常配伍生地黄、麦冬、山药、黄芪等生津止渴。

(4)**须发早白**：肝肾亏虚，则须发早白，未老先衰。刘老临床中常以七宝美髯丹加减，方中枸杞子滋肾养肝，配合制何首乌、菟丝子、侧柏叶、当归、茯苓等，共奏滋补肝肾、乌须延年之功。

5. **使用方法及用量**　水煎服，10~30g。

【病案举例】

王某，女，51岁。患者2年前突觉腰部酸痛，活动及劳累后尤甚，后此症多有发作,自觉与季节及天气变化无关,畏寒不甚,但常觉口干,喜热饮,每日饮水量约 3 升,患者觉无大碍,故未予重视。近 4 个月来,患者自觉口渴渐甚,食欲也见增多,易饥,形体渐瘦,乏力,视力减退,故前来刘老处就诊。就诊时见:精神稍差,形体消瘦,面色潮红,乏力,口干,喜热饮,畏寒,多食易饥,视力减退,月经正常,睡眠欠佳,多梦,二便尚可;舌体胖,质淡红,苔薄黄,脉细弦偏沉;空腹血糖 10.6mmol/L,尿糖(++++)。诊断为消渴(2 型糖尿病),证属气阴两虚。治当益气养阴。

处方:生地黄 15g,枸杞子 10g,生黄芪 18g,太子参 12g,山茱萸 15g,玉竹 12g,五味子 6g,桑椹 12g,天花粉 20g,葛根 12g。水煎服,每日 1 剂,7 剂。

二诊:诸症明显好转,但视物仍觉模糊,兼伴耳鸣。原方加菊花 12g 清热明目,水煎服,每日 1 剂,30 剂。

三诊:患者因饮食不节,病情反复。刘老认为,治宜滋阴清热并重,兼治腰部酸痛。处方:上方去葛根、桑椹、天花粉,加麦冬 15g、黄芩 12g、黄连 9g、酸枣仁 12g、何首乌 10g、牛膝 12g、羌活 12g。水煎服,每日 1 剂,10 剂。

四诊:口干、易饥、腰痛明显减轻;舌质红,苔薄黄,脉细弦;空腹血糖(±),餐后 2 小时尿糖(++)。守原方再进 10 剂。

五诊:患者自觉病情稳定,精神好,面丰满红润,体重有所增加,虽时有腰痛、大便稍干,但已不甚;舌质淡红,苔薄白,脉弦细;尿糖(±)。原方去麦冬、黄连、五味子、酸枣仁,加杜仲、桑寄生、牡丹皮、泽泻、茯苓。10 剂。

按语:刘老认为,消渴常以阴虚燥热开始,但随着病情发展,其损渐及元气精血,久则由阴损阳,因此治疗本病除清热养阴的基本治则外,刘老还常针对具体病情,选用清热泻火、健脾补肾等法。本案方中,刘老以生地黄、枸杞子、玉竹、麦冬、太子参、五味子、黄芪益气养阴;天花粉、葛根清热生津;菊花、黄芩、黄连清热,况菊花又兼明目之功;牛膝、杜仲、桑寄生、六味丸等补肾填精。全案先以滋阴为主,后则清热滋阴并重,最后以滋养肝肾固其本源,全程不离枸杞子、生地黄等滋肾益精之品。

九九、沙　参

沙参始载于《神农本草经》,临床有南沙参与北沙参之分,南沙参味甘,微寒,入肺、胃经,具有养阴清肺、生津益胃、补气、化痰之功;北沙参味甘、微苦,微寒,归肺、胃经,养阴清肺,益胃生津。刘老临床一般选用北沙参,用于主治肺中有热、咳吐脓血的肺痈及一切肺中虚热的咳嗽,此外,也用于胃阴不足的胃痛、肺阴不足的喉痹以及心阴亏虚的心悸气短等症。

【用药心得】

1. 养阴清肺 沙参味甘性微寒,归肺经,能滋养肺阴,清肺中虚热,用于各种肺热伤阴所致的干咳少痰、口干口渴之症,常配伍麦冬、天花粉等;可用于肺虚燥咳或劳嗽久咳、干咳少痰、咽干喑哑等症,常配伍杏仁、川贝母、麦冬、桑叶等;热蕴于肺,肺失清肃,痰热内郁,热壅血瘀,郁结成痈,沙参还可用于肺痈后期治疗,配合麦冬、桔梗、薏苡仁、冬瓜仁、太子参等滋阴清热,化痈排脓。正如《本草从新》言"专补肺阴,清肺火,治久咳肺痿"。

2. 生津益胃 沙参能入胃经,而性微寒,可养胃阴,生津液,兼能清热。刘老临床常用于各种胃阴不足,津伤口渴等症,常配伍生地黄、麦冬等,方如益胃汤。

3. 随证配伍举隅

(1)**咳嗽:**沙参善滋阴润肺,又能清解肺热,是治疗一切肺阴亏虚、燥热伤肺所致咳嗽的要药,刘老常用沙参配合麦冬、天花粉、桑叶、杏仁、贝母等,方如桑杏汤、沙参麦冬汤、清燥救肺汤等。沙参善能滋阴,对于阴虚火炎痰黄黏稠之肺热咳嗽,亦可选用,常配伍桑白皮、地骨皮、瓜蒌、贝母等同用。

(2)**心悸:**病毒性心肌炎常有反复感冒、发热等病史,伴有心悸乏力、胸闷气短等症,此乃邪热稽留,耗伤心阴所致,故治当清热养阴,刘老常用北沙参配伍生地黄、麦冬、玄参等滋阴清热。

(3)**喉痹:**慢性咽炎属中医"喉痹"范畴,乃因风热毒邪客扰咽喉,邪热耗伤肺阴,阴虚津少,虚火内生,上灼咽窍,经络阻滞而成,宜治以滋阴润肺、止咳平喘之法,刘老常选用滋阴润肺之沙参,配伍麦冬、天花粉等,方如沙参麦冬汤,并合射干麻黄汤治疗该病症。

4. 使用方法及用量 水煎服,10~15g。

【病案举例】

刘某,男,37岁。患者1个月前无明显诱因突感咽喉部有堵塞感,夜间尤甚,伴胸闷、气短。日间自觉咽燥、咽痒,轻微咳嗽,痰质黏色白,就诊于当地医院,诊断为"慢性咽炎",经常规治疗,症状稳定。出院后,虽长期服药,但症状仍呈进行性加重之势,患者觉痛苦难耐,故前来就诊。就诊时见:咽燥、咽痒,有异物感,入夜尤甚;咳嗽,痰白,质黏,声音嘶哑,伴胸闷气短、口干,唇红,纳差,无食欲,偶有恶心,眠差,小便色黄,大便干结;舌尖红,苔薄白,脉沉细。诊为喉痹(慢性咽炎),证属肺阴亏虚,治宜滋阴润肺,止咳平喘,方以沙参麦冬汤合射干麻黄汤加减。

处方:沙参 12g,麦冬 18g,知母 10g,天花粉 12g,百合 12g,法半夏 10g,射干 10g,炙麻黄 8g,杏仁 10g,厚朴 8g,象贝母 10g,太子参 15g,甘草 6g。水煎服,每日 1 剂,5 剂。

二诊:患者觉症状好转,咽部堵塞感减轻,胸闷缓解,稍喘,无反酸,饮食及二便正常,舌质稍红,舌苔薄白,脉沉细。仍以上方加减,10 剂。后随访患者诉症状已完全消失,未再发。

按语:本例慢性咽炎患者,刘老治以滋阴润肺、止咳平喘为法,方中沙参、麦冬滋阴润肺;知母、天花粉清肺泻火;法半夏、象贝母化痰止咳;射干清热利咽;麻黄宣肺,杏仁降气,两药相配,以止咳平喘;厚朴宽胸理气;太子参益气健脾,实土以利痰消;甘草生用以清热也。

一〇〇、麦　　冬

麦冬始载于《神农本草经》,原名麦门冬,其味甘、微苦,微寒,入心、肺、胃经。具有养阴生津、清心除烦之功。如《本草汇言》所言"麦门冬,清心润肺之药也,主心气不足,惊悸怔忡,健忘恍惚,精神失守,或肺热肺燥,咳声连发,肺痿叶焦,短气虚喘,火伏肺中,咯血咳血;或虚劳客热,津液干少;或脾胃燥涸,虚秘便难,此皆心肺肾脾元虚火郁之证也"。刘老认为麦冬长于养阴,具有清心润肺之效,临床常用于各种原因造成的阴伤口渴、心胸烦热、心悸怔忡、肺热咳嗽、热病后期等症。

【用药心得】

1. 养阴生津　麦冬甘寒养阴清热、生津止渴。既能补养心阴,清泻心热,治疗心阴不足、心火上炎的心烦不寐、健忘多梦,又能滋养肺阴,清降肺火,治疗肺热伤阴,阴虚燥热的鼻燥咽干、干咳少痰、劳嗽咯血等症。作为生脉散中重要组成部分,与太子参、五味子配伍,广泛用于各种阴虚发热病症中。

2. 清心除烦　麦冬甘寒,入心经,能清心除烦,安神定悸,既可以用于阴虚火旺,心肾不交,心烦失眠、惊悸神疲、梦遗健忘等症,又可以用于外感热病,邪气入营所致神昏谵语、心烦不寐等症。

3. 随证配伍举隅

(1)**燥热咳嗽**：麦冬甘寒质润,入肺经,善能清热养阴,润肺止咳,刘老常用麦冬治疗各种燥热伤肺,干咳痰黏,配伍桑叶、石膏、杏仁、阿胶等,方如清燥救肺汤。此外麦冬养阴清热,还用于肺胃津伤,虚火上炎的肺痿,配伍人参、甘草、粳米等,方如麦门冬汤。

(2)**惊悸失眠**：刘老常用麦冬治疗心肾不交,阴虚火旺之惊悸失眠,配伍生地黄、玄参、柏子仁、酸枣仁、远志等,方如天王补心丹。还常用于温邪入营所致的心烦不寐,配伍生地黄、玄参、竹叶卷心、丹参等,以清营凉血、安神定悸,方如《温病条辨》清营汤。

(3)**津伤烦渴,内热消渴**：麦冬入胃经,能益胃生津止渴。刘老常用于各类咽干口渴病症,如消渴,大病后期烦热不解,或中暑、小儿夏季热及其他发热性疾病而见气阴两伤者,常配伍人参、沙参、玉竹、天花粉、五味子等,方如生脉散、沙参麦冬汤等。

4. 使用方法及用量　水煎服,10~15g。

【病案举例】

王某,男,57岁,1995年2月3日初诊。患者于2个月前因工作劳累后出现流清涕,并有咳嗽,咳少许泡沫痰,服感冒清等药物后症状得以控制,但仍有咳嗽,呈阵发性,并进行性加重。胸片示肺部感染,经静脉滴注抗生素,治疗5天后,咳嗽症状明显好转,但从此需长期服用西药消炎,咳嗽才能控制,为了摆脱长期服用药物之痛苦,故前来就诊。就诊时见：干咳,少痰,痰黏难咳,皮肤干燥,鼻燥咽干,喑哑,咳甚则略感胸痛,口苦,纳差,睡眠一般,小便色黄,大便偏干;舌质红,苔薄黄,脉弦细。中医诊断为咳嗽,证属阴虚内燥,治当滋阴润燥,化痰止咳,方予沙参麦冬汤合杏苏散加减。

处方：北沙参15g,麦冬9g,荆芥穗12g,防风9g,款冬花12g,川贝母6g,炙麻黄6g,苏子9g,半夏9g,桔梗9g,黄芩9g,杏仁6g,瓜蒌12g,甘草6g。水煎服,每日1剂,8剂。

二诊：患者咳嗽好转。再次复查胸片,诊断为陈旧性肺结核,经口服异烟肼等药物治疗半个月,现患者晨起咳嗽,痰量不多,口干,无口苦,无五心烦热,面色红润,两肺均可闻及少许细湿啰音,以右侧中下肺为多;舌苔薄黄,脉弦细。故前方加黄芪益气养阴;加百部及板蓝根清热解毒、润肺止咳。处方：北沙参 15g,川贝母 6g,百部 9g,桔梗 9g,板蓝根 12g,苏子 9g,紫苏叶 9g,黄芩 9g,生黄芪 12g,杏仁 9g,瓜蒌 12g,苇茎 24g,10 剂。

患者坚持服药 1 个月后,咳嗽、咳痰症状已完全消失。

按语: 本案患者因咳嗽前来就诊,观其诸症,刘老认为其乃素体阴虚,肺窍失于濡养,肺气不利所致。对于此类患者,刘老喜以滋阴润燥之法治之,以纠其根本,少以化痰止咳之法,以治其标。方用沙参麦冬汤合杏苏散加减。方中沙参、麦冬、川贝母、款冬花、桔梗滋肺阴、润肺燥、化燥痰;苏子、杏仁调肺气、止咳嗽;麻黄、荆芥穗、防风开腠理、通肺气、调畅气机;半夏降逆;黄芩清热;瓜蒌畅中;甘草合药。诸药相合,咳嗽乃除。

一〇一、蒺 藜

蒺藜始载于《神农本草经》,又名蒺藜子、白蒺藜、刺蒺藜,其味苦、辛,微温,有小毒,归肝经。刘老临床习惯书写白蒺藜,常用于主治各种肝风上扰、肝气不舒所致的头目眩晕,以及风热炎上所致目赤肿翳、皮肤瘙痒等症。

【用药心得】

1. **平肝疏肝** 蒺藜入肝经,有平肝潜阳之功,用于各种肝阳上亢之头目眩晕,尤其是高血压病见上证者,常与菊花、牛膝、白芍、蔓荆子等配伍。此外,蒺藜还可用于胸胁胀痛,肝主疏泄,肝郁不通,气机郁滞,则见胸胁胀痛,蒺藜苦泄辛散,宣行快便,功能疏肝散结,尚能活血散瘀,常与柴胡、香附、乳香、没药等同用。

2. **祛风明目止痒** 肝开窍于目,目病多为风盛,蒺藜能疏散肝经风热而明目退翳,为眼疾常用药物,正如《本经逢原》所言"白蒺藜……为治风明目要药"。常与菊花、蔓荆子、决明子、连翘等配伍同用。此外,蒺藜辛散苦泄,清扬疏散,有祛风止痒之功。

3. **随证配伍举隅**

(1)**头痛头晕:**诸风掉眩,皆属于肝,刘老使用蒺藜治疗一切与肝风上扰有关的头痛头晕,常与菊花、钩藤、牛膝等配伍。若伴有血虚,常配伍白芍、甘草;若伴有痰湿,合二陈汤加减。

(2)**皮肤瘙痒:**蒺藜总能宣散肝经风邪,有祛风止痒之功。刘老常与当归、白芍、何首乌、牡丹皮等配伍同用,方如当归饮子,治疗血虚风热所致的各类皮肤瘙痒等症。

4. **使用方法及用量** 水煎服,10~15g。

【病案举例】

徐某,男,56岁。患者1年来常胸闷,伴头晕、少寐。曾诊断为"冠状动脉粥样硬化性心脏病、神经衰弱",在当地服药数百剂,疗效不佳,故来京求治。现自觉胸膺痞闷,有窒塞感,呼吸不畅,头晕头重,腹部隐痛,大便每日二三行,质软,寐不佳;舌苔薄,脉细滑。诊为胸痹(冠心病,心绞痛,神经衰弱),证属浊阴上乘,清阳被蒙,治以通阳泄浊,行气散结,方选瓜蒌薤白半夏汤加味。

处方:瓜蒌15g,薤白10g,太子参15g,桂枝3g,半夏10g,陈皮6g,广郁金10g,白蒺藜12g,潞党参15g。水煎服,每日1剂,5剂。

患者服药后,胸闷除,夜寐安。

按语:该患者本为浊阴上乘,清阳被蒙的胸痹心痛,同时伴有头昏头重,乃阴居阳位,气机郁滞,故见胸闷,同时肝气夹浊阴上承,清阳被蒙,故见头晕之症。方中瓜蒌薤白半夏汤通阳泄浊,配伍白蒺藜、郁金以平肝潜阳,疏肝解郁。太子参、党参健脾益肺,通调水道,既能杜生痰之源,也能补气行津;陈皮健脾燥湿,化痰行气。诸药相合,痰浊阴邪得解,胸痹心痛可缓。

一〇二、女 贞 子

女贞子始载于《神农本草经》,又名女贞实、冬青子,其味甘、苦,性凉,归肝、肾经。《神农本草经》列为上品,云"主补中,安五脏,养精神,除百疾。久服肥健。"刘老临床常用于各类以精血亏耗、肝肾阴虚为特点的老年慢性疾病,如腰膝酸软、失眠健忘、须发早白等症。

【用药心得】

1. **滋补肝肾** 肝肾阴虚,可致腰膝酸软、头昏目眩、失眠健忘等症。女贞子味甘性凉,善补肝肾之阴,为清补之品,可用于上述各种肝肾阴虚所致诸症,尤其是阴虚兼有热象者。女贞子药力缓和,补而不腻,常配伍墨旱莲,共奏滋补肝肾之功,方如《医方集解》二至丸。

2. **乌须明目** 肝开窍于目,目受血而能视,肝肾阴虚,精血亏乏,所致视物不清、目暗不明等各类目疾,女贞子尤为适宜,常配伍枸杞子、菟丝子等同用;此外,肝肾阴虚,则须发早白,未老先衰,刘老常配伍生地黄、旱莲草、侧柏叶、桑椹等乌须延年之品。

3. 随证配伍举隅

(1)老年病:刘老认为老年人多虚损之证,但无论生理性的衰退,还是病理性的致虚,总以精血亏耗、脏腑阴津损害为先,这是各类老年慢性疾病的根本原因。因此,滋养肝肾乃重要治则。常用女贞子、旱莲草、何首乌、枸杞子、桑椹、黄精、桑寄生、牛膝、川续断、杜仲、当归等滋补肝肾。此类药物性味多甘平或微温,作用平和,善收缓功,且滋而不腻,亦可保养胃气。

(2)脱发:脱发多由肝肾阴虚,血虚风燥引起,女贞子善能滋补肝肾,尤其是阴虚有热者,故适合上述证型脱发者。刘老常配伍旱莲草、桑椹、生地黄、侧柏叶等滋阴清热、养血息风。

4. 使用方法及用量　水煎服,10~15g。

【病案举例】

刘某,女,35岁。患者半年前无明显诱因出现头发脱落,伴失眠、多梦、大便干,情绪易于激动,今来刘老处求诊。就诊时见:一般情况可,头发稀少,色黄;舌质稍红,舌苔薄黄,脉弦滑。证属肝肾阴虚,血热风燥,治宜滋阴清热,养血祛风。

处方:生地黄90g,丹参90g,女贞子60g,旱莲草60g,侧柏叶60g,桑椹60g,赤芍60g,木瓜60g,羌活60g,茯苓60g。一料,研末,炼蜜为丸,每丸10g,1次1丸,每天2次。

按语:本例脱发之证,为中青年脱发,在肝肾阴虚基础上,阴虚内热之象更明显。患者平素肝失疏泄、肝气郁滞,日久郁而化火,火热伤血,阴虚风动,血热风燥而致病。血热生燥,发失濡养,故发枯而脱、头发稀少、色黄;热扰心神,故见失眠多梦;肝火上炎,故见气急易怒;火热伤津,故见大便干。刘老治以清热养血祛风,方中女贞子、桑椹、旱莲草滋补肝肾;生地黄、丹参、侧柏叶、赤芍入血分,以活血凉血;木瓜、茯苓健脾润燥;羌活搜风。全方养血搜风、滋补肝肾,疗效渐显。

一〇三、墨 旱 莲

墨旱莲始载于《新修本草》,又名莲子草、旱莲草,其味甘、酸,性寒,归肝、肾经。刘老临床习惯书写旱莲草,常配伍女贞子组成二至丸,用于各种以精血亏耗、肝肾阴虚为特点的老年慢性疾病,如头晕目眩、视物昏花、须发早白、腰膝酸软、失眠健忘等症。

【用药心得】

1. **滋补肝肾** 墨旱莲味甘酸性寒,善滋阴益肾养肝,可用于上述各种肝肾阴虚所致诸症,尤其是阴虚有热者,多与补益肝肾的女贞子相须为用,组成二至丸,共奏滋补肝肾之功。

2. **乌须明目** 同上女贞子所述,肝肾阴虚,精血亏乏,常导致视物不清、目暗不明、须发早白等症,刘老常使用墨旱莲、女贞子、菟丝子、生地黄、侧柏叶、桑椹等乌须明目之品。

女贞子和墨旱莲性偏寒凉,脾胃虚寒者慎用,服后易出现腹痛作泻。

3. **随证配伍举隅**

(1)**老年病:** 刘老认为老年慢性疾病的根本原因是精血亏耗、脏腑阴津损害,治宜滋养肝肾。常用女贞子、墨旱莲、何首乌、枸杞子、桑椹、黄精、桑寄生、牛膝、川续断、杜仲、当归等滋补肝肾。

(2)**脱发:** 脱发多由肝肾阴虚,血虚风燥引起,墨旱莲善能滋补肝肾,凉血,尤其是阴虚血热者,刘老常配伍女贞子、桑椹、生地黄、侧柏叶等滋阴清热、养血息风。

4. **使用方法及用量** 水煎服,10~15g。

【病案举例】

同女贞子病案。

一○四、百 合

百合始载于《神农本草经》,其味甘,性寒,归肺、心经。《神农本草经》列为中品,曰"主邪气腹胀,心痛,利大小便,补中益气"。刘老常用于各种阴虚有热的心烦惊悸及肺热久嗽,如百合固金汤等。

【用药心得】

1. **安心定胆** 百合甘寒质润,归心经,养心阴,益心气,善清心热安心神,多用于虚烦不寐,甚则精神恍惚的百合病。

2. 润肺止咳 百合甘寒,归肺经,具有清肺润燥止咳之功。可用于肺热久咳伤阴,或肺肾阴虚劳嗽咯血。刘老常配伍麦冬、玄参、生地黄、百部等滋阴润燥、润肺止咳之品,方如百合固金汤。

3. 随证配伍举隅

百合病: 热病后期,余热未清,出现虚烦惊悸、失眠多梦,甚则精神恍惚、沉默寡言、如寒无寒之证,即《金匮要略》百合病。刘老常以百合诸方治疗各种阴虚有热的心烦惊悸,常配伍生地黄、知母、合欢皮、灯心草等。

4. 使用方法及用量 水煎服,12~30g。

【病案举例】

史某,男,27岁。患者5年来长期精神不振,以致彻夜不眠、神思恍惚、坐卧不宁,兼伴厌食、幻听、幻视、头晕诸症,曾于数家医院就诊,均以"神经衰弱"治之,然效果不佳,故求诊于刘老。就诊时见:精神不振、神思恍惚、面色潮红、烦躁不安、坐卧不宁、幻听、幻视、头晕、健忘、心悸、胸闷、疲乏无力、厌食、彻夜不眠、自言自语、口苦、尿黄;舌质红,苔薄黄,脉数。诊为百合病(神经衰弱),证属阴虚阳浮,神不守舍,治宜滋阴潜阳,方选百合地黄汤加减。

处方: 百合30g,生地黄15g,麦冬12g,五味子6g,茯苓9g,龙骨15g(先煎),牡蛎15g(先煎),合欢花15g,灯心草9g,甘草6g。水煎服,每日1剂,7剂。

二诊: 患者心悸、头晕好转,夜能入睡,晨起自觉神清气爽,精神恍惚大减,仍觉胸闷、口苦、尿黄较淡;舌质红,苔薄黄,脉数。原方加柴胡9g、香附6g、竹茹9g。调治1个月,病即痊愈。后随访1年,未复发。

按语:《金匮要略·百合狐惑阴阳毒病脉证治》云:"论曰:百合病者,百脉一宗,悉致其病也。意欲食,复不能食,常默默,欲卧不能卧,欲行不能行,饮食或有美时,或有不用闻食臭时,如寒无寒,如热无热,口苦,小便赤。"刘老认为本案患者乃阴虚阳浮、神不守舍之证,治以百合地黄汤。方中重用百合宁心清热;生地黄滋养阴血,补肾水真阴之不足;龙骨、牡蛎镇静安神;灯心草、麦冬、五味子滋阴降火、养心安神;柴胡、合欢花、香附疏肝解郁;竹茹清热化痰矣。诸药相合,浮阳乃降,神情乃守。

一〇五、阿　胶

阿胶始载于《神农本草经》,味甘,性平,入肺、肝、肾经。《神农本草经》列为上品,刘老临床常用于主治阴虚、血虚所致的心中烦热、不得安卧、虚风内动以及各种血证。

【用药心得】

1. **止血补血**　阿胶甘平滋润,入肝经,乃血肉有情之品,有良好的滋养阴血的作用。还是止血要药,用于咯血、尿血、便血、紫癜、崩漏等各种血证,尤其是阴血亏虚者。

2. **滋阴润燥**　诸风掉眩皆属于肝,热入下焦,肾水本虚,不能济肝,肝风内动,阿胶能滋水涵木,养阴息风,可用于阴血亏虚,水不涵木而致的虚烦不眠及虚风内动之证;阿胶甘平入肺,质黏滋润,能滋阴润肺止咳,可用于肺阴不足之虚劳喘咳;阿胶善滋阴养血润燥,还可治疗血虚津亏之肠燥便秘;阿胶善补但不犯壅滞,其性滑利,可用于各种原因所致小便不利伴有阴虚气化无由者。

3. **随证配伍举隅**

(1) **失眠:**肾阴亏虚,阴虚阳亢,心肾不交,心火亢盛,可致心烦不眠等症,阿胶滋阴润燥,常配伍黄连、黄芩、芍药、鸡子黄等,共奏育阴清热除烦之功,方如黄连阿胶汤。

(2) **小便不利:**刘老常采用猪苓汤治疗肾炎湿热病症,认为猪苓汤既可清下焦湿热,又可以滋少阴之源,切合湿热伤肾的特点。此外,对于各种原因所致小便不利伴有阴虚气化无由者,亦采用猪苓汤加减治疗,常配伍猪苓、茯苓、泽泻、滑石、车前子、太子参、生黄芪等。

4. **使用方法及用量**　水煎服,10~15g。

【病案举例】

申某,男,61 岁。患者 5 个月来每夜均不能入睡,常伴五心烦热、盗汗、大便干燥诸症,曾服用各种镇静安眠中西成药,以及人参、鹿茸等补品,病情反而加重。就诊时见:精神疲惫、头晕、耳鸣、健忘、心烦、腰酸、口干少津,容易疲劳,面色黑黄;舌淡红,脉沉细。诊为不寐(失眠),证属阴虚火旺,治宜滋阴降火,方选黄连阿胶汤合生脉散加减。

处方：黄连 9g，阿胶 6g(烊化)，黄芩 9g，芍药 9g，酸枣仁 9g，何首乌 12g，夜交藤 9g，西洋参 6g(研末冲服)，麦冬 12g，五味子 6g，生地黄 12g，珍珠粉 1g(冲服)，丹参 9g。水煎服，每日 1 剂，10 剂。

二诊：上述症状明显改善，体力恢复，面色红润，精神好转，上方加知母 6g，甘草 6g。水煎服，每日 1 剂，10 剂。

按语：阴虚则阳必旺，宜"壮水之主，以制阳光"，方用黄连阿胶汤加减。方中黄连、黄芩苦寒，清心泻火；阿胶滋阴润燥；西洋参、麦冬、五味子、生地黄、酸枣仁、芍药养阴清热安神；夜交藤、何首乌补血养心安神；珍珠粉镇心安神；丹参清心凉血除烦。全方泻火而不伤阴，滋阴而不碍邪，为补中寓泻之剂也。

第二篇 对药篇

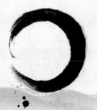

一、麻黄配石膏清热宣肺平喘

【伍用功效】

麻黄辛温,宣肺平喘;石膏辛寒,清泻肺热并制约麻黄之温,以防助热;以辛温之蜜麻黄与辛凉之石膏配伍,二者性味相合化为辛凉重剂,辛可宣郁,凉可清热,柯韵伯谓其"凉解之法"。仲景在《伤寒论》和《金匮要略》中麻黄、石膏用以生津止渴,调和诸药于寒热之间。共奏辛凉透邪,宣肺平喘之功。称其为宣、清、降三法,通过宣发肺气、清除肺热、降利肺气以恢复肺主气司呼吸、通调水道的功能。

【用药心得】

刘老认为在配伍剂量上,麻黄、石膏配伍不仅仅是为外感热邪壅肺所设,配伍得当,还可兼治表证和其他疾病。其中麻黄与石膏的配伍剂量很有讲究。若咳喘无汗,病属邪已入里,热闭于肺,但仍有表象,当以透邪为主,石膏应3倍于麻黄;若咳喘,身热汗出,属热壅于肺,当清解肺热为主,石膏应5倍于麻黄。根据麻杏石甘汤能宣上焦肺热,利下焦水湿,下病治上,也可用于治疗尿频、遗尿症;根据肺合皮毛,热邪壅肺,伤及所合的机制,也可用于治疗荨麻疹。总之,无论是外感还是内伤杂病,只要辨证准确,临床证见热邪壅肺者,均可应用麻黄、石膏药对治疗。

【常用剂量】

麻黄 3~10g,水煎服;石膏 15~60g,先煎。

二、麻黄配葛根散寒止痛

【伍用功效】

《云岐子保命集》:"太阳表病,风湿相抟,荣卫俱病,一身尽疼,表气不和,当汗而解之,风随汗出,值天阴雨不止,湿气不除,后微发其汗,风湿皆去也,宜麻黄加葛根汤。"麻黄配伍葛根,以葛根汤为代表方,全方具有散寒解表、发汗解肌、升津舒肌之功,主治太阳病症或与阳明合病病症,临床症状:恶寒发热、项背酸痛、腹痛腹泻、小便少,甚至口噤不语等。《本草纲目》:"(医学发明)云'轻可去实,麻黄、葛根之属'。盖麻黄乃太阳经药,兼入肺经,肺主皮毛;葛根乃阳明经药,兼入脾经,脾主肌肉。所以二味药皆轻扬发散,而所入迥然不同也。"

【用药心得】

刘老认为,葛根汤所治之证,为太阳伤寒兼太阳经气不舒证,为寒邪侵袭体表,卫闭营郁,经气不舒,阻滞津液敷布,太阳经脉失于濡养,形成以恶寒、无汗及项背强紧为主要表现的证候,用桂枝汤加葛根和麻黄,以葛根为主药,升津舒肌,助麻黄、桂枝解肌发表,麻黄、桂枝解表发汗、辛温通络,芍药、甘草益营缓急,生姜、大枣外和营卫,内调脾胃而生气血。如风寒之邪侵袭人体,体表受邪,侵袭机体手指关节,经气不利,不通则痛,则见全身多处关节疼痛,久坐后加重,而风寒之邪侵袭人体日久,易引起湿邪留滞,缠绵难愈,此时即可在麻黄加葛根汤祛风散寒、除痹止痛的基础上加用白芍、当归、徐长卿等活血通络之品。

【常用剂量】

麻黄 3~10g,水煎服;葛根 15~30g,水煎服。

三、蜜麻黄配熟地黄止咳平喘、散结消癥

【伍用功效】

蜜麻黄,取麻黄段以蜜制法炒至不粘手,表面深黄色,微有光泽,略具黏性,散发蜜香味,味甜。蜜麻黄与麻黄功效各具所长,蜜麻黄偏于润,更增添了润肺止咳之效,发汗解表之力不及麻黄,对于表气已解,气喘咳嗽之症尤为适宜,刘老主要用于主治风寒感冒所引起的胸闷喘咳。此外,刘老认为蜜麻黄同时具有很好的抗炎、抗病毒效果,对于细菌和病毒诱发的流感收效甚好。熟地黄味甘,性微温,入肝、肾经。味厚气薄,为补血生津、滋阴补肾退热之要药。蜜麻黄体质轻浮,气味辛散,易于伤人正气;熟地黄质体滋腻,易于助湿碍胃,故以蜜麻黄之辛散去除熟地黄之滋腻,又用熟地黄之滋腻制蜜麻黄之燥

散。二药相合,扬长避短,一肺一肾,金水相生,标本兼顾,止咳平喘,散结消块甚效。

【用药心得】

刘老常用二药治疗阳虚寒凝的痹证。刘老认为,轻用蜜麻黄(1~5g)辛温宣散,与重用熟地黄(30~50g)相伍,使补而不滞,同时又使蜜麻黄散邪而不伤阴。主要用于糖尿病引起的糖尿病足,疗效显著。

【常用剂量】

蜜麻黄3~10g,水煎服;熟地黄9~50g,水煎服。

四、前胡配杏仁降气润肺止咳

【伍用功效】

前胡辛、苦、寒,可清肺热、降肺气、祛风痰,为降气化痰之要药;杏仁辛散苦降,功在宣发与肃降肺气以止咳平喘,前胡、杏仁二药均可肃降肺气,但杏仁侧重降气平喘,前胡以降气化痰为主,二者合用,可共奏降肺气、平咳喘、化痰涩之功效。

【用药心得】

肺在五行属金,金有"金气清肃"之说,清肃指肺具有清除废浊之物的作用,《医贯》曰:"肺为清虚之府,一物不容,毫毛必咳。"故各种内外之邪气犯肺均可影响肺的清肃,肺失清肃,治当肃肺。肺为五脏六腑之华盖,位置至高,故肺气以下降为顺,而肺气的下降,与下焦肝的上升,及中焦脾升、胃降相顺应,使人体气机升降有序,通畅调达,正如《素问·经脉别论》中所述"饮入于胃,游溢精气,上输于脾,脾气散精,上归于肺,通调水道,下输膀胱,水精四布,五经并行。"肺气失于下降则治以降气之法,使上逆之气得平,肺气能顺利通降。肺气清肃,则气得顺利下降,反之亦然,若清肃之令不行则肺中痰浊停滞,阻塞肺络,以致肺气不得通降。因此刘老在临床上常常将化痰药与降气药同用,其中前胡、杏仁二药均可降肺气,前胡可除内外之痰,杏仁降气平喘还兼有宣降肺气之功,使肺气能宣能降,刘老临床中应用此药对治疗咳痰咳喘,常获得满意疗效。

【常用剂量】

前胡 3~10g,煎服;杏仁 3~10g,煎服。

五、前胡配橘红化痰止咳

【伍用功效】

橘红辛温归于脾肺二经,可祛肺脏已生之痰,亦可健脾以杜生痰之源,以燥湿祛痰为主;前胡辛、苦、寒,可清肺热、降肺气、祛风痰,以降气化痰为主;二者合用,一则健脾燥湿以祛生痰之源,湿去则痰亦消,二则肺气得降、脾气得升,气机顺畅,痰邪易祛,共奏燥湿化痰,降气止咳之功效。

【用药心得】

古语有云"痰生百病",又有"脾为生痰之源,肺为贮痰之器,肾为生痰之本",肺病停痰,不只是肺脏的病变,而其根源多是因脾气虚不能运化水湿,水湿停聚于肺而发病,脏腑之间有互相资生、制约的关系,所以在痰的论治上,不仅要宣肃肺气,助痰液排出体外,更须治脾,胃喜润恶燥,脾喜燥恶湿,治脾以燥湿健脾、促其运化为法,以杜绝生痰之源。刘老在临证治疗湿痰困脾、痰咳气喘者,于方中加上前胡、橘红药对来燥湿祛痰、降气平喘,常常取得满意的疗效。

【常用剂量】

前胡 3~10g,煎服;橘红 3~10g,煎服。

六、苇茎配杏仁祛痰排脓止咳

【伍用功效】

苇茎甘寒,归于心肺经,长于清肺排脓化痰,是治疗肺痈的要药,杏仁辛散苦降,善于降肺气而化痰止咳平喘,是治疗咳喘的要药,二者配伍,一寒一温,一清一降,共奏解毒排脓化痰止咳之功。

【用药心得】

苇茎的用法最早出自《金匮要略·肺痿肺痈咳嗽上气篇·附方》苇茎汤(别名千金苇茎汤),主治痰热痰血壅于肺而致肺痈,苇茎与杏仁伍用出自《温病条辨》千金苇茎汤加滑石杏仁汤,主治太阴湿温喘促,此证因湿热蕴肺、痰瘀互结所致发热咳喘,用苇茎清肺热,冬瓜仁、薏苡仁、滑石清热化痰、利湿排脓,桃仁、杏仁降气活血消痈。刘老临床中应用苇茎汤原方并不多,常去桃仁、冬瓜子,并视病情轻重予苇茎 30~40g,薏苡仁 15~50g,治疗痰热壅盛型咳嗽、咳痰等。刘老又常常将二药与二陈汤等连用,以健脾益气、燥湿化痰,每每获得满意疗效。此外,苇茎在药房多不备,可用芦根替代。

【常用剂量】

苇茎 20~60g,煎服;杏仁 3~10g,煎服。

七、生石膏配大黄清泻里热

【伍用功效】

石膏甘辛而寒,体重气浮,既升又降,表里之热,得其可除;大黄气味俱厚,大苦大寒,上下通行,亢盛之阳,非此莫抑。两药相配,相辅相成,既可导热下行而出,又能驱热透达于外;既清气分无形之热,又除里实有形热结。

【用药心得】

刘老常伍用二药治疗高热重症、急症。刘老认为,热病发生,皆由外邪所致;热邪侵袭人体,与正气相搏,在表为热重寒微,在里为内热炽盛,故热病重症,多因热邪迅速入里,急剧恶化而成,治疗当以急祛外邪最为关键。刘老强调此时治疗,用药要准,用量要大,祛邪务尽,方能救人于危急之中。刘老指出,石膏解热之功远优于其他清热之品,凡遇患者体若燔炭、烦躁欲狂,皆需急用石膏。刘老补充,此时使用石膏应放胆重用,方可直捣病所,以收起死回生之功;切勿畏手畏脚,病重药轻,方虽中病,亦徒劳无获、延误病情。诚如张锡纯所言"用生石膏以治外感实热,轻证亦必至两许;若实热炽盛,又恒重用至四五两,或七八两"。刘老对"温病下不嫌早"之说十分认同,故于重用石膏之时,酌用通里泻热之大黄,以祛除秽滞,通畅导热外出之通路,加速降温除热,达到存阴保津之目的。两药相配,清透、清泻共用,内外通和,相得益彰,实为治疗热病重症、急症之有效药对。

【常用剂量】

生石膏 30g~150g,打碎先煎;大黄 6~9g,后下。

八、荆芥配防风轻以去实

【伍用功效】

二药相协,发散风寒、祛风胜湿之力倍增,故古有"用防风必兼荆芥"之说。

【用药心得】

荆芥芳香轻扬,以辛为用,以散为功,长于发散上焦风寒之邪,且微温不烈,无伤阴之弊。防风气味俱轻,性温质润,乃"风药中之润剂",虽为膀胱脾胃经药,但可随诸经之药,各经皆至,能散周身风邪,治一身之痛。对于感冒风寒较轻,体质偏弱,无须或不耐辛温发表重剂的患者,刘老常以荆芥、防风组成发表清剂,频频服用可收"轻可去实"之效。刘老强调"治上焦如羽,非轻不举",荆芥、防风虽为轻扬之品,若用量过重则可导致"药过病所"而徒劳无功,故荆芥、防风应用"中病即可",切勿步入"多多益善"之误区。当治疗温热病初起发热表证时,刘老认为辛凉之品解肌开泄以退热,虽可散热,但发汗力量较弱,不足以祛邪外出,此时少配辛温之品能加强解表发汗以祛邪。银翘散中配伍荆芥穗即是此意。如此辛温、辛凉协用,性辛可散,微温不烈,辛温发汗则无助热之弊,辛凉解肌亦无凉遏之嫌,为配合辛凉之剂使用的首选药物。此外,两者合用散周身之风,起到祛风止痒之效,可治疗荨麻疹。刘老指出荆芥、防风辛温达表,散风止痒,若病久顽固,夹湿热者,配以石膏、滑石、茵陈等清热利湿;夹血瘀者,兼用当归、赤芍、生地黄等养血凉血。

【常用剂量】

荆芥 6~9g,防风 6~12g。

九、防风配防己祛风除湿止痛

【伍用功效】

防风味辛、甘，性微温，功能解表祛风，除湿止痛，升发阳气。防己味辛、苦，性寒，功能利水消肿，祛风止痛，善走下行，去下焦湿肿及痛。两药相伍，一温一寒，一升一降，共奏祛风除湿、消肿止痛的功效。

【用药心得】

防风与防己配伍最早出现在《金匮要略》防己地黄汤中，方中防己搜经络祛风湿，防风解肌祛风，主治风入心经、血虚风盛等诸证。清代黄宫绣说："能循诸经之药以为追随，故同解毒药，则能除湿扫疮，同补气药则能取汗升举。实为风药润剂。"而《医方集解》中记载"防己大辛苦寒，通行十二经，开窍泻湿，为治风肿水肿之主药"。防己利水止痛，为治湿痹之药，防风为风药主药，性温且能胜湿，二者配伍，既能祛风胜湿，又能利水止痛，一散一利，相得益彰。刘老临证常常在各种关节疼痛的痹证患者中应用此药对，根据患者寒湿痹或湿热痹分别合用温经散寒或清热祛湿等除痹通络之品，往往取得满意的疗效。

【常用剂量】

防风 3~15g，煎服；防己 3~10g，煎服。

一○、防风配白术和肝脾、祛风湿

【伍用功效】

防风辛甘微温，甘缓不峻，长于祛风散邪，为风药中之润剂，为治风通用之药，其味辛能散郁疏肝，甘又能和中理脾，故有一定的疏肝理脾作用，同时能胜湿解痉；白术甘温且苦，苦能燥化脾胃之寒湿，甘温能健脾舒肝，可用于肝郁侮脾之证，又有益卫固表御风之功，用治气虚卫表不固。二药合用，一补一散，攻补兼施，外解表邪，健脾益气，共奏和肝脾、祛风湿之功。

【用药心得】

刘老常用二药治疗肝郁脾虚之腹泻,如痛泻要方。吴昆《医方考》认为"痛泻不止者,此方主之,泻责之脾,痛责之肝,肝责之实,脾责之虚,脾虚肝实,故令痛泻"。刘老深以为然,他认为木气旺时,肝气暴急,乘虚犯脾,故见肠鸣腹泻,故治疗腹泻常用抑肝扶脾之法。刘老认为防风在此方中有多重意义:防风味辛散肝,即《素问·脏气法时论》"肝欲散,急食辛以散之"之义,同时防风入脾经,香能醒脾,可认为其为脾经引经药,即《本草纲目》引李东垣所言"若补脾胃,非此引用不能行"。另外风能胜湿,防风有祛风胜湿之功,其性升浮,所谓阳升则泻止,故此二药同用,每每获得良效。

【常用剂量】

白术煎服 9~15g,炒用可增强健脾补气止泻之功;防风煎服,9~12g。

一一、白僵蚕配蝉蜕升散宣郁

【伍用功效】

二药参合,相互为用,升散之力大增,共收宣郁热、行肌表、透斑疹、祛风邪、止瘙痒之功效。

【用药心得】

白僵蚕、蝉蜕伍用,常见于《伤寒瘟疫条辨》。刘老指出,杨璇之"升降散"等十五方,均以僵蚕、蝉蜕为主药,取其轻清宣透之性,以升阳中之清阳,可使温热疫毒得以升散而出。刘老师从温病名家杨香谷,深得杨璿学术思想之精髓,对于温病治疗,强调"急以逐秽为第一要义",遵循"上焦如雾"之生理特点,主张采用"升而逐之"之法,尤忌"热邪闭郁"发生。白僵蚕,僵而不腐,得清化之气为最,气味俱薄,轻浮而升。蝉蜕,其体轻浮,其气清虚,化自土木余气,得处极高之上,自感风露,吸风得清阳之真气,所以能祛风而胜湿,饮露得太阴之精华,所以能涤热而解毒。僵蚕、蝉蜕相配,可宣发上焦肺气,气化则湿化,气行则湿行。如若用于湿热证治疗,则可使湿、热诸邪,难于搏结,其势孤矣,分而击之,必可收事半功倍之效。故临证之时,刘老常常并用僵蚕、蝉蜕,疏泄风热、轻清透表,不仅能避免表气郁闭,热不得越,邪陷于内的危情发生,也可因势利导,迅速透邪外出。白僵蚕、蝉蜕二药宣郁透疹,还可除皮肤风热。对于风热、湿热所致的皮肤疾病、头面疮毒亦可用之。《痘疹仁端录》中即载有澄泉散以白僵蚕、蝉蜕、当归、黄芪四味药相配伍治疗痘疹。

【常用剂量】

白僵蚕 6~9g,蝉蜕 4.5~6g。

一二、蝉蜕配薄荷祛风清利定惊

【伍用功效】

两药参和,起散风解热、开窍利咽、宣透斑疹、祛风止痒的功效。

【用药心得】

蝉蜕其气清虚,味甘性寒,能除风热,被赞为"温病之圣药"。薄荷为疏散风热之良药,《医学衷中参西录》称其"力能内透筋骨,外达肌表,宣通脏腑,贯串经络,服之能透发凉汗,为温病宜汗解者之要药"。因此,薄荷常被用于治疗风热感冒,温病初起伴见发热、微恶寒、无汗等症。对于风热感冒,温病初起,邪在卫分,症见发热、微恶风寒、头痛目赤、咽喉肿痛者,刘老并书二药,急散风热之邪;若表邪偏重者,辅以荆芥、防风;咽喉肿痛明显者,佐用桔梗、甘草;头目不清者,配合桑叶、菊花。再者,二药开宣腠理,除夏暑之湿热。若夏季感受暑湿之气而见腹痛、吐泻者,刘老配以藿香、佩兰。对于内伤疾病,蝉蜕疏肝、凉肝。薄荷疏肝解郁,"善解半表半里之邪,较柴胡更为轻清"(《本草新编》),二药合用可治疗肝郁所致抑郁、焦虑、善太息、胁痛、失眠等症。对于肝气郁滞、胸闷胁痛患者,刘老用柴胡、芍药,助蝉蜕、薄荷疏肝解郁之力。对于小儿惊热、夜寐喜啼之症,用此药对清热定惊、宁心安神。

【常用剂量】

蝉蜕 4.5~6g,薄荷 6~9g。

一三、蝉蜕配大黄升降相宜

【伍用功效】

二药伍用,蝉蜕以升为主,大黄以降为要,一升一降,升降相宜,表里双解,使温热邪毒随药功而迅速消散。

【用药心得】

蝉蜕、大黄伍用,出自升降散,方中蝉蜕配大黄表里分解,杨璿言升降散:"一升一降,内外通和而杂气之流毒顿消矣……名升降散,亦双解之义。"刘老师从温病大家杨香谷先生,非常重视运用表里双解法治疗温热疾病。他认为外感热病发热,常源于内有伏热,外邪诱发所致,单纯外感较少。刘老强调,外感热病初起就表现为表里同病,切忌仅着眼于表证而忽视里证,治疗之初就宜尽早采用表里双解之法。若对于此类患者,治疗仅用汗法,表邪虽去而病不易解,反使里热更盛,邪热深入,病情危重。刘老主张,此类疾病,初即以表里双解之剂,内外分消,勿拘泥于先表后里之见,否则延误病机,变生他证。因此,刘老习用二药内外分解,上下双清。并且强调用此药对时,需仔细分辨表里轻重之主次,随证权衡二药药量比例。

【常用剂量】

蝉蜕 4.5~6g;大黄 6~9g,后下。

一四、藿香配佩兰清暑化湿

【伍用功效】

藿香快气、和中、辟秽、祛湿之,佩兰芳香化湿、醒脾开胃、发表解暑。二药合用,芳香化湿,除中焦湿气,振奋脾胃。

【用药心得】

藿香芳香而不猛烈,温煦而不燥热,能祛除阴霾湿邪,助脾胃正气。刘老认为湿困脾阳,出现怠倦无力、纳差、舌苔浊垢者,藿香为最捷之药。佩兰气味清香,性平不温,为湿温病症要药,《本草经疏》言"肺主气,肺气郁结,则上窍闭而下窍不通,胃主纳水谷,胃气郁滞,则水谷不以时化而为痰癖……辛平能散结滞,芬芳能除秽恶,则上来诸证自瘳,大都开胃除恶、清肺消痰,散郁结之圣药也"。藿香佩兰合用化湿和中,除中焦之湿,芳香醒脾,有化湿悦脾之效。夏暑之时,患者感夏暑之气,病症易化热、生湿,故刘老常于方中增加藿香、佩兰,化湿行气,芳香化浊,祛夏暑之湿浊,起到调中却病,防止化热生湿之效。对于湿温初期,藿香、佩兰亦能发表祛湿,和中化浊,对于无汗发热、胸闷腹满、痞闷的湿温患者尤为适宜。

【常用剂量】

藿香 6~10g,佩兰 3~9g。

一五、辛夷配苍耳子宣通鼻窍

【伍用功效】

苍耳子辛苦而温,专入肺经,能使清阳之气上行颠顶,有散风通窍之功,并能燥湿止痛。辛夷辛温,亦为入肺经之药,能上走脑舍,祛风通鼻,散寒止痛。二药均味辛性温,皆入肺经,均有散风通窍作用,相须为用,并走于上,散风宣肺而通鼻窍之力倍增,为治疗鼻渊的常用配伍。

【用药心得】

辛夷、苍耳子二药联用善发散风寒,宣通鼻窍,故刘老常用二药配对治疗伤风鼻塞、鼻窒、鼻渊。辛夷与苍耳子属相须配伍,《济生方》中苍耳子散便是用此药对组方。刘老认为鼻窒等症,除手术之外,中药疗效颇显,其发病有虚实之分,实者,多责之于心肺郁热、气血瘀阻,虚者,多责之于肺、脾气虚,同时亦有虚实夹杂者。病位多在肺,因肺开窍于鼻,风寒之邪袭肺,日久郁而化热,灼津为痰,致肺窍不利,肺气失宣,固有此证,治疗常用清浮升散之品疏风散邪,宣通鼻窍。苍耳子温和疏达,上达头顶,疏风通窍以治鼻塞,辛夷芳香质轻,功善散肺部风邪而通鼻窍,故二药相须为用,可大大增强宣通鼻窍之功,故刘老每每根据寒热虚实辨证合用此二药治疗鼻窒、鼻渊常获疗效。

【常用剂量】

辛夷 3~12g（包煎），苍耳子 3~9g（包煎）。

一六、桔梗配杏仁宣肺降气

【伍用功效】

二药配用，一下一上，一升一降，相互制约，相互为用，宣肺降气、化痰止咳之功增强。对于外邪束表、肺气失宣之咳嗽、胸闷、痰喘等症，尤为适用。

【用药心得】

桔梗、杏仁伍用，出自《景岳全书》，用于治疗咳嗽吐脓，痰中带血，或胸膈隐痛，将成肺痈者。刘老将二药用于咳喘病症的治疗。刘老认为，咳喘发生，不离于肺。《素问·至真要大论》就云"诸气膹郁，皆属于肺"。"膹郁"一词，张介宾解释为"膹，喘急也；郁，否闷也"。一旦肺气闭郁，则难行清肃宣降之令，其气势必上逆，冲击气道，导致咳嗽；且肺失宣肃，又可致水液输化失权，留滞肺络，聚而为痰，痰气搏结，阻塞气道，又为喘哮气急诸证。针对于此，刘老主张治疗应首当恢复肺脏宣发肃降之能。桔梗辛散，可宣发肺气于上；杏仁苦泄，能通降肺气于下，二药参合，可使肺气升降有序，出入有恒，气顺痰消，咳喘自愈。因此，治疗外感肺气不宣，咳嗽气喘、胸闷痰多等症，常用此药对。

【常用剂量】

桔梗 6~9g，杏仁 6~9g。

一七、羌活配独活祛风散寒、除湿止痛

【伍用功效】

羌活、独活的伍用，出自唐代王焘的《外台秘要》。羌活入足太阳经，上头下足，可治周身肢节之痛，而独活偏入足少阴经，以治腰腿痛为主。综合二药的功效，可概括为：羌活治上，独活治下；羌活走太阳，独活走少阴；羌活治浮

风,独活治伏风;羌活除大经之风,独活除细络之风。二药合用,一上一下,外通足太阳膀胱经,内达足少阴肾经,达表走里,增强疏风散寒祛湿之功,无论上下风湿痹痛均可。共奏祛风散寒、除湿通络、疗痹止痛之功。

【用药心得】

刘老常用此药对治疗痹证,不论寒湿还是湿热痹证。刘老认为羌活有解表之力,独活有助表之力,羌活体轻气清,味辛气雄,善走宣通,散瘀行血,兼能畅通血脉,善治机体上半身疼痛,独活善治机体下半身疼痛,此二药相须为用,通调上下,大大加强祛风胜湿止痛之功,对于寒湿痹加用桂枝、秦艽温经通络,湿热痹证合用忍冬藤、滑石、薏苡仁等清热利湿通痹,故常用此药对收获良效。

【常用剂量】

羌活煎服 9~12g,独活煎服 9~12g。

一八、桂枝配白芍功擅调和营卫

【伍用功效】

桂枝解肌调营卫,需合白芍以护营血,使邪不得内犯,方可奏效,故《本经逢原》言"白芍药酸寒,敛津液而护营血,收阴气而泻邪热……然须兼桂用之,方得敛中寓散之义"。桂枝发于阳入于阴,且助以芍药之通营,乃能遂其由阳和阴之用。桂枝配白芍,共奏调和营卫之功。

【用药心得】

刘老临床常用桂枝配白芍调和营卫,取桂枝汤之义,桂枝辛甘温,能助心阳,通经络,解肌以祛在表的风邪。芍药苦酸微寒,养阴和里,能顾护在里的营阴。桂枝为阳药,芍药为阴药,其意在于一散一敛,阴阳相配,刚柔相济以达到调和营卫、养阴止汗的目的。

【常用剂量】

桂枝 3~10g,白芍 10~15g。

一九、苏子配杏仁止咳平喘、润肠通便

【伍用功效】

杏仁辛散苦降,肃降兼宣发肺气而止咳平喘,是治疗咳喘的要药。苏子性辛温,质重沉降,长于降肺气,化痰涎,气降痰消咳喘自平。同时,二者皆质润多脂,有润肠通便之功。二者皆入肺、大肠经,属相须配伍,协同为用,能增强降气消痰、止咳平喘之功。又因肺与大肠相表里,肺气失降易致大肠腑气不通,而见大便秘结或干燥,二者相须配伍,润肠通便之功更著。该药对既能理肺降气,又能润肠通便,故对痰涎壅肺、肺气上逆之胸膈满闷、咳嗽气喘以及伴有大便不通等病症者尤为适宜。

【用药心得】

苏子、杏仁相伍,来自《症因脉治》苏子杏仁汤,原方主治痰壅肺窍不得卧。刘老选取方中苏子、杏仁组成药对,二者均有止咳平喘之功,咳喘疾病临证治疗之时常加入二药,屡试屡验,多年顽疾,如用之得宜,拔除宿疾,亦非罕见。

【常用剂量】

苏子 5~10g,煎服;杏仁 3~10g,煎服。

二〇、川贝母配苦杏仁化痰止咳、清热散结

【伍用功效】

川贝母,苦泄甘润,长于润肺化痰、清热止咳;苦杏仁,苦泄润降,兼能辛散除痰,功专降气祛痰、宣肺平喘、润肠通便。两药合用,各擅所长,一润一降,润降合法,其化痰止咳、清热散结之力大增。用于治疗痰热壅肺、肺虚久咳、痰少咽燥等症更效。

【用药心得】

苦杏仁伍用川贝母为刘老治疗咳喘之惯用药对。刘老指出,对于痰热蕴

173

肺之证,若单纯止咳,则咳亦难除,若单纯清热,则咳亦难平。对此,刘老并用清热化痰、降气止咳之法,以图究其根本,使痰浊得清,郁热得解,肺气得畅,咳嗽得止。因此,刘老对于痰热搏结,壅阻于肺者,恒常用此药对,每获良效。此外,刘老对于燥邪伤肺,或久嗽伤阴患者,则据《成方便读》所云"燥邪伤上,肺之津液素亏……辛苦温散之法,似又不可用矣;止宜轻扬解外,凉润清金耳"。故刘老常于方中辅以川贝母、苦杏仁二药,借其寒润之功,以收滋肺阴、润肺燥、化燥痰、止劳嗽之效。

【常用剂量】

川贝母 6~9g;苦杏仁 6~9g。

二一、瓜蒌配浙贝母去痰实

【伍用功效】

瓜蒌性甘、微苦、寒,归肺、胃、大肠经,功能清热涤痰、宽胸散结、润燥滑肠;浙贝母苦、寒,归肺、心经,功能清热化痰止咳,解毒散结消痈。二药合用,味甘质润,清热化痰润燥,能宣肺壅,去肺中痰实,清上焦积热。痰热、燥热咳嗽、咳痰不利、咽喉干燥等。

【用药心得】

二药出自瓜蒌贝母散,治疗燥痰咳嗽。《医学心悟》中载"燥痰涩而难出,多生于肺,肺燥则润之"。燥痰不化,清肃无权,则肺气上逆咳嗽,咳嗽呛急,"燥胜则干"(《素问·阴阳应象大论》),燥伤津液,故咳痰不爽、涩而难出。《本草发挥》言"贝母能散心胸郁结之气……治心中气不快、多愁郁者"。瓜蒌,《本草纲目》赞其"仲景治胸痹痛引心背,咳唾喘息,及结胸满痛,皆用栝蒌实。乃取其甘寒不犯胃气,能降上焦之火,使痰气下降也"。二药合用,能宽胸散结,润而不燥,可疗肺气壅滞之胸闷不畅。刘老认为二药是润肺清热化痰常用组合,贝母清热润肺、止咳化痰,瓜蒌清热涤痰而润燥,二药合用使肺阴得润而燥痰可除,清肃有权则咳逆可止。

【常用剂量】

瓜蒌 9~15g,浙贝母 3~9g。

二二、黄芩配半夏辛开苦降、消肺壅

【伍用功效】

二药合用,一寒一温,辛开苦降,以顺其阴阳之性而调和阴阳,故清热泻火、和胃止酸、止呕、消痞散结甚妙。

【用药心得】

黄芩、半夏见于半夏泻心汤、小柴胡汤、黄芩半夏丸等多个方中,具有辛开苦降之性。刘老用于治疗肺热证、湿热证。针对肺热证,刘老借鉴《袖珍方》黄芩半夏丸之意,清肺中之热,治肺热壅遏。《袖珍方》以半夏粉与黄芩末为丸,疗"上焦有热,咳嗽生痰"。李杲述"黄芩,味苦而薄,故能泄肺火而解肌热",《名医别录》言半夏"消心腹胸中膈痰热满结,咳嗽上气,心下急痛坚痞,时气呕逆"。因而,刘老每多用于咳嗽、痰多之肺热证。半夏苦辛温燥,能散结除痞,和胃降逆,《药性论》称其"消痰涎,开胃健脾,止呕吐,去胸中痰满"。黄芩苦寒降泄,清泻里热以和阳,《用药珍珠囊》载黄芩"性苦寒,下利脓血稠粘,腹痛后重,身热久不可者,与芍药、甘草同除阳有余,凉心去热,通寒格。"对于湿热证,由于湿热阻滞气机常可致胸闷、恶心、呕吐,黄芩、半夏相伍,辛开苦降,开宣气机,清里燥湿。对于痞证、反酸等胃肠道疾病见湿热内蕴常用此二药。

【常用剂量】

黄芩 3~10g,半夏 3~9g。

二三、黄芩配黄连清热泻火解毒

【伍用功效】

黄芩、黄连均为清热燥湿药,苦能燥湿、寒能清热,兼具清热泻火。黄芩入肺经,擅清上焦肺热,黄连入脾胃经,擅清中焦湿热。黄芩、黄连相伍为用,清热泻火解毒功效增强,用于中上焦火热炽盛。黄芩、黄连均有清热燥湿的作用,对中焦湿热、脾胃失司、湿热泄泻亦有良效。《伤寒论》中仲景用芩、连治湿热中阻,胸膈痞闷,见泻心汤证及葛根汤等。《医宗金鉴》中黄芩黄连相配,名为二黄汤,治上焦火旺,头面大肿,目赤肿痛,心胸、咽喉、口、耳、鼻热盛及生疮毒者。

【用药心得】

刘老用黄芩、黄连配伍,用于清热泻火解毒。湿热在里,黄芩清热泻火,黄连清热燥湿,二药相伍,相得益彰。黄芩入上焦清肺火,黄连入中焦泻胃火,二者合用并走于中上焦,清热解毒之力倍增,善除中上焦实火诸症。刘老在治疗咳嗽、支气管炎上焦实热、痰热蕴肺时,配芩连清热泻火。治疗痰热扰心的心悸时,也予温胆汤,加芩连相配清胆、胃邪热,燥湿泻火。治疗脾胃病中肝郁化火的胃痛,予甘草泻心汤合金铃子散、左金丸加减,其中芩连相伍为清肝泻火之用。治疗肝经湿热下扰精室的遗精,予龙胆泻肝汤加减,芩连相伍为清肝经湿热。

【常用剂量】

黄芩,水煎服,3~10g,清热泻火、解毒宜生用;黄连,水煎服,2~5g,清热燥湿宜生用。

二四、紫苏叶配前胡止咳肃肺

【伍用功效】

紫苏叶辛温,轻扬升散,芳香走窜,功善宣肺气、散风寒、化痰浊、理气机、平喘咳;前胡辛凉,长于宣散风热、下气化痰。二药合用,一温一凉,一宣一降,又长于散风解表、调气止咳,相须为用,共治肺气壅塞、咳嗽痰喘等症,相得益彰,寒热皆宜。

【用药心得】

紫苏叶伍用前胡,为刘老化裁于《太平惠民和剂局方》之参苏饮。刘老认为,咳嗽一证,不独在肺,又不离乎肺。肺为娇脏,外合皮毛,开窍于鼻,风、寒、暑、湿、燥、火六淫邪气,各随其时,或从皮毛而入,或从口鼻而袭,皆首先犯肺,壅遏气机,肺气不得外扬下达,呼吸升降出入之机受阻,咳嗽遂作。针对于此,刘老指出,此时治疗应祛邪、止咳并行,双管齐下,方可速效。紫苏叶、前胡,既能疏散外邪,又能宣肃肺气,两药相合,诸邪得去,痰浊得清,肺气得畅,咳嗽得止。因此,刘老临证之时,凡见外邪袭肺,肺失清肃,咳嗽咳痰者,恒用此对,常常可收满意疗效。

【常用剂量】

紫苏叶 6~9g,前胡 6~12g。

二五、枳壳配厚朴擅理气宽胸腹

【伍用功效】

枳壳长于行气宽中除胀,厚朴行气消积,两药配伍,相须为用,一寒一温,行气除满效力更为显著,共奏理气宽胸通腹之功,适用于气滞食积、胸腹胀满等病症。

【用药心得】

《本草纲目》言 "枳壳主心腹结气,两胁胀虚,关膈壅塞"。《景岳全书》言厚朴为 "治胸腹疼痛之要药"。刘老临床常用枳壳配厚朴治疗气滞、胸闷、腹胀等病症。

【常用剂量】

枳壳 5~15g;厚朴 3~10g。

二六、连翘配栀子清解里热除心火

【伍用功效】

连翘擅清热解毒、泻心经之火,栀子长泻火除烦,两药合用,共奏清解里热泻心火之功。

【用药心得】

刘老认为,连翘轻清气凉,为泻心火要药;栀子苦寒泄降,善能泻火泄热,又有凉血解毒之功,统治三焦诸经之火。二药合用,既可清心除烦,又能凉血解毒。刘老常用连翘配栀子以清里热,临床常见口舌生疮、尿赤短涩、疮疡肿毒等症。

【常用剂量】

连翘 6~15g,栀子 3~10g。

二七、桂枝配知母疗热痹

【伍用功效】

二药合用,一温一寒。桂枝辛温,善祛风寒,能温通经脉,善通阳气,能化阴寒,通利水液;知母苦寒,清热滋阴而润燥,除桂枝之辛燥。二者除湿热而通经脉,共奏温阳通经、清热益阴之效。

【用药心得】

桂枝、知母对药化裁于《金匮要略》桂枝芍药知母汤,原方记载"诸肢节疼痛,身体尪羸,脚肿如脱,头眩短气,温温欲吐"。刘老运用桂枝、知母疗热痹。热痹一证,发病较急,临床表现以发热、关节红肿热痛、苔黄脉数为辨证要点。刘老认为热痹为风湿与热相搏,流注关节,阻于经络,气血流行不畅所致,属于湿热之证。由于热痹之病因以湿热为源,风寒为兼,故治疗中常选用桂枝、知母这一药对。该药对取桂枝温通经脉、利血脉、化瘀滞、散寒气,调营卫而止痛,《本草备要》言其"温经通脉,发汗解肌"。知母清热除烦,滋阴润燥而和关节。二药一温一寒,除湿热而通经脉,从而治疗热痹。

【常用剂量】

桂枝 3~9g,知母 6~12g。

二八、桂皮配炙甘草益气温阳

【伍用功效】

桂皮善于温阳益气,炙甘草能补益心气,二者伍用,辛甘化阳,能温通心阳、温补心脾、宁心定悸,具有温通而不刚燥、补益而不壅滞的特点,适用于心阳不足所致的心悸气短、自汗脉迟等。

【用药心得】

刘老用桂皮、炙甘草治疗病态窦房结综合征。病态窦房结综合征是临床难治性的心血管疾病,主要由于窦房结功能低下或窦周病变而导致心动过缓。刘老认为此病病机在于阳虚血瘀,治疗采用益气温阳活血,每于方中并书桂皮、炙甘草二味益气温阳。桂皮、炙甘草有取桂枝甘草汤之意,仲景述其"发汗过多,其人叉手自冒心,心下悸,欲得按者"。《伤寒寻源》曰:"此于桂枝汤中摘取二味,遂变和营固卫之方,而为理虚护阳之剂也。"《绛雪园古方选注》中道"桂枝复甘草,是辛从甘化,为阳中有阴,故治胸中阳气欲失"。桂皮入心,辛温助阳,甘草甘温益气,助心中阳气复生,由此辛甘化阳,阳复而阴济,阳以化气,心阳得养,血脉通畅,心得以安宁。

【常用剂量】

桂皮 3~9g,炙甘草 6~12g。

二九、芦根配白茅根双清气血

【伍用功效】

二药配伍,一清一透,其一,用于肺热咳喘、清透疹毒尤宜;其二,二药皆为甘寒凉润之品,均能清肺胃之热;其三,白茅根甘寒清热偏走血分,可凉血生津。

【用药心得】

刘老运用芦根、白茅根治疗肺热咳喘、胃反呕吐、肾炎等疾病。凡温热之证,但见热盛伤津,均可大剂量配伍以清热生津。芦根甘寒清热生津,味甘而不滋腻,生津而不恋邪,质轻宣散,专清气分之热;白茅根味甘以生津,寒以凉血,质轻升浮,且甘而不腻膈,能清肺中之热而凉血。二药合用,芦根透表,主入气分,白茅根清里,主入血分,气血双清,发汗解表,清热凉血,故尤善治肺热咳喘。治疗胃反呕吐,刘老根据《千金要方》,用之治胃反上气,食即吐出。以芦根、白茅根甘寒,入胃经,可清胃和中,故可治疗胃热气逆之呕吐哕逆。在《金匮玉函方》中即记载单用芦根治疗"五噎呕逆",《肘后备急方》亦单用芦根煮汁服,治"呕哕不止厥逆者"。刘老认为白茅根与芦根其性类似,二药配用,清热生津功能增强,且性寒而不碍胃,清热而不伤阳,生津而不恋邪。对于肾炎患者,刘老根据多年临床经验认识到肾炎患者常见面浮、身肿、腰酸乏力、脉沉滑等症,大都因湿热之邪伤肾所致,如《诸病源候论·淋病诸候》"诸淋者,由肾虚而膀胱热故也"。由于肾炎存在湿热留滞肾经,需要祛湿清热凉血治之。芦根、白茅根气血双清,利水而不伤阴,使水气得去,邪热得清。由此,此类患者常伍用芦根、白茅根。

【常用剂量】

芦根 20~30g,白茅根 20~30g。

三〇、白果配麻黄止咳平喘

【伍用功效】

白果气薄味厚,性涩而收,既上敛肺金除咳逆,又下行湿浊化痰涎,故功善敛肺气。麻黄中空外达,为肺经专药,专疏肺郁,宣泄气机,二者同用,一走一守,一宣一敛,相反相成,宣肃有节,宣无耗散肺气之弊,敛无肺气壅遏之虞,共奏止咳定喘之功。

【用药心得】

白果、麻黄相伍,来自《摄生众妙方》定喘汤,原方本为外寒客肺,久则痰浊内蕴化热,以致寒热错杂之咳喘而设。白果一药,《本草便读》言"上敛肺金除咳逆,下行湿浊化痰涎"。麻黄,《洁古老人珍珠囊》述可"泄卫中实,去荣中寒,发太阳、少阴之汗"。刘老选取方中君药(白果、麻黄),组成药对,指出二者均有平喘之功,一擅敛肺定喘,一专宣肺平喘,两药相合,互制其短,各扬其长,既可增强平喘之效,又无耗散壅塞之弊,真乃平喘之利器。刘老认为本药对药性偏温,临证之时,但见咳喘之证且无明显热象者,均可投之,屡试屡验,多年顽疾,如用之得宜,拔除宿疾,亦非罕见。

【常用剂量】

白果 6~10g,麻黄 6~9g。

三一、柴胡配薄荷疏散开郁

【伍用功效】

两药相伍,顺肝之性,使之不郁,共奏调畅气机、开郁散结之功效。适用于各种肝郁气滞所致诸证。

【用药心得】

柴胡、薄荷,刘老用于温病初起及肝郁气滞,指出本药对所用关键在于剂量宜小不宜大,若用量大则药非所用,不能为功。《滇南本草》言柴胡"伤寒发汗解表要药,退六经邪热往来,痹痿,除肝家邪热、劳热,行肝经逆结之气,止左胁肝气疼痛,治妇人血热烧经,能调月经"。薄荷辛以发散,凉以清热。故二药相合解表发汗,适用于温病初起时。此外,柴胡体轻性寒,功善调畅肝郁、疏理气滞,为治疗肝气郁结之要药;薄荷轻用清肝达郁,助柴胡行春升之令。《本草新编》赞"薄荷,不特善解风邪,尤善解忧郁,用香附以解郁,不若用薄荷解郁之更神也。薄荷入肝胆之经,善解半表半里之邪,较柴胡更为轻清"。《太平惠民和剂局方》所载之逍遥散用此二味药疏肝解郁。因而,柴胡、薄荷二药,以其质轻而透,能疏解少阳半表半里之热,薄荷又具加强引邪外出之功,是疏肝解郁常用药对。

【常用剂量】

柴胡 6~15g,薄荷 6~9g。

三二、柴胡配白芍疏解和血

【伍用功效】

二药伍用,以柴胡之辛散补肝之用,以白芍之酸敛补肝之体,体用兼顾,补散兼施,刚柔相济,动静结合,以达疏肝解郁、和解止痛之妙用。

【用药心得】

1. **郁证**　柴胡、白芍伍用,源出《太平惠民和剂局方》之逍遥散,刘老取二药用于郁证治疗。刘老指出,郁证病变脏腑主要在于心、肝、脾三脏,六郁之中,又以气郁为首;其病变发展也有一定的规律可循,初起以实证为主,多属肝气郁滞、心神受扰;病久多兼阴血暗耗、虚火上扰之证。此时治疗,单用疏肝理气之法,疗效欠佳,应佐以补血滋阴之品,方能获得满意效果。刘老正是抓住郁证这一病机特点,以柴胡疏肝,行肝经逆结之气;以芍药养血,补肝之体、制肝之用,配合使用,互制其短而战其长,共奏调气解郁之功效,实为治疗郁证之佳对。

2. **外感表证**　柴胡为解表要药,《伤寒论注》言柴胡为"治往来寒热第一品药",柴胡轻清上升,宣达疏散,解表达邪为其主要功用之一。白芍无解表之功,却有和营养阴之效。柴胡、白芍配伍治疗外感,《景岳全书》书中的柴葛煎以及诸柴胡饮均配用柴胡、白芍治外感表证,各方以柴胡辛散疏解表邪,主入气分;白芍酸收养阴和营,主入血分,使汗之化源有续,散而不伤正,助柴胡达邪。因而,外感表证,刘老用此二味疏解达邪。

【常用剂量】

柴胡 6~10g,白芍 10~15g。

三三、人参配熟地黄补气滋阴

【伍用功效】

人参补气、熟地黄滋阴为要,两药相合,阴阳并补,气血同生,相须为用,其功益彰,共奏补虚扶正之功。适用于面色不华、头昏目眩、心悸失眠、体瘦气短等症治疗。

【用药心得】

人参、熟地黄伍用,来自《景岳全书》所载之两仪膏。方中以人参半斤、大熟地一斤,熬膏,白汤点服,治精气大亏,诸药不应,或以克伐太过,耗损真阴。对于面色不华、头昏目眩、心悸失眠、体瘦气短等患者,予以二味药可补虚扶正。每遇伤气耗阴的患者,刘老取二药伍用,用之补元气、充肾阴。如心悸患者因劳累诱发者,劳者伤气耗阴,气阴不足而致心失所养,故心之正常节律不能维持,《景岳全书》言"盖阴虚于下,则宗气无根,而气不归源,所以在上则浮撼于胸臆,在下则振动于脐旁,虚微者动亦微,虚甚者动亦甚"。由之根源在肾,宗气无根,故予二味药益气养阴疗本。胸痹发病亦可用此二味。胸痹首先当责之正气虚弱,如五脏衰弱,气血阴阳亏虚等;其中尤以"宗气不足为病之因""心阳亏虚为病之本""肾元匮乏为病之根"。刘老指出,若气衰阳虚,则行血无力,血滞成瘀,闭阻心脉,诱发胸痹心痛。若肾中阴精不足,肾水虚则不能上济于心,心阴亦随之而亏,心脉失其濡养,虚风妄动,心脉痉挛,血脉阻滞,不通则痛,乃发胸痹心痛;肾精不足,精血同源,血亦亏少,心血一虚,神气失守,神去则舍空,空则郁而停痰,痰居心位,易阻心脉,而发心痹。因此,对于此类在上气衰不足,在下肾水亏虚诸病,皆可用人参、熟地黄两药益气养阴,以人参温补,益气温阳;熟地黄甘滋,滋阴填精,从而达到扶正治本之目的。

【常用剂量】

人参 6~9g,熟地黄 15~30g。

三四、生晒参配生地黄功擅补气养阴

【伍用功效】

生晒参甘苦性温,为补气救逆、生津养血的要药;生地黄甘苦性寒,为清热凉血养阴生津之要药。生晒参入脾、肺、心、肾经,助脾气运化水谷精微,补肺气宣发肃降,补心气以精微之气化赤补血,补肾气蒸腾气化,补无形之气以补有形之血,以阳补阴,补气生血以养血滋阴。生地黄入心、肝、肾经,善入营、血分,滋养肾阴,清心火,泻肝热。生晒参补心气,生地黄滋肾阴,共奏补气养阴之功。参、地配伍,益气养阴、滋阴清热,治气阴耗伤、热盛伤阴。

【用药心得】

刘老认为在配伍上,如《洪氏集验方》中琼玉膏人参、生地黄相配,用于虚劳久咳、肺阴亏耗、脾气不足。又如《温病条辨》中三才汤,内热消渴、热病伤津,人参与生地黄相配,养阴益气生津止渴。总之,无论是外感还是内伤杂病,只要辨证准确,临床证见气阴不足、热盛伤阴者,均可应用生晒参、生地黄药对治疗。

【常用剂量】

生晒参 5~10g,文火另煎兑服;生地黄 10~15g,水煎服。

三五、石膏配知母清阳明之热

【伍用功效】

二药伍用,一守一走,一清一滋,相须为用,共走肺胃诸经,既清气分之火而除热,又润肺胃之燥而消烦,实乃清热泻火、滋阴除烦之佳对。

【用药心得】

生石膏、知母伍用,源于仲景所制之白虎汤。刘老指出,生石膏直入肺胃,既走表以解肌退热,又入里以清阳明气分实热,清热使津不伤;辅以知母,能助石膏清泻肺胃之热,并滋阴以生津液。选此二药,组对伍用,药简力宏,对于外感温热疾病,壮热不恶寒、一派阳热表现者,均为适用。刘老强调,对于热性病重症、急症患者治疗,生石膏用量一定要大,有时一天可用至斤余,如此方可力挽狂澜。刘老曾治一患重症流行性乙型脑炎的六岁男童,时见高热、嗜睡、抽搐,牙关紧闭。刘老遣方择药,以重剂石膏为君,用量达120g之多,辅以知母、牛黄等药滋阴生津、开窍醒神。服药两剂,体温降至38℃,痉厥、呕吐已止,能进饮食,病情转危为安。此外,石膏配伍知母见于玉女煎,该方主治少阴不足,阳明有余之头痛、牙痛、牙龈出血、烦热干渴等症,方中石膏辛甘大寒,清阳明有余之火而不伤阴,知母苦寒质润,滋清兼备,助石膏清胃热而止烦渴。刘老常用此方治疗各类老年牙齿疾病,并曾使用此方治疗自身牙齿松动、疼痛,至今未再犯。他认为,老年患者肾精亏虚,"齿为骨之余,龈为胃之络",肾主骨,齿为骨之余,肾阴不足,虚火上炎,故易见牙齿疼痛、松动欲脱等症。

【常用剂量】

生石膏 60~120g,知母 6~12g。

三六、菊花、白芍、桑椹、鳖甲配伍共疗眩晕

【伍用功效】

四药共用,菊花、白芍偏于清肝养肝,桑椹、鳖甲功专补肾填精,四药携手,相须为用,共奏滋阴潜阳之功。

【用药心得】

刘老治疗肝阳上亢之眩晕,常伍用菊花、白芍、桑椹、鳖甲四药。刘老指出,治疗肝阳上亢所致眩晕,治疗重点在于平肝潜阳。肝为刚脏,内寄相火,用菊花可清肝泻火、平抑肝阳,《本草正义》言"凡花皆主宣扬疏泄,独菊则摄纳下降,能平肝火,熄内风,抑木气之横逆"。肝以阴为体,以阳为用,用白芍能滋肝阴、养肝血、制亢阳;乙癸同源,精血互生,以桑椹、鳖甲,补肾填精,滋水涵木,亦可制约肝阳。《本草经疏》述桑椹"甘寒益血而除热,其为凉血补血益阴之药无疑矣,消渴由于内热,津液不足,生津故止渴。五脏皆属阴,益阴故利五脏。阴不足则关节之血气不通,血生津满,阴气长盛,则不饥而血气自通矣。热退阴生,则肝心无火,故魂安而神自清宁,神清则聪明内发,阴复则变白不老。甘寒除热,故解中酒毒。性寒而下行利水,故利水气而消肿"。《本经逢原》言鳖甲"凡骨蒸、劳热、自汗皆用之,为其能滋肝经之火也"。因此,四药配伍,可奏平肝息风、潜阳降逆之功。

【常用剂量】

菊花 9~15g,白芍 9~15g,桑椹 9~15g,鳖甲 10~30g。

三七、川楝子配延胡索止诸痛

【伍用功效】

《绛雪园古方选注》言"金铃子散,一泄气分之热,一行血分之滞"。两药配伍,可使肝郁解而热自清,气血行而疼痛止,共奏活血散结、行气止痛、清肝解郁之效。

【用药心得】

川楝子、延胡索伍用,名为金铃子散,方出《素问病机气宜保命集》,主治心胸胁肋诸痛,或发或止,口苦,舌红苔黄,脉弦数。方中川楝子疏肝气,泻肝火,延胡索行血中气滞,气中血滞。二味相配,一泻气分之热,一行血分之滞,使肝火得清,气机通畅,则诸痛自愈。刘老取其理气、活血、止痛之效卓著,在临床运用广泛。对凡属气滞血瘀之胸痹心痛、脘腹胁痛、疝气作痛、跌打肿痛,以及妇女痛经、闭经、腹中肿块、产后血瘀腹痛等病症,恒用之,疗效迅捷。尤其胁痛一病,刘老用之甚多。刘老认为胁痛主要责于肝胆,因其经脉皆循胁肋。胁痛患者常以肝胆湿热证候为主,即使有些患者出现胁痛隐隐,神疲乏力等阴虚、气虚之征,亦常伴有肝胆湿热证候。肝胆湿热与肝气郁滞可互为因果,临床常常并见。因此刘老认为清利肝胆湿热、疏通气机是治疗胁痛不可忽视的重要法则。金铃子散二味药方小而妙,疏肝气、泻肝火,气行血畅,疼痛自止,为治疗胁痛常用方。

【常用剂量】

川楝子 6~10g,延胡索 6~10g。

三八、淫羊藿配甘松功擅散寒止痛

【伍用功效】

淫羊藿,秉性辛温,长于温命门火,壮肾中阳,兼有祛风除湿之功;甘松,气味芳香,长于走窜行散,兼有逐寒止痛之效。两药相合,淫羊藿得甘松行散之力,则祛风湿、止痹痛之能倍添;甘松获淫羊藿温煦之助,则温通逐寒、行气止痛之效大增。两药参合,相须为用,共奏温阳逐寒、行气止痛、祛风除湿之功。

【用药心得】

刘老常伍用淫羊藿、甘松治疗寒凝所致胸痹心痛。刘老认为,"阳微阴弦"为胸痹心痛发作的基本病机。"阳微"即上焦阳气亏虚,阳虚则血运无力,停留成瘀,不通则痛;此外,阳虚不振,阴寒自生,寒凝导致心脉挛急,亦可诱发胸痹心痛,治疗当遵"虚者补之"。然而,人一身之阳气均根植于肾中真阳,故扶助心阳当以温补元阳为要。刘老进一步指出,阳气以通为用,走而不守,内通脏腑,外达肌腠,上行清窍,下走浊窍,旁达四末,无所不至。因此,只有维持阳气"运行不息,贯通无阻",才能使其正常发挥功用。胸为阳位,其气如离照当空,胸阳更是宜通不宜阻。若痰浊、瘀血、水饮、寒邪等阴邪阻遏、蒙蔽阳气之运行,必然会影响阳气温煦、推动作用,导致胸痹心痛的发生。治疗当以宣通为重,务必保持心阳通畅。药对之中,淫羊藿功擅温补命门、生火助阳,能使下焦元阳充旺;甘松专长芳香宣通、行气导滞,可保阳气运行畅通。两药相合,一补一通,一守一走,相得益彰,既使心阳旺盛,又保畅达无阻,契合发病病机,故收满意疗效。

【常用剂量】

淫羊藿 10~15g,甘松 6~10g。

三九、山楂配红曲功擅消食活血降浊

【伍用功效】

山楂,消化食积、健运脾胃、行气活血;红曲,健脾燥湿、和胃消食、活血化瘀。二药相合,相辅相成,则消食除积、健脾益胃、散瘀活血之力增强。

【用药心得】

刘老伍用二药,乃取二者消食化积、活血降浊之力,用于高脂血症的治疗。刘老指出,现代人习惯于高脂饮食,又常静坐工作,缺乏必要活动,导致高脂血症,即中医所谓"血浊"。"血浊"发病主要为起居失常,脾失健运,水谷积滞,精微不化,痰浊内生,血脉瘀阻所致,治疗当以健脾消积、祛痰化浊、活血散瘀为要。应用山楂、红曲,完全符合"血浊"中医治疗大法之要求。同时,现代药理也证实:山楂具有降低胆固醇的作用;红曲中亦含有天然他汀成分,有较好的调节血脂作用,对肝功能损伤远小于他汀类药物。综上可见,山楂、红曲联用,实为治疗高脂血症(血浊)之妙对。

【常用剂量】

山楂 9~12g,红曲 6~12g。

四〇、焦山楂配神曲、炒麦芽功擅健胃消食

【伍用功效】

焦山楂、神曲、炒麦芽三药合用,共奏健脾和胃、消食化积、行气导滞之功,临床用于脾胃虚弱所致食积不化、脘腹胀满等。

【用药心得】

焦山楂性微温,善消油腻肉积;神曲性温,既消米面食积,又和胃;炒麦芽性平,既消米面食积,又健胃。三药相合,既消各种食积,又健胃和中,但见食积不化或消化不良即可酌投。三药常炒焦用,习称焦三仙。刘老常用焦三仙作为使药,用于慢性病兼有食欲不振、纳差症状者,以健脾消食。

【常用剂量】

焦山楂 10~15g,神曲 6~15g,炒麦芽 10~15g。

四一、生龙骨配生牡蛎功擅镇静安神

【伍用功效】

生龙骨性平,味甘、涩,入心、肝、肾经,功善镇静安神。生牡蛎性微寒,味

咸,入肝、胆、肾经,功善重镇安神、潜阳补阴。两药相配,相辅相成,共奏镇静安神之功。

【用药心得】

生龙骨甘涩平,能镇惊安神,偏于入肝。生牡蛎咸涩寒,重镇安神,平肝潜阳,软坚散结,制酸止痛。且固下窍,偏于入肾,清热存阴止泻。相须为用,生用重镇,益阴潜阳,煅用收敛固涩,并能制酸。刘老常言:龙骨禀纯阳之气,牡蛎得纯阴之气。生龙骨与生牡蛎并用,交通上下内外之阴阳,而使上下内外之络通畅,气血运行。用治心神浮越之惊悸、失眠及虚弱滑脱之下元不固诸症有效。

【常用剂量】

生龙骨 15~30g(先煎),生牡蛎 10~30g(先煎)。

四二、石菖蒲配远志功擅养心安神、健脑益智

【伍用功效】

石菖蒲辛香宣通,能除痰开窍、宁心安神,又聪耳明目;远志芳香清冽,辛温行散,交通心肾,安神益智,又散郁化痰。《神农本草经读》言"菖蒲性用略同远志,但彼苦而此辛",两药相配,相济奏效,可使养心安神、健脑益智之力倍增。

【用药心得】

远志、石菖蒲伍用,出自《圣济总录》之石菖蒲丸,主治风虚,安寝寐,镇心神,止恍惚,化痰滞。刘老认为,二药皆入心经,又均具祛痰化浊、开窍醒神之功,最宜用于痰湿秽浊蒙蔽清窍所致之中风神昏、痴呆、癫狂、抑郁、不寐等神志疾病的治疗。

【常用剂量】

石菖蒲 6~10g,远志 6~10g。

四三、海桐皮配忍冬藤擅祛风湿热痹

【伍用功效】

海桐皮、忍冬藤皆为祛风湿、通经络、止痹痛之要药,但海桐皮偏于祛湿通络以止痛,忍冬藤则善疏经络风热以止痛。二药配用,一祛其湿,一清其热,湿去热清,热去湿利,相辅相成,共治风湿热痹之证。

【用药心得】

刘老认为,热痹发生,乃是风湿与热相搏,流注关节,阻于经络,气血流通不畅所致。其治疗应以清热祛湿、疏风通络为法。应用海桐皮,取其祛风湿、通经络、消肿痛之力强大,配合忍冬藤,意在疏风热、通经脉、调气血。如此配合,丝丝入扣,切中病机,风湿得祛,郁热得散,血脉得通,气血得畅,痹痛得止,故能治其本而获良效。

【常用剂量】

海桐皮 10~12g,忍冬藤 10~15g。

四四、生黄芪配当归、白芍功擅补益气血

【伍用功效】

黄芪,长于补气,兼能生血;当归,功擅补血,兼能行血。两药相伍,气血双补,且补中有散,补而不滞。佐以芍药,苦酸微寒,养血滋阴,既制黄芪之温、当归之动,又助滋养阴血。三药联袂,实乃并补气血之佳对。

【用药心得】

刘老治疗痹证之时,常于风药之中伍用芪、归、芍。刘老指出,痹证是由风寒湿气侵袭人体,与营卫相合而致,多为正虚而邪气稽留之证,故调理气血实为治病求本之法。刘老临证中,总视病程之久暂、邪正之虚实,于祛风之剂中配伍黄芪以益气、归芍以养血,意在扶正与祛邪并施。且《本草纲目》载黄芪

去"诸症之痛";当归治"一切风";白芍"除血痹……止痛",三药配合,既补气血,又祛风湿、止痹痛,一药二功,故为刘老喜用。刘老体会,治疗痹证调气血与祛风湿并举,虚实皆顾,不仅可快速缓解痹痛,还能从根本上改善机体状态,此为西药所不及;反之,若忽视调理气血,一味只知攻邪,正气不复,反伤正碍胃,病必不除。

【常用剂量】

生黄芪 15~30g,当归 10~15g,白芍 10~15g。

四五、姜黄配生蒲黄功擅活血行气止痛

【伍用功效】

姜黄,辛温通达,破瘀血、行气滞、止痹痛之力强;生蒲黄,善入血分,可行血中之瘀,其气清香,兼行气分,能消气中之滞。二药参合,相须为用,其活血化瘀、行气消滞之力倍添。

【用药心得】

姜黄、生蒲黄伍用,来自《杂病源流犀烛》之三黄散,原方主治颈痈、面痈、托腮痈、小儿丹毒兼阴证疮疡。刘老撷取二药,组成药对,既行气滞,又破血瘀,共奏止痛之效,对胸痹心痛之气滞血瘀型患者尤为适用。刘老在此药对基础上,对气滞甚者,还常配沉香、檀香,增其行气之力;对血瘀重者,则多合三七、川芎,助其破瘀之功。诸药联袂,气顺血行,脉络通畅,心痛之证,亦自豁然。

【常用剂量】

姜黄 6~10g,生蒲黄 10~15g。

四六、全蝎配蜈蚣、地龙功擅祛风止痉

【伍用功效】

三药同为祛风止痉之要药。全蝎力弱性润,偏于息风解痉,对抽搐震颤、

舌强言謇、头摇不止之症,疗效较佳;蜈蚣力猛性燥,善于截风定搐,对于风中经络之颈项强直、角弓反张、四肢痉挛者,更为恰当。地龙性寒降泄,长于入络搜风、清热解痉,对于高热烦躁、神昏惊搐、肢体麻木、关节痹痛者尤为适合。三药相合,同入肝经,相须为用,内风得息,肝热得清,血脉得通,痉搐得止,实属佳配。

【用药心得】

全蝎、蜈蚣伍用,为现代验方止痉散,主治惊厥、四肢抽搐等症。刘老用其治疗中风、癫痫、风湿痹痛、顽固疼痛、疮疡肿毒等。刘老增以地龙,使息风止痉之功大增,同时更俱清热泻火、凉肝息风之力。临床之时,刘老应用该药对并不局限于中风、痹证等的治疗,对于流脑、乙脑及热病惊风抽搐属实证者,亦恒用之,收效甚著。

【常用剂量】

全蝎 3~6g(入煎剂),蜈蚣 1~3g(入煎剂),地龙 6~15g(入煎剂)。若入散剂,应酌减药量。

四七、酸枣仁配首乌藤滋养心肝之血而安神

【伍用功效】

二药均为安神之要药,但炒酸枣仁偏于补养肝血以安神,首乌藤偏于滋养心血而宁心神。二药相伍,相须为用,心肝得养,魂藏神安,血虚失眠,投之有效。

【用药心得】

刘老对于血虚不足,以致心肝失养、神魂不安之失眠、惊悸、心悸、怔忡等症,多伍用二药于方中治疗。此外,刘老对于中风后遗症患者,属气血亏虚、脉络瘀阻型,症见:面色暗淡无华,手足不利,口唇麻木,头昏头涨,反应迟钝、言语謇涩、夜眠不安、大便干燥,亦常用炒酸枣仁配首乌藤养血安神、祛风活络、润肠通便。

【常用剂量】

炒酸枣仁 15~30g,首乌藤 15~30g。

四八、瓜蒌配薤白通阳宣痹散结

【伍用功效】

瓜蒌化痰宽胸、润燥滑肠;薤白通阳散结、行气导滞。瓜蒌甘寒滑润,以清降为要;薤白辛散苦降,以宣通为主。两药相合,一宣一降,一散一通,共奏涤痰泄浊、通阳行气、开痹散结之功效。

【用药心得】

瓜蒌与薤白伍用,来源于仲景之瓜蒌薤白白酒汤,即《金匮要略·胸痹心痛短气病脉证治》所曰"胸痹之病,喘息咳唾,胸背痛,短气,寸口脉沉而迟,关上小紧数,栝蒌薤白白酒汤主之"。刘老指出,仲景伍用瓜蒌、薤白,因胸痹乃上焦阳气不足,以致浊阴内生所致。瓜蒌善于荡涤,可祛痰浊水饮诸邪,但其性寒凉,更伤阳气,使虚者更虚,故合用辛温通阳之薤白,以温补宣通上焦之阳,可确保万全。此外,对于二者之用量,刘老认为,应不必拘泥于瓜蒌与薤白之比为 2∶3 之说,二者用量比例应根据患者的临床症状和舌脉斟酌而定。对于面红、口中有秽气、便干、舌红、苔黄腻、脉滑数等热象明显者,瓜蒌用量就应大于薤白;对于面白、口淡、舌淡胖、苔白滑、脉濡、便稀或不稀偏寒象者,薤白用量就宜大于瓜蒌,切忌墨守成规、不知变通。

【常用剂量】

瓜蒌 9~15g,薤白 9~15g。

四九、丹参配三七活血通脉治胸痹

【伍用功效】

丹参与三七虽同为活血化瘀之品,然侧重点不同。丹参功善活血化瘀,兼有凉血消肿止痛、养血安神之效,有"化瘀而不伤正"之特点。三七长于养血止血、散瘀定痛。有"止血而不留瘀"之特性。二者相伍,相辅相成,活血不耗血,止血不留瘀,且定痛之力倍添,实乃治疗血瘀之胸痹胸痛之妙对。

【用药心得】

刘老认为,胸痹心痛(冠心病)为慢性疾病,除久病多瘀之外,久病还多兼虚。针对于此,刘老强调,治疗胸痹切忌一味追求祛瘀,而使用峻猛逐瘀之品,置其伤正之弊于不顾。临证之时,当宜以"祛瘀而不伤正"为遣方用药之标准。刘老于众多活血药中,精选丹参、三七,组成药对,皆因二药均为活血妙品,又兼养血之功,更具定痛之效。方中伍用二药,祛瘀生新,通脉止痛,治疗胸痹尤为适宜。

【常用剂量】

丹参 15~30g;三七 1~3g(冲服)。

五〇、麝香、三七配赤芍功擅活血化瘀止痛

【伍用功效】

麝香辛温芳香,走窜力强,行血中之瘀滞,开经络之壅遏,活血通经止痛。三七甘苦,入肝经血分,止血不留瘀,化瘀不伤正,止血化瘀,通脉止痛。赤芍苦寒,清肝经血分郁热,活血散瘀止痛。三药合用,麝香辛散,三七化瘀,赤芍散瘀,三药相伍相助,共奏活血化瘀止痛之效,治气血瘀滞、血瘀胸痹、肝郁血瘀腹痛等症。

【用药心得】

刘老认为在配伍上,麝香、三七、赤芍三药配伍活血化瘀止痛,治血瘀痹痛,症见胸痹、血瘀腹痛、外伤肿痛、瘀血肿痛等。如刘老治疗一头痛患者,患者有外伤史,头痛近 10 年,刘老认为"久病多责于瘀",外伤后离经之血阻滞经脉,脉络不通,不通则痛,方取通窍活血汤加减,旨在通经活络止痛,运用麝香、三七、赤芍配伍,麝香芳香走窜,通行十二经,开通诸窍,通络止痛。三七化瘀不伤正,消肿定痛。赤芍入肝经,入血分,清热活血化瘀止痛,三药相伍,

共奏奇效。

【常用剂量】

麝香 0.03~0.1g,多入丸散用;三七,水煎服,3~10g;赤芍,水煎服,6~12g。

五一、何首乌配桑椹、桑寄生功擅滋养肝肾

【伍用功效】

制首乌,不寒不燥,补血养肝,填精益肾,兼敛精气;桑椹,性味甘寒,滋阴生血,补肝益肾,兼清血热;桑寄生,性平气缓,可升可降,养肝肾,益精血,通血脉,兼能除湿。三药配合,相得益彰,滋阴养血,填精益髓、补养肝肾之力倍增,且无腻滞生热之弊。

【用药心得】

刘老常将该药对伍用于老年病治疗之中。刘老体会,老年人多虚损之证,但无论是生理性的衰退,还是病理性的致虚,总以精血亏耗、脏腑阴津损耗为先,这是导致老年慢性疾病的根本原因。据此,刘老提出了"老年病治在肝肾"的学术观点。临证之时,刘老将"滋养肝肾"作为治疗老年病的重要法则。但是,刘老并不赞同峻补,主张龟甲胶、阿胶、紫河车等血肉有情之品,非在精血大亏之时不用,以防味厚滋腻,阻碍胃气,欲速不达,事以急败。基于此,刘老精选药性平和之制首乌、桑椹、桑寄生三药,滋而不腻,无碍胃气,徐徐图之,效从缓得。

【常用剂量】

制首乌 15~30g,桑椹 10~15g,桑寄生 10~15g。

五二、西洋参配冬虫夏草擅补气血、调阴阳

【伍用功效】

西洋参,补心气、养肺阴、清虚火、生津液;冬虫夏草,滋养肺阴、温补肾阳。

两药配伍,相须为用,共奏气阴双补、阴阳并调之功效。

【用药心得】

《景岳全书·怔忡惊恐》有云:"凡治怔忡惊恐者,虽有心脾肝肾之分,然阳统乎阴,心本乎肾,所以上不宁者,未有不由乎下,心气虚者,未有不因乎精。"刘老赞同此言,认为心悸怔忡病位在心,根源在肾,治疗当益气养阴、心肾同调。补气佳品,非"参"莫属,但诸参皆为甘温之品,助火伤阴;唯西洋参甘凉微苦,可补气益阴、养心安神。冬虫夏草,更是名贵滋补药品,补肾养肺、滋阴固精之力甚宏。两药相伍,契合病机,治以根本,可奏止惊悸、定怔忡之功效。

【常用剂量】

西洋参 3~6g(研末冲服),冬虫夏草 1~3g(研末冲服)。

五三、巴戟天配补骨脂、桑螵蛸功擅温补肾阳

【伍用功效】

巴戟天性微温,补肾助阳、祛风除湿;补骨脂性温,补肾壮阳、固精缩尿、暖脾止泻、纳气平喘;桑螵蛸性平,补肾壮阳、固经缩尿。三药合用,共奏温补肾阳之功,用于肾阳不足之阳痿、遗尿、遗精、劳淋等病症。

【用药心得】

对于脾肾两虚的诸症,刘老常用巴戟天、补骨脂、桑螵蛸温脾肾之阳,刘老认为劳淋成因,有脾劳、肾劳之分,乃是脾肾两亏,湿浊留恋不去,故治疗宜以温补脾肾为主,以化气行水为辅,故常采用上述药物,同时可加黄芪、白术、山药、茯苓健脾益气;桂枝、泽泻、茯苓化气行水;熟地黄、续断者,滋养肝肾之阴,以达阴阳共调、水火既济之效。

【常用剂量】

巴戟天 10~15g,补骨脂 6~15g,桑螵蛸 6~10g。

五四、地黄、牛膝、枸杞补虚益损止眩

【伍用功效】

熟地黄甘温滋润,入肝肾善于滋补阴血,补阴益精以生血,为补肝肾阴虚要药。牛膝味甘缓补,性质平和,主归肝、肾经,能补益肝肾,强筋健骨,善治肝肾不足之证。枸杞甘平,入肝、肾经,长于滋肾精,补肝血,为平补肾精肝血之品。熟地黄与枸杞相配,共奏滋补肾阴、益精填髓之效。枸杞与牛膝相配,共奏滋补肝肾、强筋壮骨之效。熟地黄与牛膝相配,补益肝肾、补血填精。三药合用,均入肝、肾二经,补肝血、益肾精,滋养肝肾之不足,治肝肾不足之虚证。

【用药心得】

刘老用地黄、牛膝、枸杞配伍,用于肝肾不足、精血亏虚、阴阳两虚的虚证眩晕。对眩晕的病机,历代医家认识各有不同,河间主风,丹溪主痰,景岳主虚。刘老认为肾为阴阳水火之宅,主张以阴阳为纲论述眩晕的病因病机,以阴阳互生互长之论确定治疗大法。刘老对于虚证眩晕,认为其虚证见于肝肾不足、精血亏虚。如《景岳全书》中言"眩运一证,虚者居其八九"。眩晕一证多是因肾精亏虚于下,根据"虚者补之,损者益之"之旨,治疗上采取平补阴阳、养脑定眩之法,以熟地黄滋肾、填精、益髓,牛膝补肝肾、引药下行,枸杞滋肾精、补肝血,拟补虚益损定眩汤。

【常用剂量】

熟地黄,水煎服,9~15g;牛膝,水煎服,5~12g,补肝肾、强筋骨宜酒炙用;枸杞子,水煎服,6~12g。

五五、金钱草配萹蓄、瞿麦清热通淋止痛

【伍用功效】

金钱草,利水通淋、除湿退黄。萹蓄,利水通淋。瞿麦,利尿通淋。三药合

用,清热利湿、利尿通淋力强,用于治疗湿热淋证、石淋等病症。

【用药心得】

金钱草性微寒,味甘、咸。清利湿热、通淋、消肿、利湿退黄。萹蓄苦降下行,功专利水,清膀胱湿热,治小便混浊。瞿麦苦寒沉降,破血通经,善利小肠而导热下行,以治茎中疼痛。三药伍用,互相促进,清热通淋止痛益彰。刘老常三药合用治疗湿热所致淋证、癃闭、带下诸症。

【常用剂量】

金钱草 30~60g,萹蓄 10~30g,瞿麦 10~15g。

五六、茯苓配泽泻功擅健脾利水渗湿

【伍用功效】

茯苓配伍泽泻,见于《金匮要略》之"茯苓泽泻汤",方中茯苓,利水渗湿、健脾宁心。泽泻,利小便、清湿热。一补一利,两药合用,共奏健脾利水渗湿之功。刘老常用于脾肾两虚所致湿盛诸证。

【用药心得】

茯苓走气分,淡渗利湿,益脾宁心,兼有补益之性,"利水而不伤正,补而不助邪",为利水渗湿之要药,无论寒热虚实,均可配伍应用,有标本兼顾之效。此外,茯苓上行清心火、生津液、开腠理、滋水源,下降利小便,引热外出。泽泻尤擅长于行水。两药配伍,相须、相使为用,茯苓之淡行其上,泽泻之淡其下,泻中有降,利中有补,共奏利水渗湿、健脾清热、扶正祛邪之功效。刘老常两药合用,取五苓散、四苓汤之义,治疗下焦水湿内停诸症。

【常用剂量】

茯苓 10~15g,泽泻 5~10g。

五七、茯苓配杏仁、甘草功擅健脾化痰宣痹

【伍用功效】

茯苓,利水渗湿、健脾宁心,作用于中焦,可健脾化痰逐中焦之水,平上冲之气;杏仁,降气止咳平喘,作用于上焦,逐胸中之水,降肺之逆气,又可开胸散结;甘草,补脾益气,缓中健脾,使水饮去而肺气利。诸药合用,共奏健脾化痰、益气化饮之功。

【用药心得】

《金匮要略》记载"胸痹,胸中气塞,短气,茯苓杏仁甘草汤主之。橘枳姜汤亦主之"。刘老常用茯苓杏仁甘草汤为基础方加味治疗饮停胸胁所导致的胸闷气塞,其痛甚轻,或者不痛等症。茯苓作用于中焦,可健脾化痰,逐中焦之水,平上冲之气;杏仁作用于上焦,逐胸中之水,降肺之逆气,又可开胸散结;甘草缓中健脾,使水饮去而肺气利。诸药合用,共奏宽胸健脾化痰之功。

【常用剂量】

茯苓 10~15g,杏仁 3~10g,甘草 3~10g。

五八、防己配生黄芪功擅益气利水

【伍用功效】

黄芪甘温益气固表而利水消肿,防己苦寒利水消肿,除湿止痛。黄芪扶其正,防己祛其邪,一升一降,扶正祛邪,补利相兼,升降调和则益气利水效强。可治疗气虚湿盛所致慢性肾炎、心功能不全水肿等症。

【用药心得】

《本草求真》言"黄芪……入肺补气,入表实卫""防己辛苦大寒,性险而健,善走下行,长于除湿、通窍、利道"。防己、黄芪相配,补气利湿,扶正祛邪,

使风湿去而不伤正。具有益气祛风、健脾利水之功。防己配黄芪取自防己黄芪汤之意,源自仲景《金匮要略》,以治风水为先,主治卫阳不足,风湿乘虚客于表之证。方中防己大辛苦寒,通行十二经,开窍泻湿,为治风湿水肿要药,黄芪温分肉,实腠理,振奋卫阳,使邪径去而病愈。二者相配使用,表邪以汗出而解。如尤在泾《金匮要略心典》言"风湿在表,法当从汗而解,乃汗不待发而自去,表尚未解而已虚……非芪术甘草,焉能使卫阳复振,而驱湿下行哉"。刘老宗前贤之言,认为治疗水肿,除祛湿利水外,益气活血亦是重要途径。二者常配合应用于水肿、臌胀、风寒湿痹、心水病等属风湿在表,卫阳不固者,可酌情配伍葶苈子、大黄、椒目、白术、人参等。此外,刘老认为防己长于走下焦,利下肢风湿痹痛,常与羌活、独活合用祛风利湿止痹。

【常用剂量】

防己 5~10g,黄芪 15~30g。

五九、附子配肉桂功擅温补肾阳

【伍用功效】

附子下补肾阳以益火,肉桂补火助阳、引火归原、散寒通经,两药合用,共奏温肾回阳、散寒止痛之功,主治肾阳不足,腰痛膝冷,脾阳不振,寒冷腹痛,肺寒喘咳等。

【用药心得】

刘老常用附子配肉桂温补肾阳,如金匮肾气丸,治疗肾虚腰痛、水肿、心悸等。附子辛热药性刚燥,入气分,走而不守,上助心阳以通脉,中温脾阳以健运,下补肾阳以益火,能温全身之寒,通行十二经。肉桂甘辛热,归肝、肾二经,入血分,守而不走,能引火归原,又能鼓舞气血,促使阳生阴长。两药合用,补阳益火,治肾阳不足,手足不温、腰腿冷痛、水肿、腹泻、失眠、心悸等症。

【常用剂量】

附子 5~15g(先煎 0.5~1 小时),肉桂 2~5g。

六〇、附子配干姜回阳通脉

【伍用功效】

附子辛甘大热,入心、肾、脾经。上助心阳,中温脾阳,下补肾阳,走而不守,峻补元阳,益火消阴,气雄性悍,有斩关夺将之力,为通行十二经纯阳之要药,具回阳救逆、补火助阳之功。干姜辛热,入脾、胃、肾、心、肺经。长于温中散寒、健运脾阳,守而不走,温阳守中,回阳通脉,入肺经温肺化痰。二药合用,相须配对,协同并用,使回阳救逆,温中散寒的作用大为增强。陶节庵云:"温经用附子,无干姜不热。"仲景用附子回阳救逆则必与干姜作伍,用附子性烈善走,可生发阳气,回阳救逆,通阳散寒。与干姜相配,共奏补阳散寒之效,取其一走一守、一表一里相配温阳,非他药之力所能及。

【用药心得】

刘老用附子、干姜治疗阳脱阴竭的冠心病心肌梗死合并心源性休克,以四逆汤、生脉散合保元汤加减回阳救脱、益阴复脉,方以附子、干姜相伍回阳救逆。对于老年病,张景岳认为"阴亏于前,阳损于后",刘老既重视养肝肾之阴,又不忽视温肾助阳,刘老提出"老年病治在肝肾"的思想,老年疾病中属阳虚者,多为阴损及阳,其中又有微甚之别。阳虚不甚者,则选用巴戟天、肉苁蓉、淫羊藿、菟丝子、冬虫夏草等,其性温而不燥,有温滋之长,较为适合老年人。对于命火衰竭、阴寒内盛所引起的疾患,则可选用附子、干姜、肉桂等温肾助阳的药物。然而,此类药总属温热燥烈之品,有伤精耗阴之弊,临床用之当慎。

【常用剂量】

附子,煎服,3~15g;先煎,久煎,口尝至无麻辣感为度。干姜,煎服,3~10g。

六一、肉桂配鹿角胶功擅补肾温阳

【伍用功效】

肉桂,辛甘大热,辛散温通,补命门相火,益阳治阴,行气血、通经脉,引火归原;鹿角胶,甘咸性温,入肾经,禀纯阳之性,具生发之气,补肾阳、益精血、强筋骨、调冲任。肉桂温里,鹿角胶补阳,肉桂善补命门之火,鹿角胶禀天地纯阳之气,两药相伍,相须为用,增强补肾阳、益精血之功效,用于气血不足、肾阳虚衰等病症。

【用药心得】

刘老用肉桂、鹿角胶相配伍,补肾阳、益精血。刘老运用鹿角胶代替鹿茸,取其熬胶滋腻,少了温阳燥热之意,增加了温补之性。如刘老在治疗眩晕时,认为眩晕中阴阳俱虚证根本在于肾,肾为阴阳水火之宅,治求阴阳互生互长,以生地黄、山药、枸杞子等平补阴阳,偏阳虚者加肉桂、鹿角胶,以温肾补阳,同时注意用药平和,少燥烈之品,取"少火生气,壮火食气"之意。

【常用剂量】

肉桂,煎服,1~5g,宜后下或焗服;研末冲服,每次 1~2g。鹿角胶,3~6g,烊化兑服。

六二、吴茱萸配黄连功擅清肝和胃

【伍用功效】

吴茱萸温中散寒、下气止痛、降逆止呕、杀虫;黄连清热燥湿、泻火解毒、清心除烦。吴茱萸辛散温通,开郁散结;黄连苦寒泻火,直折上炎之火势。二药伍用,一热一寒,有辛开苦降、反佐之妙用。以黄连之苦寒,泻肝经横逆之火,以和胃降逆;佐以吴茱萸之辛热,从类相求,引热下行,以防邪火格拒之反应。共奏清肝和胃制酸之效,以治寒热错杂诸症。

【用药心得】

黄连配吴茱萸实为左金丸,具有清肝泻火、降逆止呕之功,《本经逢原》言黄连治"气分郁结肝火,煎吴茱萸汤炒"。刘老常用黄连配吴茱萸治疗肝火犯胃之胃脘及胁肋疼痛等病症。"浊阴不降,厥气上逆,甚而胀满者,非吴茱萸不可治也",故为治疗胸膈痞塞、胁肋胀满、脘腹冷痛之佳品,并善治疗厥阴头痛、寒疝腹痛、妇人痛经及虚寒久泻等。黄连为泻心火、清胃热、除湿热之要药,能清热燥湿。吴茱萸合黄连,共奏清肝和胃之功。

【常用剂量】

吴茱萸 1.5~6g,黄连 2~10g。

六三、桑寄生配怀牛膝功擅补肾活血

【伍用功效】

桑寄生可补肾益精,怀牛膝可活血通经,《景岳全书》言牛膝可"补髓填精,益阴活血,治腰膝酸疼,滋须发枯白。其性下走如奔,故能通经闭,破血癥,引诸药下降"。两药合用,共奏补肾活血之功,用于肾虚血瘀所致腰膝酸软、两足无力、肌肤麻木不仁等。

【用药心得】

桑寄生、怀牛膝均有补益肝肾、强筋健骨的作用。桑寄生养血而祛风除湿疗痹;怀牛膝活血行瘀,壮筋骨而起痿废。二者合用,补肝肾、强筋骨、活血通络,适用于肝肾亏虚、血虚血滞之腰膝酸软、两足无力、肌肤麻木不仁等。

【常用剂量】

桑寄生 10~15g,怀牛膝 6~15g。

六四、黄芩配竹茹功擅清热除烦

【伍用功效】

黄芩,性味苦寒,长于清热燥湿、泻火除烦;竹茹,甘而微寒,功善清胆化痰、除烦和胃。两药相伍,相须相辅,清热、燥湿、除烦之力倍增。适用于胃热炽盛所致噎膈、干呕;胆火肆逆之胸闷痰多、心烦失眠、惊悸不宁;内热亢盛、迫血妄行之出血诸症。

【用药心得】

黄芩、竹茹伍用,出自《太平惠民和剂局方》之竹茹饮,原方治疗热病吐血、衄血不止。刘老选方中黄芩、竹茹组成药对,用于治疗胆胃不和所引起的心悸、胸闷等症。刘老指出,心悸之病,不离于心,亦不止于心;若病人表现为心悸烦闷,触事易惊,坐卧不安,饮食无味,则属胆胃不和之证。胆胃不和,酿热生痰,痰热扰心,故见心神不安。黄芩、竹茹,均擅清热化痰,且同入胆、胃二经,两药参合,相辅相成,正可共奏清胆和胃、化痰宁心之功。

【常用剂量】

黄芩 9~12g,竹茹 9~12g。

六五、酸枣仁配柏子仁功擅养心安神

【伍用功效】

酸枣仁养心益肝安神,柏子仁养心安神敛汗,酸枣仁合柏子仁,共奏养心安神之功,尤其适用于心血亏虚、气阴两虚之失眠。

【用药心得】

肝藏血,人卧则血归于肝。肝者罢极之本,罢极必伤肝。阴血不足则惊悸失眠。酸枣仁甘酸而平,补养肝血,宁心安神,益阴敛汗。柏子仁甘平入心,养血宁神,芳香和中,质地滋润,又有润肠之功。刘老常两药合用,养心安神效佳。

【常用剂量】

炒酸枣仁 15~30g,柏子仁 10~20g。

六六、酸枣仁配远志功擅养心安神

【伍用功效】

酸枣仁入心经,具有养心安神之效,远志入心、肾经,可交通心肾、宁心安神。酸枣仁合远志,养心安神之效更佳。

【用药心得】

刘老认为,阴血不足,以致"阳亢不入于阴,阴虚不受阳纳",而现夜寐不安,时而惊悸胆怯。治宜滋阴养血,使阴血充盈,心肝得养精神安,惊悸止,阴阳济而睡卧宁。酸枣仁养心益肝,安神敛汗。远志肉安神益智,养心助脾,交通心肾。两药合用,既滋养阴血,又交通心肾,治肝血不足心肾不交之失眠,惊悸胆怯及妇人脏躁症。

【常用剂量】

炒酸枣仁 15~30g,远志 5~10g。

六七、生黄芪配党参功擅补中益气

【伍用功效】

生黄芪补气升阳,党参补中益气,两药合用补气作用加强,既补中又固表,可治气虚诸证。

【用药心得】

临床气虚患者颇多,刘老常用生黄芪合党参大补元气,提高本虚患者免疫力。生黄芪甘温补气,既能升补脾气,又能固表止汗;党参甘平补气,功专健脾补气。一偏补卫气,一偏补中气。黄芪益气行水,党参又能生津。

【常用剂量】

黄芪 15~30g,党参 10~30g。

六八、法半夏配薏苡仁健脾祛湿化痰

【伍用功效】

半夏辛温,体滑性燥,行水利痰,祛已生之痰;薏苡仁甘淡健脾渗湿,渗湿以

205

助半夏化痰之力,健脾以杜生痰之源。脾主湿,湿动则为痰,痰由湿生。故二者配伍,一者消除已生之痰,一者杜绝生痰之源,湿去则痰消,共奏健脾祛湿化痰之效。

【用药心得】

俗云,百病皆由痰作祟,《景岳全书》云:"五脏之病,虽俱能生痰,然无不由乎脾肾。盖脾主湿,湿动则为痰,肾主水,水泛亦为痰,故痰之化,无不在脾,而痰之本,无不在肾。"《证治准绳·杂病》云:"痰之生,由于脾气不足,不能致精于肺而淤以成焉者也。治痰先补脾,脾复健运之常而痰自化矣。"脾乃生痰之源,肺乃贮痰之器。刘老博览群书,对痰病的治疗有自己独到的见解,临证之时,刘老将痰概括为七型,即燥痰、顽痰、热痰、风痰、湿痰、脾虚不能摄涎、寒痰,对于湿痰寒痰者,刘老常于方中辅以半夏、薏苡仁,借其燥湿化痰、健脾渗湿之功,既消已生之痰,又杜生痰之源。每每使用此药对,常获得满意疗效。

【常用剂量】

半夏 3~10g,煎服,一般宜制用,反乌头;薏苡仁 9~30g,煎服。

六九、黄芪配生地黄益气养阴、清热生津

【伍用功效】

黄芪甘温,为补气之要药,助脾气上升,散精达肺,治肺燥;生地黄甘寒质润,清热养阴,生津止渴,助肾中之真阴。二者合用,共奏益气养阴、清热生津之功。

【用药心得】

消渴是以多饮、多食、多尿、形体消瘦,或尿有甜味为主要特征的一种病症。对于消渴病机,刘老赞同刘河间、朱丹溪等人的认识,认为消渴一病为阳热有余、阴津不足;火衰者虽有,但较少见。因此,刘老强调阴津虚耗在消渴发生、发展、恶化过程中的主导作用,其中尤以肾阴枯燥为首恶。《扁鹊心书》云:"消渴虽有上中下之分,总由于损耗津液所致。盖肾为津液之原。脾为津液之本,本原亏而消渴之证从此致矣。"黄芪、生地黄的伍用,源出《简易方》地黄饮子,刘老撷取二药,常用于阴虚内热之消渴证,用黄芪益气养阴,生地黄养阴清热生津,每每收效甚著。

【常用剂量】

生黄芪9~30g,煎服;生地黄10~15g,煎服,鲜品用量加倍,或以鲜品捣汁入药。

七〇、苍术配伍厚朴用于湿阻中焦、痰饮喘咳

【伍用功效】

苍术辛、苦,性温,辛香以发散,芳香以化湿,外可祛风湿之邪,内可化脾胃之湿,为燥湿健脾、祛风湿要药;厚朴苦辛而温,其气芳香,味辛能行气而消胀,味苦能下气以平喘,气香能化湿以散满,性温能散寒以止痛,善除胃肠之气滞,燥脾家之湿浊。二药常相须为用,燥湿运脾,行气和胃,使湿去脾健,中焦气机通畅而诸症自除。

【用药心得】

苍术、厚朴伍用出自《太平惠民和剂局方》平胃散,用于湿滞脾胃证。症见脘腹胀满,不思饮食,口淡无味,恶心呕吐,嗳气吞酸,肢体沉重等。刘老用之,则并不拘泥于此。刘老常伍用二药治疗湿痰,湿阻中焦,脘腹胀满。刘老对于湿痰者而见咳嗽痰多,肢体困重者,多配合半夏、橘红等,常用苍朴二陈汤加减。湿阻中焦主要影响脾胃,刘老认为苍术为燥湿要药,平胃散为燥湿运脾之经方,苍术辛香苦温,入中焦可燥湿健脾,湿去脾运有权,脾健则湿邪得化,厚朴芳香苦燥,行气除满,且可化湿,湿阻气机,气行则湿化。二者相须为用,燥湿以健脾,行气以祛湿,可使湿去脾健,气机调畅,脾胃自和。刘老治疗湿痰、湿阻中焦者,常使用此药对,每每获得满意疗效。

【常用剂量】

苍术5~10g,煎服;厚朴3~12g,煎服。

七一、钩藤配牛膝平肝息风

【伍用功效】

钩藤味甘苦,性微寒,可清肝热平肝阳,清上部之热;牛膝补肝肾,引血下

行。善引上亢之肝阳下行。两药相配,既清肝热,又能补肝肾、平肝阳、息肝风,善治肝阳上亢型高血压。

【用药心得】

刘老常伍用二药治疗肝火上炎、肝阳上亢之高血压、中风、头晕头痛等病。刘老认为,长期情志不舒,忧思恼怒,肝失条达,气机不畅,化生郁热,肝火上炎,出现头涨头痛等;肾阴不足,水不涵木,肝血不足,虚阳上亢,出现头痛眩晕等。刘老常应用钩藤,配合黄芩、菊花等清肝火、息肝风,伍用牛膝引火下行,加用杜仲、桑椹、何首乌补肝肾,为治本之法,若血虚动风,则加生地黄、当归。如此标本兼顾,补泄并施,故常获良效。如治李某,男,78岁,左侧肢体功能障碍3个月,当时头部CT诊断为"右侧颞叶脑梗死",就诊时左侧肢体活动不利,时感头顶发热,头部胀闷,伴指间关节肿胀、疼痛,左膝关节酸软乏力,肢端麻木,夜寐不安,睡觉易惊醒,易汗出,语声低,纳食可,二便正常。舌红,苔白,脉弦。中医诊断:中风。证属肝风上扰、痰瘀阻络,治以平肝息风、活血化痰通络。处方:天麻9g,川芎6g,橘红9g,首乌藤30g,当归9g,茯苓12g,桑寄生18g,石菖蒲9g,白芍9g,法半夏9g,牛膝12g,三七粉2g(冲服)。14剂。服药后头涨、发热感稍减轻,肿胀消失,二诊去橘红、法半夏,加远志6g、葛根12g、生黄芪18g、钩藤12g(后下),当归加至12g。服药14剂后,头涨、头顶发热感消失,行走有力。

【常用剂量】

钩藤,3g~15g,入煎剂宜后下;牛膝,6~15g。

七二、生地黄配黄连滋阴清热生津

【伍用功效】

黄连、生地黄药对始见于孙思邈《备急千金要方》之黄连丸。生地黄甘寒质润,入肾滋阴,益精血;黄连苦寒性燥,入心泻火,解热毒。二药配对,不燥不腻,泻火而不伤阴,滋阴而不留邪,黄连清膈上之热,生地黄滋培下焦之阴,二药相须为用,攻补兼施,取其清上滋下之法,共奏滋阴清热之功效。

【用药心得】

刘老常伍用生地黄、黄连治疗消渴,刘老宗《素问·阴阳别论》"二阳结谓之消"的理论,认为:二阳者,阳明矣;结者,热结也;阳明胃经有热,胃热上蒸,伤津耗液,发为消渴,初病多实,继则虚实夹杂,末则正虚,气血津液耗损始终贯穿整个病程。刘老认为,黄连苦寒,能泻上、中、下三焦之火,火去则津液存,亦可厚肠胃而坚阴;生地黄长于滋阴、养血、凉血,且滑利流通,祛瘀活血导滞,无寒凉黏滞之虞,故用二药清热生津、养血滋肾而补泻兼施、标本同治。如口干明显,常配合天花粉、葛根清热生津,加入太子参或少量西洋参益气以助生化,山药、杜仲或六味地黄丸补肾填精,固其本源,体现刘老治疗内伤杂病,当以调理为要的学术思想。

【常用剂量】

黄连煎服 6~10g,生地黄煎服 15~30g。

七三、 续断配桑寄生补肝肾、强筋骨

【伍用功效】

续断配伍桑寄生,二者均有补肝益肾、强壮筋骨、安胎之功。续断味苦辛而甘,性微温,偏补肝肾,通血脉,有补而不滞之特点。桑寄生味甘微苦,性平,偏益血脉,且有祛风湿之力。续断以温补肾阳为主,桑寄生以滋补阴血为先。二药相伍,肝肾并补,阴阳兼顾,既增强补益肝肾、祛风渗湿、通利关节的作用,又增强补肾安胎之力。

【用药心得】

刘老常伍用二药治疗风寒湿邪侵袭、肝肾不足之痹证等病。刘老认为,"邪之所凑,其气必虚",肝肾气血不足,易受风寒湿之气,客于肌肉筋骨之间,凝结不散,阳气不行,关节经络寒湿阻滞,痹而不通,不通则痛;寒邪易于中伤人体阳气,血遇寒则凝,得热则行。而肾为人体先天之本,又主骨生髓,寒邪伤阳,肾脏首当其冲,刘老常用续断补肝肾、利关节、温补肾阳,配伍桑寄生益血脉、祛风湿、滋阴养血,同时合用当归、白芍、独活等,取独活寄生汤之意,祛邪兼补,气血调和,肝肾得充,自然正复邪去,故常获良效。刘老在临床治疗痹证,调气血与祛风湿并举,虚实兼顾,不仅痹痛可较快缓解,而且患者精神振作,体质增强,尤其如类风湿性关节炎一类慢性进展性疾病,患者不仅形体虚弱,且精神悲观失望,徒用攻法,往往伤正碍胃,于病不利;反之祛风通络药之中注重调理气血,则能从根本上改善机体状态,使其缓慢产生抗病能力,树立战胜疾病的信心,最后达到控制病情的目的。

【常用剂量】

续断煎服 10~15g,桑寄生煎服 10~15g。

七四、石决明配决明子镇肝潜阳明目

【伍用功效】

决明子配伍石决明有清肝明目、平肝潜阳之功。决明子苦寒入肝经,功偏清泻肝火而明目,主治肝经实火之目赤肿痛、肝火上扰之头痛、头晕。石决明咸寒质重,凉肝镇肝,滋养肝阴,无论实证、虚证之目疾皆可应用。二药相须为用,既可清肝热,又可补益肝阴而平肝阳,加强平肝潜阳之功,且能润肠通便、通淋。

【用药心得】

刘老常伍用二药治疗肝阳上亢之眩晕、头痛、目赤肿痛、高血压等病。刘老认为,二药均主入肝经,均性寒,所谓肝开窍于目,故二药均是治疗眼科要药,同时刘老很是赞同《素问·至真要大论》所言"诸风掉眩,皆属于肝",他认为眩晕、头痛等症大多是肾精亏虚于下、肝阳亢逆于上所致,故常用滋肾阴、平肝阳之法,而决明子为陆地上清热平抑肝阳之品,石决明为海里平肝潜阳同时可滋补肾阴之品,二药相须为用,可大大提高清肝明目之效,同时阴阳兼顾,相得益彰,实为治疗肝阳上亢、目赤肿痛的有效药对。

【常用剂量】

决明子 10~24g;石决明 15~30g,打碎先煎。

七五、滑石配车前子清热利尿通淋

【伍用功效】

滑石性滑利窍,寒则清热,能清膀胱湿热而通利水道,车前子甘寒而利,善通利水道,清膀胱热结,二药均性寒味甘,寒能清热,甘能渗湿,故均能清膀胱湿热而通利水道,二者相须为用,清热利尿通淋功效大大加强。

【用药心得】

刘老常用此二药治疗湿热蕴结之淋证,此药对来源于《太平惠民和剂局方》中的八正散,刘老认为,淋证虽有热淋、石淋、气淋、血淋、膏淋、劳淋之分,但治疗常用清利下焦湿热之法,正如《丹溪心法》所言"淋有五,皆属乎热"。一般湿热内蕴,煎熬尿液,聚而为石,阻塞水道,则可见腰痛、小便涩痛等症,而膀胱气化不利,不能通调水道,内蕴湿热,则尿路阻塞更甚,故常用清热利湿通淋之法。刘老还认为,人体邪气的出路,以排汗、排便为主,而排便包括小便和大便,针对淋证,常用利小便之法,而湿热蕴结证常用滑石、车前子药对,利湿利尿同时兼以清热,故常获良效。另外刘老常用此药对治疗慢性肾炎辨有湿热者,或者仅有蛋白尿、血尿而无症状者,刘老认为,大部分慢性肾炎患者都有不同程度的湿热病理存在,蛋白尿、血尿皆可致尿液浑浊,《素问》谓"水液浑浊,皆属于热",刘老常用滑石、车前子清热利湿消水肿、降蛋白、止尿血,疗效显著。

【常用剂量】

车前子9~15g,宜包煎;滑石9~20g,宜包煎。

七六、桂枝配牡蛎调和阴阳、益气固肾

【伍用功效】

桂枝辛温发散,色赤入营,温通血脉、解肌和营;牡蛎咸寒,敛阴潜阳、软坚散结、和胃制酸、镇痛。桂枝以发散为主,牡蛎以收敛为要。二药相伍,一温一

寒,一散一敛,相互制约,相互为用,平肝息风,温通经脉,敛阴制酸,蠲痹止痛疗效更佳。

【用药心得】

刘老常用二药治疗心肾不交之遗精、遗尿、自汗、盗汗、心悸等。刘老认为以上诸症大多由长期发展所致,病程较长,常累及心肾致阴阳两虚,桂枝辛甘温煦,甘温通阳扶卫,善于宣阳气于卫分,畅营血于肌表,故可调和阴阳,还可温通经脉,而牡蛎敛阴潜阳,收敛固涩,二药合用,可增强调和阴阳、益气补肾之功。

【常用剂量】

桂枝 10~45g,水煎服;牡蛎 10~30g,水煎服。

七七、半夏配夏枯草交通阴阳助眠

【伍用功效】

半夏为燥湿化痰、降逆止呕、消痞散结之妙药;夏枯草为清肝火、散郁结的要药,主治肝经火旺的各种病症。二味相配,阴平阳秘,肝气条达,脾升胃降,气机通畅。同时,半夏得至阴之气而生,善于化痰,夏枯草得至阳之气而长,善于清胆,二药相伍,交通阴阳,和调肝胆,并可化痰和胃,顺应阴阳之气而安神。常用于肝火上炎,痰浊内阻,心神不安之失眠。

【用药心得】

半夏、夏枯草为刘老治疗失眠常用药对,半夏夏日而秀,夏枯草夏日而枯,二药配伍,调和阴阳而调整睡眠,常配伍酸枣仁、合欢皮等以安神助眠,尤其适用于眠中易醒不安,醒后难以再次入睡者。

【常用剂量】

半夏 6~12g,水煎服;夏枯草 6~15g,水煎服。

七八、乌药配香附行气散寒止痛

【伍用功效】

香附与乌药相配,最早出自《韩氏医通》,名青囊丸,主治妇人头痛有痰。香附辛散苦降,善于理气开郁,为妇科调经要药,且性平,无寒热之虞。香附为"血中气药",能通行十二经脉,疏肝理气,调经止痛。乌药辛开温通,顺气降逆,散寒止痛,温暖下元。香附以行血分为主,乌药专走气分。香附偏于疏肝理气止痛,乌药长于顺气温肾散寒。二药相须为用,直奔下焦,共奏行气消胀、散寒止痛之功,常用于肝脾不和之脘腹不舒及妇人调经。

【用药心得】

刘老常以香附配伍乌药治疗妇人月经不调诸症,如痛经、崩漏等,刘老认为,妇人月经不调,常与肝肾有关,肝藏血,肾藏精,肝肾同源,精血互生,因此治疗上应肝肾同治,调理冲任。该配伍中香附疏肝,乌药温肾,用于妇科调经,相须效彰。但该配伍均为辛燥之品,气虚及阴虚内热者慎服。

【常用剂量】

乌药 6~12g,水煎服;香附 6~15g,水煎服。

第三篇 方剂篇

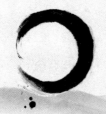

第一节 名方新用

一、防风通圣散

1. **组成** 防风15g,荆芥15g,连翘15g,麻黄15g,薄荷15g,川芎15g,当归15g,白芍15g,白术15g,栀子15g,大黄15g(酒蒸),芒硝15g(后下),石膏30g,黄芩30g,桔梗30g,甘草60g,滑石90g。

2. **功效** 疏风解表,泻热通便。

3. **主治** 风热壅盛,表里俱实证。憎寒壮热,头目昏眩,目赤睛痛,口苦口干,咽喉不利,胸膈痞闷,咳呕喘满,涕唾稠黏,大便秘结,小便赤涩。并治疮疡肿毒,肠风痔漏,丹斑瘾疹,舌苔黄腻,脉洪数或弦滑。

4. **用法** 为末,每服二钱,水一大盏,生姜三片,煎至六分,温服。现代用法:水煎服,每日2次。

5. **方解** 方中防风、荆芥、麻黄、薄荷疏风解表,使风邪从汗而解;大黄、芒硝泻热通便、荡涤积滞,使实热从下而去。石膏辛甘大寒,为清泻肺胃之要药,连翘、黄芩苦寒,为清热解毒泻火之要药,桔梗宣利肺气,清利头目。栀子、滑石清热利湿,与硝、黄相伍,使里热从二便分消;火热之邪,灼血耗气,汗下并用,当归、白芍、川芎养血和血,白术健脾燥湿,甘草和中缓急,又能调和诸药。煎药时加生姜三片和胃、通彻表里。诸药配伍,上下分消,表里交治,散泄之中犹寓温养之意,使汗不伤表,清下不伤里,达到疏风解表、泻热通便之效。

【评述】本方出自《宣明方论》,为表里、气血、三焦通治之剂。系凉膈散去竹叶、白蜜,加发表和调和气血药组成。叶天士《温热论》载:"盖伤寒之邪留恋在表,然后化热入里,温邪则热变最速。"刘老强调"表里"的相对关系,且经过多年临床观察发现,风温病初起虽表现为肺卫症状,但发病急,传变迅速,酌情使用表里双解法可以截断病情的发展。此外,还应分清表里轻重主次,权衡表里药物的比例而后用之,即"汗不伤表,下不伤里"。同时,应注意若非表里俱实之热证,不宜使用。正如吴昆《医方考》曰"风热壅盛,表里三焦皆实者,此方主之"。谢观则指出"于表里三焦之病,皆可解矣。然非表里俱实,大小便秘者,宜慎用"。

二、银　翘　散

1. 组成　连翘 9g,金银花 9g,苦桔梗 6g,薄荷 6g,竹叶 4g,生甘草 5g,荆芥穗 5g,淡豆豉 5g,牛蒡子 9g。

2. 功效　辛凉解表,清热解毒。

3. 主治　温病初起,太阴风温、温热。发热无汗,或有汗不畅,微恶风寒,头痛口渴,咳嗽咽痛,舌尖红,苔薄白或薄黄,脉浮数。

4. 用法　共杵为散,每服六钱(9g),鲜苇根汤煎,香气大出,即取服,勿过煮。肺药取轻清,过煮则味厚而入中焦矣。病重者,日三服,夜一服;轻者,日二服,夜一服;病不解者,作再服。现代用法:水煎服,每日 2 次。

5. 方解　本方证既有风热在表的卫分证,又有热毒袭肺的肺热证,因而既要疏散卫分之风热,又需清解在肺之热毒。连翘味苦性微寒,"能透肌解表,清热逐风,为治风热要药",轻宣透表,疏散风热同时清热解表为君。薄荷、牛蒡子疏散风热,清利头目,解毒利咽。荆芥、豆豉辛而微温,解表散邪,增强辛散透表之力。桔梗开宣肺气而利咽止咳为佐。甘草既可调和药性,护胃安中,又合桔梗利咽止咳为佐使。共奏疏散风热、清热解毒之功。

【评述】本方辛凉与辛苦甘寒同用,吴瑭遵《素问·至真要大论》"热淫于内,治以咸寒,佐以甘苦",谓之"此方之妙,预护其虚,纯然清肃上焦,不犯中、下,无开门揖盗之弊,有轻以去实之能,用之得法,自然奏效"。刘老在大量的实践中发现,温病的传变十分迅速,某一阶段证候常常多层并见、表里同病,因此,在发表的同时必须佐以清营解毒,例如金银花、连翘、牡丹皮、生地黄、赤芍等药,奏效乃捷。此外,刘老指出,温病忌汗实际是忌讳辛温发汗,例如《温病条辨》云"太阴温病,不可发汗。发汗而汗不出者,必发斑疹。汗出过多者,必神昏谵语"。温病容易伤阴,辛温也伤阴津,而适度使用辛凉透汗方药,可以使疾病从肌表解除而不伤阴。

三、白　虎　汤

1. **组成**　石膏 30g,知母 9g,甘草 3g,粳米 9g。

2. **功效**　清热生津。

3. **主治**　阳明气分热盛。壮热面赤,烦渴引饮,汗出恶热,脉洪大有力,或滑数。

4. **用法** 上四味,以水一斗,煮米熟,汤成去滓,温服一升,日三服。现代用法:水煎服,每日 2 次。

5. **方解** 本方以甘寒滋润、清热生津之法治之。方中重用石膏,辛甘大寒,外解肌肤之热,内清肺胃之火,甘寒生津以止渴为君。知母苦寒泻火,质润滋燥,助石膏以清热,润为热邪已伤之阴为臣。粳米、甘草和胃护津,缓石膏、知母苦寒重降之性,防寒凉伤中为佐使。诸药配伍共成清热生津、止渴除烦之剂,使其热清烦除,津生渴止,则大热、大渴、大汗、脉洪大等诸证自解。

【评述】本方出自张仲景《伤寒论》,最适用于"阳明经证",临床应用时须注意,表证未解不可用白虎汤。白虎汤不仅是治疗伤寒的常用方,更是治疗温病的常用方,适用于风温已至阳明气分。最经典的论述当属吴鞠通《温病条辨》"太阴温病,脉浮洪,舌黄,渴甚,大汗,面赤,恶热者,辛凉重剂白虎汤主之"。吴鞠通自注指出,白虎汤主治肺经气分热盛津伤。刘老对于暑温病治疗提倡"遣方用药,首用辛凉,继用甘寒,终用甘酸敛津"。刘老认为白虎汤是治疗温病最重要的方剂之一。若温病患者的主要表现为壮热不恶寒、一派阳热证候者,常用辛凉重剂白虎汤。暑温病若热在气分,口大渴、汗大出、身大热、面大赤、脉洪大者,白虎汤主之;若脉虚者,白虎加人参汤主之;兼湿身重者,苍术白虎汤主之。此外,对于某些热性病重证、急证,选用"暑温之正例"白虎汤为基本方往往可收起死回生之效。对于壮热不恶寒、一派阳热表现者,石膏的剂量常在一两以上,具体根据热势确定。几剂药后,病人往往热退身凉。

四、麻杏石甘汤

1. **组成** 麻黄 5g,杏仁 9g,炙甘草 6g,石膏 18g。

2. **功效** 辛凉宣泄,清肺平喘。

3. **主治** 外感风邪。身热不解,咳逆气急鼻痛,口渴,有汗或无汗,舌苔薄白或黄,脉滑而数者。

4. **用法** 水七升,煮麻黄去上沫,内诸药,煮取二升,去滓,温服一升。现代用法:水煎服,每日 2 次。

5. **方解** 本方证为风热壅闭于肺所致。麻黄辛温,宣肺解表,止咳平喘;石膏辛甘大寒,既能清肺胃之热,又可透表解肌,轻宣并用,且石膏用量倍于麻黄,使宣肺而不助热,清肺而不留邪;杏仁肃降肺气,止咳平喘,与麻黄、石膏同用增强清肺平喘之效;炙甘草益气和中,调和诸药,合石膏则甘寒生津,防其大寒伤胃。本方较麻黄汤相比,石膏之量大于麻黄,故为辛凉之剂,长于清肺平喘,适用于外感风邪,肺热壅闭之咳喘证。

【评述】清·王子接《绛雪园古方选注》曰:"今以麻黄、石膏加杏子,治热喘也。麻黄开毛窍,杏仁下里气,而以甘草载石膏辛寒之性,从肺发泄,俾阳邪出者出,降者降,分头解散。喘虽忌汗,然此重在急清肺热以存阴,热清喘定,汗即不辍,而阳亦不亡矣。"若肺热气壅,咳嗽而喘、烦渴汗出,舌质红、苔微黄者,须应用麻杏石甘汤主之。如病毒性肺炎的治疗不必拘泥于卫气营血的顺序,刘老主张"敌不动,我先动,先敌而动,主动进攻"的治疗思想,即在发病之初,就以"发汗透表、清营解毒"并举,迎头痛击,阻断病邪进程。对于急性支气管炎及慢性支气管炎急性发作的痰热偏盛者,用麻杏石甘汤加金银花、鱼腥草、黄芩治疗;对于慢性支气管炎的痰热蕴肺型患者,以清热宣肺、化痰止咳为法,方用麻杏石甘汤加味。此外,刘老擅长将白虎汤、麻杏石甘汤、《千金》苇茎汤、贝母瓜蒌散等化裁合方治疗新型冠状病毒感染。

五、三 拗 汤

1. **组成** 麻黄 30g(不去根节),杏仁 30g(不去皮),甘草 30g(不炙)。

2. **功效** 宣肺解表,止咳平喘。

3. **主治** 感冒风邪。鼻塞身重,语音不出,或伤风伤冷,头痛目眩,四肢拘蜷,咳嗽痰多,胸满气短。

4. **用法** 上为粗末,每服五钱(15g),水一盏半,姜五片,同煎至一盏,去滓,通口服。以衣被盖覆睡,取微汗为度。现代用法:水煎服,每日 2 次。

5. **方解** 本方系麻黄汤减桂枝而成。麻黄为君药,性温散寒,主入肺经,宣通肺气,以止咳平喘;杏仁为臣药,性温善发散,其味苦泄降,主入肺经,上能降肺气、舒利开通而止咳平喘;其中麻杏配伍,一宣一降,一刚一柔,畅通肺部气机;甘草性甘平,益气祛痰止咳,调和诸药,且能助麻、杏之宣降。全方具有宣肺平喘、化痰止咳之功效。

【评述】三拗汤为宣肺解表的基础方,主治风寒袭肺的咳喘轻证,出自《太平惠民和剂局方》。多数研究认为三拗汤在治疗急慢性支气管炎、支气管哮喘方面发挥着重要作用。如急性支气管炎及慢性支气管炎急性发作患者多表现为咳嗽、痰白而稀、恶寒发热、头痛肢楚、鼻塞流涕,苔薄白,脉浮紧等,刘老主张以疏风散寒、宣肺止咳为法,方用三拗汤加味治疗。

六、荆防败毒散

1. **组成**　羌活 5g,柴胡 5g,前胡 5g,独活 5g,枳壳 5g,茯苓 5g,荆芥 5g,防风 5g,桔梗 5g,川芎 5g,甘草 3g。

2. **功效**　发汗解表,消疮止痛。

3. **主治**　疮肿初起。红肿疼痛,恶寒发热,无汗不渴,舌苔薄白,脉浮数。

4. **用法**　水煎服,每日 2 次。

5. **方解**　本方系败毒散去人参、生姜、薄荷,加荆芥、防风而成。此疮痈之成,乃风寒束表,寒滞经络,气血津液运行不畅,故局部红肿疼痛并见表寒证。本方用之发散风寒,除湿止痛,羌活用于上部风寒湿之证,独活主下部风寒湿邪,二者通治一身风寒湿之证,故荆芥、防风、羌活和独活发汗解表,开泄皮毛,使风寒之邪随汗而解;柴胡、枳壳、桔梗调畅气机,川芎行血和营;前胡、茯苓化痰渗湿,共解表祛邪与疏通气血津液,甘草调和药性。现多用于治疗外感风寒湿所致之表证。

【评述】荆防败毒散解表发散之力较败毒散增强而无益气扶正之效,宜于外感风寒湿邪而正气不虚之表证及疮疡、瘾疹属风寒湿邪所致者。方中荆芥、防风为主药。刘老对于感冒风寒较轻,体质偏弱,无须或不耐辛温发表重剂的患者,常配荆芥、防风以成发表轻剂,频频服用可收"轻可去实"之效。其次,刘老不仅于外感风寒之证多选此药对,对温热病治疗亦常用之。陈素中曰:"羌活、独活、柴胡、前胡、川芎,皆清轻开发之剂也,故用之以解壮热。用枳壳、桔梗者,取其清膈而利气也。"

七、桑　杏　汤

1. **组成**　桑叶 3g,杏仁 4.5g,沙参 6g,象贝 3g,香豉 3g,栀皮 3g,梨皮 3g。

2. **功效**　轻宣温燥。

3. **主治**　外感温燥,邪在肺卫。头痛身热,口渴咽干鼻燥,干咳无痰,或痰少而黏,舌红,苔薄白而干,脉浮数而右脉大者。

4. **用法**　水煎服,每日 2 次。

5. **方解**　方中桑叶轻宣肺中之燥热,杏仁宣利肺气,润燥止咳,二者共为君药。豆豉辛散透邪,助桑叶轻宣透热之力;贝母清化痰热,助杏仁宣肺止咳化痰之功;沙参润肺止咳生津,共为臣药。栀子皮质轻而入上焦,清泻肺热;梨皮清热润燥,止咳化痰,均为佐药。诸药合用,外以轻宣燥热,内以凉润肺金,乃辛凉甘润之方,俾燥热得除,肺津得复,则诸证自愈,祛邪而不伤津,润燥亦不碍表。

【评述】本方出自《温病条辨》,为温燥外袭、肺燥咳嗽之轻证的代表方剂。吴鞠通指出,温燥为病,"初起必在肺卫",然其治法既不同于风寒,亦不同于风热,辛温之品固不可用,纯予辛凉亦不完全合拍。根据温者宜凉、燥者宜润的原则,取辛凉甘润之桑杏汤以清气分燥热。本方为叶天士提出的"上燥治气"原则的具体体现,即燥邪上受,首犯肺卫,肺津为燥邪所伤,治宜辛以宣肺透邪,润以制燥保肺生津,则气燥自平而愈。刘老认为对于急性支气管炎及慢性支气管炎急性发作患者主要表现为鼻咽干燥、干咳无痰或痰少不易咳出,咳甚引起胸痛,舌尖红,苔薄黄,脉细数。治当以清肺润燥、养阴止咳为法,方用桑杏汤加味治疗。此外,本方也多用于上呼吸道感染、支气管扩张等属外感温燥,灼伤肺津者。

八、止　嗽　散

1. **组成**　桔梗 9g(炒),荆芥 9g,紫菀 9g(蒸),百部 9g(蒸),白前 9g(蒸),甘草 3g(炒),陈皮 6g(水洗,去白)。

2. **功效**　止咳化痰,疏表宣肺。

3. **主治**　风邪犯肺。咳嗽咽痒,或微有恶寒发热,舌苔薄白等。

4. **用法**　共为末,每服三钱,开水调下,食后,临卧服,初感风寒,生姜汤调下。现代用法:水煎服,每日 2 次。

5. **方解**　本方所治之咳嗽,为余邪未尽而肺失宣降,治当以化痰宣肺止咳,并佐以疏散之品,以祛邪外出。方中紫菀、百部为君,二者均入肺经,温而不热,润而不寒,功在止咳化痰,治咳嗽不分久新。臣以桔梗、白前,一宣一降,复肺气之宣降,以增强君药止咳化痰之力。佐用陈皮理气化痰;荆芥辛而微温,疏散风邪,祛邪外出,宣发肺气,开其闭郁。甘草调和诸药,合桔梗利咽止咳为佐使。诸药配合,可收宣肺止咳、疏风散邪之功。

【评述】本方为程氏"苦心揣摩而得也"。唐宗海《血证论》"普明子制此方,并论注其妙,而未明诸药之治法,余因即其注而增损之曰:肺体属金,畏火者也,遇热则咳,用紫菀、百部以清热。金性刚燥,恶冷者也,遇寒则咳,用白前、陈皮以治寒。且肺为娇脏,外主皮毛,最易受邪,不行表散,则邪气流连而不解,故用荆芥以散表。"本方旨在化痰止咳,避免凉温过极,究其全方诸药之性以偏温为是,即"温润和平,不寒不热",临床常用于加减后治疗各种外感咳嗽。刘老主张,对于春日风咳,治以疏风宣肺、止咳化痰,方选止嗽散治之;对于夏日暑咳,治以祛暑利湿、止咳化痰,方用止嗽散加六一散主治。

九、黄芩半夏丸

1. **组成**　半夏30g(粉制),黄芩末6g。

2. **功效**　清肺化痰。

3. **主治**　热痰证。咳嗽痰黄黏稠,胸膈满闷,舌红,苔黄腻,脉滑数。

4. **用法**　上和生姜汁为丸,如梧桐子大。每服七十丸,用淡生姜汤送下,食后服。现代用法:水煎服,每日2次。

5. **方解**　本方所治乃痰热壅肺,肺气上逆所致。火热炼液成痰,痰壅于肺,肺气上逆,故咳嗽痰黄黏稠;痰阻气机,故胸膈满闷;舌红,苔黄腻,脉滑数为痰热之征。方中黄芩苦寒,苦以燥湿祛痰,寒以清热泻火,善泻肺中痰热,为君药。半夏辛温,燥湿化痰,消痞散结。两药相合,燥湿以杜生痰之源,清热以除生痰之本。生姜汁既可化痰和胃,又能制约半夏之毒,故以之为丸。全方肺脾同治,俾痰化热清,湿祛逆降,诸症自解。

【评述】黄芩半夏丸出自明代《袖珍方》,《丹溪心法附余》言其主治"上焦有热,咳嗽生痰",与痰热十分契合。本方为治疗痰热咳嗽之常用方。临床应用以咳痰黄稠、舌红、脉滑为用方要点,常用于肺炎、支气管炎等属痰热壅肺者。痰热阻肺,主要表现为咳嗽剧烈,咳黄(绿)黏痰,或痰中有血,发热,口干口苦,胸闷气促,大便尚可,舌红,苔黄腻。病机为热邪入肺、炼液成痰。

一〇、贝母瓜蒌散

1. **组成**　贝母5g,瓜蒌3g,天花粉2.5g,茯苓2.5g,橘红2.5g,桔梗2.5g。

2. **功效**　润肺清热,理气化痰。

3. **主治**　肺燥有痰。咳痰不爽,涩而难出,咽喉干燥等。

4. **用法**　水煎服,每日2次。

5. **方解** 本方所治之燥痰,以咳嗽痰稠,涩而难出为主要特征。方中以贝母为君,清热润肺,化痰止咳,开痰气之郁结。臣以瓜蒌,清热润燥,理气涤痰,通胸膈之痹塞。天花粉清热化痰,且可生津润燥;茯苓健脾利湿,以杜生痰之源;橘红理气化痰,使气顺痰消;桔梗宣利肺气,俾肺金宣降有权。则肺燥得润而痰自化,清肃有权而咳逆自止。

【评述】贝母瓜蒌散出自《医学心悟》,主治燥痰。病位在肺,以痰咳为主,重在清润祛痰,润燥与化痰两相兼顾,令痰浊化而燥咳止。《医学心悟》:"大抵痰以燥湿为分……湿痰滑而易出,多生于脾,脾实则消之,二陈汤,甚则滚痰丸;脾虚则补之,六君子汤……燥痰涩而难出,多生于肺,肺燥则润之,贝母瓜蒌散。"故以贝母、瓜蒌为要药。《本草汇言》云:"贝母开郁,下气化痰之药也……润肺消痰,止嗽定喘,则虚劳火结之证,贝母专司首剂。"刘老常取用瓜蒌、川贝母这一君药药对,有很好的止咳宽胸作用。另外,橘红、前胡也是刘老用于止咳化痰的常用药对,药性平和,不伤正气。此外,新型冠状病毒感染患者常见胸闷气促症状,刘老擅用贝母瓜蒌散合茯苓杏仁甘草汤、苇茎汤等改善咳嗽、胸闷气促较重的症状。

一一、黄连解毒汤

1. **组成** 黄连 3~9g,黄芩 6g,黄柏 6g,栀子 9g。
2. **功效** 清热泻火,清心除烦。
3. **主治** 三焦火毒证。大热烦躁,口燥咽干,错语不眠;或热病吐血、衄血;或热甚发斑,或身热下利,或湿热黄疸;或外科痈疡疔毒。小便黄赤,舌红苔黄,脉数有力。
4. **用法** 水煎服,每日 2 次。
5. **方解** 方用黄连泻心火为君,兼泻中焦之火;黄芩清肺热,泻上焦之火为臣;黄柏泻下焦之火,栀子通泻三焦之火,导热下行,合为佐使。共收泻火清热解毒之功。凡因于火毒上逆,外越而生诸证,通过泻火泄热之剂,其火毒下降,则诸症自平。

【评述】黄连解毒汤乃为热毒壅盛三焦而设,是清热泻火、清心除烦之要剂。凡热盛充斥三焦,波及上下内外,内扰心神,大热烦躁,错语不眠,口燥咽干,舌红苔黄,脉数有力,皆可用之。刘老临床用于心火炽盛引起的不寐,其效立显;对老年痴呆精神行为障碍,屡用屡验。由于心主神明,人之精神情志,皆由心神所主。热扰神明，则心主失其清灵之常，夜寐不宁者，可加苦参、连翘清心火；胡言乱语者，加水牛角、羚羊角解热毒；大便秘结者，加大黄、芒硝通腑泄热。随证加减，颇有疗效。

一二、导 赤 散

1. **组成** 生地黄 6g，木通 6g，生甘草梢 6g，竹叶 6g。

2. **功效** 清心养阴，利水通淋。

3. **主治** 心经火热证。心胸烦热，口渴面赤，意欲冷饮，以及口舌生疮；或心热移于小肠，小便赤涩刺痛，舌红，脉数。

4. **用法** 作汤剂，水煎服，每日 2 次。

5. **方解** 本方是用治心经与小肠有热之证。心胸烦热，口渴面赤，口舌生疮等皆为心火循经上炎之象。心与小肠相表里，心热下移小肠，泌别失职，乃见小溲赤涩且痛等。故方用生地黄凉血滋阴以制心火，木通上清心经之热，下则清利小肠，利水通淋。生甘草清热解毒，调和诸药，用"梢"，古有"直达"茎中止淋痛之说。竹叶清心除烦。全方配伍大意，为清心与养阴两顾，利水并导热下行，共收清心养阴、利水通淋之效。

【评述】本方主治诸证，在《小儿药证直诀》原治"小儿心热"，未言及"心移热于小肠"，至《奇效良方》扩大了运用范围用治小便赤涩淋痛等。《删补名医方论》说"赤色属心，导赤者，导心经之热从小肠而出"。故名"导赤散"。若心火较盛，可加黄连以清心泻火；心热移于小肠，小便不通，可加车前子、赤茯苓以增强清热利水之功；阴虚较甚，加麦冬增强清心养阴之力；小便淋涩明显，加瞿麦、滑石之属，增强利尿通淋之效；出现血淋，可加白茅根、小蓟、旱莲凉血止血。

一三、清 营 汤

1. **组成** 犀角 2g，生地黄 15g，元参 9g，竹叶心 3g，麦冬三钱 9g，丹参 6g，黄连 5g，银花 9g，连翘 6g。

2. **功效** 清营透热，养阴活血。

3. **主治** 热入营分证。身热夜甚，神烦少寐，时有谵语，目常喜开或喜闭，口渴或不渴，斑疹隐隐，脉细数，舌绛而干。

4. **用法**　水煎服,日2次。

5. **方解**　本方为治邪热内传营阴之证。方用犀角咸寒、生地黄甘寒以清营凉血为君,是属于《素问·至真要大论》的"热淫于内,治以咸寒,佐以甘苦"的配伍方法。元参、麦冬配生地黄以养阴清热为臣。佐以银花、连翘、黄连、竹叶清热解毒以透邪热,使入营之邪促其透出气分而解。叶天士有谓"入营犹可透热转气",即本方配伍大意。本证热与瘀结而为瘀热,故配丹参活血以消瘀热。清营、养阴、活血相配,共收清营透热,活血消瘀之功。

【评述】本方为治邪热内传营阴之证。身热交阴则剧,神烦少寐,时有谵语,是为热扰心营,神明欲乱之征。目喜开、闭不一,皆为火热欲从外泄,阴阳不相既济所致。口渴或不渴,舌绛而干与斑疹隐隐等,前者是为营热阴伤;后者是为入营而未及血。气分热甚而营分热轻,宜重用金银花、连翘、黄连、竹叶心,减少犀角、生地黄、玄参的用量。暑热之邪侵入心包,高热、烦渴、抽搐,舌干绛,脉数,加服紫雪丹以清热息风镇痉。流行性乙型脑炎、流行性脑脊髓膜炎,具有热入营血证者,加神犀丹、安宫牛黄丸以清心开窍,加天麻、钩藤以清热息风。

一四、犀角地黄汤

1. **组成**　犀角1.8~3g,生地黄30g,芍药12g,牡丹皮9g。

2. **功效**　清热解毒,凉血散瘀。

3. **主治**　热入血分证。①热扰心神,身热谵语,舌绛起刺,脉细数;②热伤血络,斑色紫黑、吐血、衄血、便血、尿血等,舌绛红,脉数;③蓄血瘀热,喜忘如狂,漱水不欲咽,大便色黑易解等。

4. **用法**　水煎服,每日2次。

5. **方解**　本方主治诸症,有因热伤血络,迫血妄行者,阳络伤则血从上溢而为吐血、衄血;阴络伤则血从下溢而为便血、溲血;外溢肌肤,则见发斑成片,热甚则斑色紫黑。有因离经之血留而为瘀者,乃见漱不欲咽,胸中烦痛,大便色黑而易解。故本方以犀角清心、凉血、解毒为主;配生地黄一以凉血止血,一以养阴清热。芍药、牡丹皮既能凉血,又能散瘀。本方配伍特点是凉血与活血散瘀并用,正如叶天士所说"入血就恐耗血动血,直须凉血散血"。方用散血的意义,一是离经之血残留;更有热与血结成瘀,故有此配伍方法。

【评述】本方以热甚动血,舌绛、斑疹为其辨证要点。现代常用于治疗急性败血病、白血病、血小板减少性紫癜、过敏性紫癜、重症肝炎、尿毒症、流行性脑脊髓膜炎、流行性乙型脑炎、流行性出血热、疔疮、丹毒、药疹、荨麻疹、内痔出血、出血性荨麻疹、肛裂等。如热甚神昏者,可同时应用紫雪丹或安宫牛黄丸;心火炽盛者,加黄连、黑栀子;热甚动血,吐衄者,加茅根、侧柏叶、旱莲草;因怒而夹肝火者,加柴胡、黄芩、栀子;便血者,加地榆、槐花;尿血者,加茅根、小蓟。

一五、三 仁 汤

1. **组成** 厚朴 6g,杏仁 15g,滑石 18g,白通草 6g,白蔻仁 6g,竹叶 6g,生薏苡仁 18g,半夏 10g。

2. **功效** 宣畅气机,清利湿热。

3. **主治** 湿温初起及暑温夹湿之湿重于热证。头痛恶寒,身重疼痛,肢体倦怠,面色淡黄,胸闷不饥,午后身热,苔白不渴,脉弦细而濡。

4. **用法** 水煎服,每日 2 次。

5. **方解** 本方是治疗湿温初起,邪在气分,湿重于热的常用方剂。方中以杏仁宣利上焦肺气,盖肺主一身之气,气化则湿亦化;白蔻仁芳香化湿,行气宽中;薏苡仁甘淡性寒,渗利湿热而健脾;加入滑石、通草、竹叶甘寒淡渗,增强利湿清热之功;以半夏、厚朴行气化湿,散结除病。诸药相合,三仁相伍,宣上畅中渗下,使气畅湿行,暑解热清,脾气健旺,三焦通畅,诸症自除。

【评述】三仁汤出自吴鞠通《温病条辨》,原文"头痛恶寒,身重疼痛,舌白不渴,脉弦细而濡,面色淡黄,胸闷不饥,午后身热,状若阴虚,病难速已,名曰湿温。汗之则神昏耳聋,甚则目瞑不欲言,下之则洞泄,润之则病深不解。长夏、深秋、冬日同法,三仁汤主之"。若卫分症状明显者,可酌加藿香、香薷以解表化湿;往来寒热者,酌加草果、青蒿以退寒热;夹秽浊者,可加佩兰、石菖蒲、豆蔻以化浊辟秽;湿热并重者,可加黄芩、滑石、连翘以清热。

一六、竹叶石膏汤

1. **组成** 竹叶 15g,石膏 30g,半夏 9g,麦冬 16g,人参 6g,甘草 3g,粳米 15g。

2. **功效** 清热生津,益气和胃。

3. **主治** 伤寒、温病、暑病余热未清，气津两伤证。身热多汗，心胸烦热，气逆欲呕，口干喜饮，气短神疲，或虚烦不寐，舌红少苔，脉虚数。

4. **用法** 水煎服，每日 2~3 次。

5. **方解** 本方所治病症，一般是热病之后，余热留恋未清，故见心胸烦闷，低热有汗不解；气、津、阴液渐耗，故有口干、舌红苔少之证；胃失和降，乃致气逆欲呕。本方以竹叶、石膏清热除烦为君；人参益气，麦冬养阴生津为臣；半夏降逆止呕为佐，甘草、粳米和中养胃。共以收清热生津、益气和胃之功，使热祛烦除，气津两复，胃气和调，诸症相继消失。

【**评述**】本方即白虎汤去知母，加人参、麦冬益气滋阴，竹叶、半夏和胃除烦，正如《医宗金鉴》所说"以大寒之剂，易为清补之方"。竹叶石膏汤加味治疗红斑狼疮，加黄连、石斛等。竹叶石膏汤加减治疗麻疹合并肺炎，咳重者加黄芩、枇杷叶；午后发热重者加银柴胡、青蒿；咽喉痛者加元参、赤芍；气虚自汗者加生黄芪、牡蛎等。本方加黑玄参、连翘、光杏仁、金银花治登革热。本方加减石膏、蒲公英、麦冬、白花蛇舌草、生晒参、甘草、生地黄、金银花、淡竹叶、桃仁治痤疮。肺胃俱热，津液不足者，加桔梗、百合、杏仁、贝母。干呕噫气者，加枳实、竹茹、厚朴、陈皮，并增加半夏用量。虚弱消瘦，胃阴不足者，加沙参、玉竹，并增加人参、麦冬用量。夏月中暍证，舌燥苔生刺，烦渴，板齿燥，谵语，本方加白术、陈皮、扁豆、茯苓、白芍、栀子、香薷。妊娠时疫五六日，不汗出、口渴、狂言、呕逆者，加秦艽、柴胡、前胡、赤茯苓、黄芩、葛根；发斑伴有虚烦，酌加犀角、升麻、山栀子。竹叶石膏汤加减治疗牙痛：生石膏 40g（先煎），竹叶 15g，知母、山栀子、升麻各 12g，玄参 10g。上药浸泡 30 分钟，加糯米 20g，煎至米熟为度。每日 1 剂，煎 2 次，药液混合，饭前温服。疗程 3~6 日。

一七、小 柴 胡 汤

1. **组成** 柴胡 12g，黄芩 9g，人参 6g，半夏 9g，甘草 6g，生姜 9g，大枣 4 枚。

2. **功效** 和解少阳。

3. **主治** ①伤寒少阳病症。邪在半表半里，症见往来寒热，胸胁苦满，默默不欲饮食，心烦喜呕，口苦，咽干，目眩，舌苔薄白，脉弦者。②妇人伤寒，热入血室。经水适断，寒热发作有时。③疟疾、黄疸等内伤杂病而见以上少阳病症者。

4. **用法** 水煎 2 次,分 2 次温服。

5. **方解** 本方为和解少阳之主方。本方之柴胡为少阳专药,轻清升散,疏邪透表,故为君药。黄芩苦寒,善消少阳相火,故为臣药,配合柴胡,一散一清,共解少阳之邪。半夏和胃降逆,散结消痞,为佐药,为助君臣药攻邪之用。人参、甘草为佐,生姜、大枣为使,益胃气,生津液,和营卫,既扶正以助祛邪,又实里而防邪入。如此配合,以祛邪为主,兼顾正气,以少阳为主,兼和胃气,故可使"上焦得通,津液得下,胃气因和,身濈然汗出而解"(《伤寒论》)。或治不如法,小柴胡汤证仍在者,服小柴胡汤后,"必蒸蒸而振却,发热汗出而解"。

【评述】少阳病,邪在半表半里之间,未有定处,往来无常,故其见证多少不一,所以《伤寒论》第 101 条云"伤寒中风,有柴胡证,但见一证便是,不必悉具"。然而,总以寒热往来、苔白脉弦为主。此外,若"胸中烦而不呕者",是热聚于胸而气不逆,可"去半夏、人参,加栝楼实一枚",开结散热以除烦;"若渴",是热伤津液,可去半夏,加人参、瓜蒌,清热生津以解渴;"若腹中痛者",是胆病及肝、肝郁乘脾之故,可"去黄芩,加芍药三两",泄木安土以止痛;"若胁下痞硬",是经气郁而津聚为痰,可"去大枣,加牡蛎四两",化痰软坚以消痞;"若心下悸,小便不利者",是水气凌心,可"去黄芩,加茯苓四两",淡渗去水以定悸;"若不渴,外有微热者,"是兼表邪,可"去人参,加桂枝三两,温覆微汗愈",解肌发表而不留邪;"若咳者",是肺寒气逆,可"去人参、大枣、生姜,加五味子半升、干姜二两",温肺散寒以止咳。

一八、川芎茶调散

1. **组成** 川芎 9g,荆芥 9g,白芷 6g,羌活 6g,甘草 6g,细辛 3g,防风 4.5g,薄荷 9g。

2. **功效** 疏散风邪,活血止痛。

3. **主治** 外感风邪头痛。偏正头痛或颠顶作痛,恶寒发热,目眩鼻塞,舌苔薄白,脉浮者。

4. **用法** 每日 2 次,清茶调下。亦可水煎服。

5. **方解** 头痛的原因甚多,本方所治者,为外感风邪所致。风邪外袭,循经上扰头部,阻遏清阳之气,故见头痛。若风邪稽留不去,头痛久而不愈者,其痛或偏或正,休作无时,即为头风。外风宜散,治宜散风邪,止头痛。方中川芎、白芷、羌活疏风止痛,其中川芎长于止痛,善治少阳、厥阴经头痛(头顶痛或两侧头痛),羌活善治太阳经头痛(后头痛牵连项部),白芷善治阳明经头痛(前额部),均为君药。如头痛的部位有所侧重,则用药亦相应进退。细辛散寒止痛,并长于治少阴经头痛;薄荷用量较重,能清利头目,搜风散热;荆芥、防风辛散上行,疏散上部风邪。上述各药,辅助君药,以增强疏风止痛之效,并能解表,均为臣药。甘草调和诸药,用时以清茶调下,取茶叶的苦寒性味,既可上清头目,又能制约风药的过于温燥与升散,使升中有降,为佐使药。

【评述】汪昂《医方集解》卷二《川芎茶调散》云:"头痛必用风药者,以颠顶之上,唯风可到也。"川芎茶调散诸药均善上行头目,故临证多用本方化裁统治多种头痛。如风寒头痛,可重用川芎,薄荷减量,并酌加紫苏叶、生姜等以加强祛风散寒之功。风热者,去羌活、细辛,加蔓荆子、菊花以散风热,生石膏以清内热。风痰上扰者,可合半夏白术天麻汤加减,并酌加白附子、制天南星搜风豁痰止痛。若头痛久而不愈,瘀血阻络者,可配合桃红四物汤加减,并酌加全蝎、僵蚕、蜈蚣等以搜风剔络止痛。虚证头痛者,须配伍相应扶正药,协同使用。

一九、半夏厚朴汤

1. **组成** 半夏12g,厚朴9g,茯苓12g,生姜9g,紫苏叶6g。

2. **功效** 行气散结,降逆化痰。

3. **主治** 咽喉中如有物梗阻,咳吐不出,吞咽不下,胸胁满闷,或呕或咳,即梅核气。

4. **用法** 水煎服,每日4次,白天3次,夜间1次。

5. **方解** 本方中半夏降逆和胃,散结化痰,用作君药。厚朴下气除满,与半夏合用行气散结,茯苓利水渗湿,助半夏燥湿化痰,共为臣药。生姜和胃止呕,紫苏叶芳香行气,疏肝理气,全方共奏行气散结化痰之功。

【评述】本方出自《金匮要略》,肝喜条达而恶抑郁,脾胃主运化转输水津,肺司通调水道,梅核气多由情志不畅,肝气郁滞,脾失健运,肺失宣肃,则津液凝聚为痰,气痰相搏,阻于咽喉,咳之不出,咽之不下,兼见胸胁满闷,呕恶痰涎浊沫,即《金匮要略》所言"咽中如有炙脔"。刘老将消法的核心作用概括为消与散,适用于一切具有凝结集聚等病理变化的病症。梅核气最宜消散之法,并注意此方多为辛温之品,只用于痰气互结尚未化热的阶段。

二〇、柴胡疏肝散

1. 组成 柴胡 6g,芍药 4.5g,川芎 4.5g,枳壳 4.5g,陈皮 6g,香附 4.5g,甘草 1.5g。

2. 功效 疏肝解郁,行气止痛。

3. 主治 肝气郁滞证。胁肋疼痛,胸闷善太息,情志抑郁,喜怒无常,或嗳气,或脘腹胀满,脉弦。

4. 用法 水煎温服,饭前服用,每日 3 次。本方药性芳香辛燥,不宜久煎。

5. 方解 柴胡苦辛微寒,归肝胆经,善于条畅肝气,疏解郁滞,此为君药。香附微苦辛平,快气开郁,行气活血止痛。川芎如肝胆经,气味辛温,行气开郁,共为臣药,二者协助柴胡疏肝行气,解郁兼有止痛之功。陈皮行滞和胃,醋制以入肝经助疏泄肝气,枳壳行气消胀,芍药养血柔肝,缓急止痛,芍药配柴胡,柔肝体,且有养阴之功,可防诸药辛燥耗伤气血。甘草调和药性,与白芍合用可增缓急止痛之效。

【评述】 本方出自《证治准绳》,肝主疏泄,喜条达,其经脉布胁肋,循少腹。情志不遂,久郁不解,则肝失柔顺舒畅之性,故见胸腹胀满,急躁易怒,治疗当遵"木郁达之"之旨。本方疏肝与养肝之药相配使用,养肝之体,利肝之用,疏肝解郁,行气止痛。刘老指出,郁证病变脏腑主要在心、肝、脾三脏,六郁之中,气郁为主,多属肝气郁滞,心神受扰,病久则阴血暗耗,虚火上扰。此时治疗,若只疏肝理气,效不显著,应佐以补血滋阴之品方能收效,刘老正是抓住郁证这一病机特点,常以柴胡疏肝,行肝经逆结之气,白芍养血,补肝体,制肝用,配合使用,共奏调气养血、疏肝解郁之效。

二一、苏子降气汤

1. 组成 紫苏子 9g,半夏 9g,川当归 6g,甘草 6g,前胡 6g,厚朴 6g,肉桂 3g。

2. 功效 降气平喘,祛痰止咳。

3. 主治 上实下虚之喘咳证。

4. 用法 水煎服,自加生姜 3 片、大枣 1 枚,每日 2 次。

5. **方解** 紫苏子辛温不燥,质润而降,可降上逆之肺气,消壅滞之痰涎,为治痰逆咳喘之要药,半夏燥湿化痰,厚朴宽胸除满,前胡降气祛痰,肉桂温肾纳气,当归辛甘温润,可养血补虚,与肉桂相合可温补下元,也可止咳逆上气。生姜、紫苏叶温肺散寒,大枣、甘草和中益气,诸药相合,上下同治,标本兼顾,气降痰消,咳喘自平。

【评述】本方出自《太平惠民和剂局方》,主要治疗痰涎壅肺、肾阳不足所致的上实下虚喘咳证,上实是指痰涎壅塞于肺,失于宣降,此为发病之标,下虚是指肾阳虚衰于下,失于纳气,此为致病之本。治痰药与理气药相配,气顺则痰消,宣肺药与降肺药相伍,调理肺气之升降。刘老善用此方治疗久咳,并视其虚实壮老,斟酌采用,若痰涎壅盛、咳喘气逆难卧者,可加沉香以增降气平喘之功,气虚则可加生黄芪、人参之类药物,内热盛则加知母、黄柏清泻里热。

二二、痛 泻 要 方

1. **组成** 白术 9g,芍药 6g,陈皮 4.5g,防风 3g。
2. **功效** 补脾柔肝,祛湿止泻。
3. **主治** 肝郁脾虚之痛泻,肠鸣腹痛,大便泄泻,泻必腹痛,泻后痛缓,舌苔薄白,脉两关不调,左弦而右缓。
4. **用法** 水煎温服,或做丸剂服用。
5. **方解** 白术甘苦性温,可健脾强胃,除湿止泻,为君药。白芍酸寒,能收能补,可柔肝缓急止痛,为臣药。陈皮辛苦性温,理气和胃,燥湿醒脾,此为佐药。防风甘温,性升散,合白术可增健脾燥湿之效,鼓舞清阳,祛湿止泻,合白芍可助疏肝解郁,为佐使之药。四药相合,健脾燥湿以止泻,柔肝缓急以止痛,脾健肝柔,痛泻自止。

【评述】对于腹痛,刘老提出"首分虚实,再辨证型"的原则,只有虚实明辨,方可确保施治方向准确,避免虚虚实实之误。本方所治,为肝郁脾虚之证,属本虚标实,常为七情内伤之忧思郁怒,气机不畅导致,日久及脏腑,导致脾失健运,中气薄弱,脾虚致泻,肝郁致痛。《医方集解》有云"白术苦燥湿,甘补脾,温和中;芍药寒泻肝火,酸敛逆气,缓中止痛;防风辛能散肝,香能舒脾,风能胜湿,为理脾引经之要药;陈皮辛能利气,炒香尤能燥湿醒脾,使气行则痛止。数者皆以泻木而益土也"。故本方补脾燥湿为主,柔肝止痛为辅,药性平和,共调肝脾。刘老常用于慢性结肠炎、肠易激综合征、慢性泄泻等见肝郁脾虚证者,证候特点是肠鸣腹泻,临证中常加入肉豆蔻、五味子等温补脾肾之品。

二三、葛根芩连汤

1. 组成 葛根 15g,黄芩 9g,黄连 9g,炙甘草 6g。

2. 功效 解表清里。

3. 主治 表证仍在,邪热入里。身热,下利臭秽黄糜,伴胸脘烦热,口干汗出而喘,舌红苔黄腻,脉促。

4. 用法 水煎服,先煮葛根,再纳诸药,去滓后温服。现代用法:水煎服,每日 2 次。

5. 方解 葛根味甘,辛甘而凉,主入阳明经,外可解肌透表,内可升发脾阳,兼清阳明经热,止泻生津,和解表里,当重用为君药,且先煮葛根可令"解肌之力优而清中之气锐"(《伤寒来苏集》)。黄连味苦,可泻心除痞,厚肠止痢,黄芩苦寒,可泻肺与大肠之火,兼清利湿热,共为臣药。炙甘草甘温,可温中补虚,调和诸药,作为佐使。四药共奏外疏内清、表里同治之功。

【评述】本证是由于外感表证,法当解表,却误用下法致邪热入里,伤及正气,脾气不升,太阳表邪内陷阳明而出现协热下利。本方表里双解,主以清里,兼以疏表,清凉升散配伍苦寒清降,寓"清热升阳止痢"之法。刘老十分赞同张景岳所提"泄泻之本,无不由于脾胃"的理论主张。刘老指出,脾胃受损是泄泻病发生的肇始环节,治疗泄泻应始终围绕健脾渗湿止泻这一主线。但临证时还应守其常达于变,方可进乎医之上乘。刘老治疗此证,常以清热利湿、健脾止泻为法,标本兼顾,表里同治。

二四、清气化痰丸

1. 组成 胆南星 45g,制半夏 45g,陈皮 30g,杏仁 30g,枳实 30g,黄芩 30g,茯苓 30g,瓜蒌仁 30g。

2. 功效 清热化痰,理气止咳。

3. 主治 痰热咳嗽。咳嗽咳痰黄稠,胸膈痞闷,甚则气急呕恶,舌红苔黄腻,脉滑数。

4. 用法 可自加生姜片 3 片,水煎温服,也可加姜汁做丸剂,温水送服。

5. 方解 胆南星性凉味苦,善于清热豁痰,为君药。瓜蒌仁甘寒质润,可清热化痰,黄芩苦寒,善清肺火,共助君药清肺化痰,制半夏性辛温,有化痰散结、降逆止呕之用,但与苦寒黄芩搭配则性去用存,共为臣药。杏仁降肺气以宣上,陈皮理气化痰以畅中,枳实破气化痰以宽胸,茯苓健脾渗湿以杜生痰之源,共同达到治痰降火,治火顺气的目的,自加生姜可制半夏之毒,又可增降逆止呕,化痰和胃之功。

【评述】本方系二陈汤去甘草、乌梅,加胆南星、瓜蒌仁、黄芩、杏仁、枳实而成,去乌梅是由于乌梅性酸收,恐其敛邪,故去之。甘草甘缓壅滞,故不可用。此为治疗痰热咳嗽常用方,以咳痰黄稠,胸膈痞闷,舌红苔黄腻,脉滑数为主要辨证要点,汪昂有言"气有余则为火,液有余则为痰,故治痰者必降其火,治火者必顺其气也"。故本方化痰与清热并重,热清火降,气顺痰消。

二五、《千金》苇茎汤

1. **组成**　苇茎 60g,生薏苡仁 30g,桃仁 24g,瓜瓣 60g。
2. **功效**　清肺化痰,逐瘀排脓。
3. **主治**　痰热瘀结之肺痈。身有微热,咳嗽痰多,甚则咳吐腥臭脓痰,胸中隐隐作痛,舌红苔黄腻,脉滑数。
4. **用法**　先煮苇茎,去滓后再纳诸药,水煎温服。现代用法:水煎服,每日 2 次。
5. **方解**　苇茎性味甘寒,善清肺排脓,《本经逢原》谓之"专于利窍,善治肺痈,吐脓血臭痰",故为君药。冬瓜子清热化痰,利湿排脓,能清上彻下,肃降肺气,与苇茎合用共奏清肺宣壅,涤痰排脓,下利肠胃而渗湿。生薏苡仁甘淡微寒,上清肺热排痈脓,下利肠胃渗湿热,共为臣药。桃仁活血逐瘀消痈,为佐药。全方药性平和,共奏清热化痰、逐瘀排脓之效。

【评述】本方为治肺痈名方,不论肺痈之将成或已成,均可使用。现苇茎用芦根代替,瓜瓣以冬瓜子代替,功用相近。本证肺痈是由于热毒壅肺,痰瘀互结导致,热毒迫肺,伤及血脉,久则血败肉腐,形成腥臭脓痰,甚至夹有鲜血,随咳嗽而吐出。刘老经验,温热之证,兼热盛津伤者,可大量配伍芦根以清热生津,以其长于水底,性凉体空,质润多液,滋阴生津以助化源,排脓消痈以治其标。

二六、桑白皮汤

1. **组成**　桑白皮、半夏、苏子、杏仁、贝母、山栀、黄芩、黄连各9g。

2. **功效**　清肺降气，化痰止嗽。

3. **主治**　治肺经热甚，喘嗽痰多。

4. **用法**　上为粗末，每服三钱匕，水一盏，加生姜三片，煎至七分，去滓，温服，不拘时候。现代用法：水煎服，每日2次。

5. **方解**　方药主要以桑白皮为君药，取其甘寒以降，主入肺经，清肺火，泻肺气，平咳喘。半夏、苏子、杏仁其性主降，降气化痰，止咳平喘，为臣药。贝母甘苦性寒，清肺化痰，黄芩、黄连、栀子苦寒之品，清热泻火之力强，能清上焦实火，亦制半、苏、杏之温，合为佐药。入姜三片，取其辛散温通之性，冲合诸药寒热，为使。诸药配伍，寒温并用，以寒为主；辛开苦降，以降为用；寒以清热，降气化痰。清热有助化痰，因火热炼津便成痰，降气亦助清热，盖气有余便是火，相得益彰，共奏清热化痰、降气平喘之功。

【评述】　桑白皮汤源于《景岳全书》引《医林》方。《景岳全书》中曾有所述"外无风寒而惟火盛作喘，或虽有微寒而所重在火者，宜桑白皮汤，或抽薪饮之类主之"。又曰"治肺气有余，火炎痰盛作喘"（药各等分），"水二钟，姜三片，煎八分，温服"，功擅清肺化痰。刘老临证之时常用本方治疗痰热郁肺之喘证。主要症见喘咳气涌，胸部胀痛，痰多黏稠色黄，或夹血色，伴有胸中烦热、身热、有汗、渴喜冷饮、面红、咽干、尿赤、大便秘结，苔黄或腻，脉滑数之征。

二七、小青龙汤

1. **组成**　麻黄9g，芍药9g，细辛3g，干姜6g，炙甘草6g，桂枝9g，五味子9g，半夏9g。

2. **功效**　解表散寒，温肺化饮。

3. **主治**　外寒内饮证。恶寒发热，头身疼痛，无汗，喘咳，痰涎清稀而量多，胸痞，或干呕，或痰饮喘咳，不得平卧，或身体疼重，头面四肢浮肿，舌苔白滑，脉浮。

4. **用法**　上八味，以水一斗，先煮麻黄，减二升，去上沫，内诸药，煮取三升，去滓，温服一升。现代用法：水煎服，每日2次。

5. 方解 本方主治外感风寒,寒饮内停之证。恶寒发热、无汗、身体疼重,乃风寒束表,卫阳被遏,营阴郁滞,毛窍闭塞引起,属风寒表实证。素有水饮之人,一旦感受外邪,每致表寒引动内饮。《难经·四十九难》中曾有所述"形寒饮冷则伤肺"。水寒相搏,内外相引,饮动不居,寒饮射肺,肺失宣降,则咳喘痰多而稀;饮停心下,阻滞气机,则胸痞;胃气上逆,则干呕;饮溢肌肤,则浮肿身重;舌苔白滑,脉浮,为外寒内饮之征。法当解表散寒、温肺化饮。方以辛温之麻黄、桂枝相须为君,发汗解表,且麻黄兼能开宣肺气以解喘咳之证,桂枝化气行水以利内饮之化。臣用辛热之干姜、辛温之细辛,温肺化饮,兼协麻黄、桂枝解表祛邪。佐用辛苦而温之半夏,燥湿化痰,和胃降逆。然素有痰饮,脾肺本虚,纯用辛温,恐辛散耗气,温燥伤津,故伍酸甘之五味子敛肺止咳,芍药和营养血,二药与辛散之品相配,既令散中有收,以利肺气开阖,增强止咳平喘之功,又可防诸辛散温燥之药耗气伤津之虞,亦为佐药。炙甘草具有益气和中,兼调和辛散酸收之性,为佐使之药。小青龙汤中八味药物相伍,解表与化饮配合,一举而表里双解。本方药物辛散与酸收相配,散中有收;温化与敛肺相伍,开中有合,为治疗外感风寒、寒饮内停而致喘咳之常用方。

【评述】小青龙汤主要以恶寒发热、无汗、喘咳、痰多而稀、舌苔白滑、脉浮为辨证要点。临证中见外寒内饮之证而以外寒为主者,可重用麻、桂为君;若内饮为主者,则可以重用干姜、细辛为君;二者俱重,则麻黄、干姜共为君药。小青龙汤证患者常因肺内有水气而表不解。然水气不除,肺气壅遏,营卫不通,虽发表何由得汗。故选用麻黄、桂枝解其表邪,必以细辛、干姜、半夏等辛燥之品,散其胸中之水,使之随汗而出。正如《金匮要略》中所述,所谓腰以上者,当发汗,此治则治法在《内经》之也有"开鬼门"的论述。水饮蓄于内,肺必逆而上行,而见喘促上气等症。肺苦气上逆,急食酸以收之,以甘缓之,故以白芍、五味子、甘草三味药物,一可防止肺气之耗散,二又能够缓解麻黄、桂枝、干姜、细辛之药性刚猛也。本方剂之所以名为小青龙汤者,主要是以龙为水族,大则可以兴云致雨,飞腾于宇宙之间;小则亦能治水驱邪,潜隐于波涛之内耳。刘老在临证过程中每见寒证哮喘患者或慢性阻塞性肺气肿、支气管哮喘、急性支气管炎、肺炎、百日咳、过敏性鼻炎兼见外寒内饮证患者则常用小青龙汤。

二八、四 逆 散

1. 组成 甘草、枳实、柴胡、芍药各 6g。

2. 用法　上四味,各十分,捣筛,白饮和,服方寸匕,日三服。现代用法:水煎服,每日2次。

3. 功效　透邪解郁,疏肝理脾。

4. 主治　①阳郁厥逆证。手足不温,或腹痛,或泄利下重,脉弦。②肝脾气郁证。胁肋胀闷,脘腹疼痛,脉弦。

5. 方解　四逆者,乃手足不温也。其主证缘于外邪传经入里,气机为之郁遏,不得疏泄,疏泄不畅进而导致阳气内郁,不能达于四末,故而手足不温。此"四逆之证"与机体阴盛阳衰所致之四肢厥逆有着本质的区别。正如明代医家李中梓在《伤寒括要》中所述"此证虽云四逆,必不甚冷,或指头微温,或脉不沉微,乃阴中涵阳之证,惟气不宣通,是为逆冷"。由于肝气郁结,疏泄失常,木来乘土,故而患者症见脘腹疼痛,或兼见泄利下重等症状。患者脉弦亦主肝郁,故治宜选用透邪解郁、调畅气机之法。方中柴胡主入肝、胆经,具有升发阳气、疏肝解郁、透邪外出之功,为君药。白芍长于敛阴养血柔肝,故为臣药。白芍与柴胡合用,一则补养肝血,条达肝气,二可使柴胡升散而无耗伤阴血之弊,且二者应用恰适肝体阴用阳之性,故为疏肝养肝之法的基本配伍原则。枳实长于理气解郁,泄热破结,与柴胡为伍,故为佐药,柴胡、枳实两味药物一升一降,增舒畅气机之功,并奏升清降浊之效;与白芍相配,又能理气和血,使气血调和。再加甘草长于调和诸药,益脾和中。四逆散中四药配伍,共奏透邪解郁、疏肝理脾之效,可使邪去郁解,气血调畅,清阳得伸,四逆证自愈。

【评述】四逆散原方强调用白饮(米汤)和服,亦取调和中气,中气和则阴阳之气自相顺接之意。全方药物疏柔相合,以适肝性;升降同用,肝脾并调。本方主治阳郁厥逆之证,刘老临证善用为疏肝理脾之基础方,以手足不温或胁肋、脘腹疼痛,脉弦为辨证要点。刘老时常在四逆散证候的基础上进行加减,多遵循《伤寒论》加减规律"咳者,加五味子、干姜各五分,并主下利;悸者,加桂枝五分;小便不利者,加茯苓五分;腹中痛者,加附子一枚,炮令坼;泄利下重者,先以水五升,煮薤白三升,煮取三升,去滓,以散三方寸匕内汤中,煮取一升半,分温再服。"可资临证参佐。正如《伤寒括要》中所述,四逆散应当"按少阴用药,有阴阳之分。如阴寒而四逆者,非姜、附不能疗此证。虽云四逆,必不甚冷,或指头微温,或脉不沉微,乃阴中涵阳之证,此惟气不宣通,是以逆冷。故以柴胡凉表,芍药清中。此本肝胆之剂而少阴用之者,为水木同源也。以枳实利七冲之门,以甘草和三焦之气,气机宣通,而四逆可瘳矣"。

二九、杏 苏 散

1. **组成**　紫苏叶 9g,杏仁 9g,半夏 9g,茯苓 9g,橘皮 6g,前胡 9g,苦桔梗 6g,枳壳 6g,甘草 3g,生姜 3 片,大枣 3 枚。

2. **用法**　水煎服,分 2 次温服。

3. **功效**　疏风解表,宣肺化痰。

4. **主治**　风邪伤表,肺气失宣。症见头微痛、无汗恶寒、咳嗽痰稀、鼻塞咽干、苔白脉弦。

5. **方解**　杏苏散证为外感风邪,邪袭肺卫证候,治宜疏风解表,宣肺化痰。方中选用紫苏叶、杏仁为君,紫苏叶长于疏风解表散邪,杏仁可肃肺止咳。前胡既有疏风降气之功,又有化痰止咳之效;桔梗与杏仁合用可宣降肺气,以助前胡以止咳宁嗽;选用枳壳可宽胸理气化痰,共为臣药。半夏、茯苓可祛湿化痰,橘皮理气化痰,共为佐药。生姜、大枣、甘草调和营卫,协调诸药,为使药。诸药合用,既可使得邪从表解,又可使得气畅痰消。可适用于表证轻微而痰嗽较重之证。杏苏散证候主要缘于凉燥外袭,故头微痛,恶寒无汗,所谓头微痛者,不似伤寒之痛甚也。肺为燥气所伤,肺气不宣,津液不能输布,聚而为痰。鼻主要开窍于肺,咽又为肺系,凉燥束肺,肺气不宣,津液不布,而致鼻塞咽干。凉燥兼痰饮,则脉弦苔白。治宜轻宣凉燥,宣肺化痰。故而为治疗风邪伤表,肺气失宣证的常用方剂。但凡临床上出现以头微痛、无汗恶寒、咳嗽痰稀、苔白脉弦等为主要表现者,即可使用杏苏散加减治疗。

【评述】杏苏散是刘老治疗风邪伤表,肺气失宣的常用方剂。在杏苏散证候基础上,若是患者出现恶寒重,可加葱白、淡豆豉解表;头痛甚,可再加防风、川芎祛风止痛;咳嗽痰多,或素有痰饮,可重用半夏、橘皮、茯苓,或再加紫菀以温润化痰;痰不多,可去半夏、茯苓;无汗,脉弦甚或紧,加羌活以解表发汗;汗后咳不止,去紫苏叶,加苏梗以降肺气;兼泄泻腹满者,可加苍术、厚朴以化湿除满;头痛兼眉棱骨痛者,此为阳明经兼症,可再加白芷以祛风止痛;热甚,可再加黄芩,若泄泻腹满者则不用。现代研究还发现杏苏散对流感病毒等病原微生物有一定抑制作用,同时具有抗炎、抗氧化应激损伤、祛痰、镇咳以及解除支气管痉挛作用,因此对流行性感冒、慢性支气管炎及肺气肿均具有一定的治疗作用。同时该方剂对神经、内分泌及免疫功能也具有非常积极调节作用,对心脏功能及血液流变学有积极的促进作用,而且还具抗溃疡、保肝作用,对慢性支气管炎、肺气肿并发肺动脉高压、肺心病、肝脏瘀血及胃肠功能紊乱也有预防作用。故刘老在治疗内科杂病兼见风邪伤表,肺气失宣时,常用杏苏散进行治疗,皆能获得良效。

三〇、沙参麦冬汤

1. **组成**　北沙参10g,玉竹10g,麦冬10g,天花粉15g,扁豆10g,桑叶6g,生甘草3g。

2. **功效**　清养肺胃,生津润燥。

3. **主治**　燥伤肺胃阴分、津液亏损证。咽干口渴,干咳痰少而黏,或发热,脉细数,舌红少苔者。

4. **用法**　水五杯,煮取二杯。现代用法:水煎服,每日2次。

5. **方解**　原方主要选用麦冬、沙参宣肺益胃、养阴生津,共为君药,臣以玉竹、天花粉生津润燥,增加麦冬、沙参清养肺胃之力。佐以桑叶轻宣燥热,扁豆健脾补气。选用甘草为使,调和诸药,全方合用具有清养肺胃、生津润燥之功。沙参麦冬汤证主要是以干咳少痰、咽干口渴、舌红少苔为辨证要点。现代临床常用本方治疗支气管炎、肺炎、肺结核、霉菌感染、口疮、急性肺炎、心动过速、呕吐、秋燥等。

【评述】沙参麦冬汤始载于清代医家吴鞠通《温病条辨》,是刘老临床治疗久病虚劳,尤其是肺气亏虚和肺气阴两虚患者的常用方剂,尤其是针对肺胃阴分、津液亏损证的患者。现代药理研究还发现沙参麦冬汤中的沙参、麦冬含有多种甾体、胡萝卜素、黏液质、糖类,有升高白细胞,提高免疫功能,促进抗体、补体、干扰素、溶菌酶等免疫物质的产生,加快胃肠道受损细胞的修复。方中玉竹含丰富的蛋白质、烟酸、维生素,可促进食欲、滋阴降火;天花粉含有多种酶,还有丙氨酸、酪氨酸、赖氨酸等,能提高人体免疫功能。刘老时常根据患者病情轻重缓急的不同,酌情加减,除甘草为调和之药剂量不宜超过8g,矿物质药物可稍大外,一般每药在10~20g为宜。同时刘老时常嘱咐沙参麦冬汤证之患者应当戒烟戒酒、少盐饮食,纠正患者的不良饮食习惯,避免进食对胃有刺激的食物,忌食辛辣、香燥等食品,应当避免吃过冷和过热之食物,以及生冷油腻、膏粱厚味等。加减:①症见久热久咳,则可加地骨皮、贝母;②症见颧红潮热,加银柴胡、黄芩;③症见咯血,加侧柏叶、仙鹤草、白及、三七;④气虚,加山药、人参;⑤阴虚甚者,则可加玄参、生地黄等;⑥见形寒肢冷等肾阳虚症状者则可加熟地黄、附子温中滋阴;⑦症见不欲饮食,胃口差,慢性腹泻,则可加厚朴、茯苓、山药、葛根健脾燥湿生津;⑧症见腹胀者加陈皮、枳壳、砂仁温脾理气;⑨症见心中嘈杂、反酸者加煅瓦楞子、海螵蛸温胃制酸;⑩症见嗳气、恶心者加旋覆花、柿蒂、沉香降气止呕。

三一、定 喘 汤

1. 组成 白果 9g,麻黄 9g,苏子 6g,甘草 3g,款冬花 9g,杏仁 4.5g,桑白皮 9g,黄芩 4.5g,半夏 9g。

2. 功效 宣降肺气,清热化痰。

3. 主治 痰热内蕴、风寒外束之哮喘证。咳喘痰多气急,痰稠色黄,或微恶风寒,舌苔黄腻,脉滑数。

4. 用法 上用水三盅,煎二盅,作二服。每服一盅,不用姜,不拘时候,徐服。现代用法:水煎服,每日 2 次。

5. 方解 方中麻黄疏散风寒、宣肺平喘;白果敛肺定喘。二药配伍,散收结合,既能增强平喘之功,又可使宣肺而不耗气,敛肺而不留邪,共为君药。桑白皮可泻肺平喘,黄芩可清热化痰,二者合用以消内蕴之痰热,为臣药。杏仁、苏子、半夏、款冬花可降气平喘、化痰止咳,俱为佐药。再加甘草调药和中,且能止咳,用为佐使。诸药配伍,既可内清痰热,外散风寒,亦可宣降肺气而平喘。

【评述】定喘汤出自《摄生众妙方》,是刘老临床上治疗痰热内蕴,风寒外束之哮喘的常用方。临床辨证应当主要以咳喘气急,痰多色黄,苔黄腻,脉滑数为要点。刘老嘱定喘汤在临床应用上应当与苏子降气汤鉴别使用,定喘汤与苏子降气汤两者均为降气平喘之剂。然定喘汤主要应用宣肺之麻黄与敛肺之白果相伍,配以清热化痰、降气平喘之品,而成宣降肺气、清热化痰之剂,主治痰热内蕴、风寒外束之哮喘;而苏子降气汤则主要以降气消痰之苏子为君药,配以下气祛痰、温肾纳气药物为佐使,主治上实下虚之喘咳,而此类喘咳患者主要以上实喘咳证为主症。如汪昂在《医方集解》中曾提到"此手太阴药也。表寒宜散,麻黄、杏仁、桑皮、甘草辛甘发散,泻肺而解表;里虚宜敛,款冬温润,白果收涩定喘而清金;苏子降肺气,黄芩清肺热,半夏燥湿痰,相助为理,以成散寒疏壅之功"。

三二、大柴胡汤

1. **组成** 柴胡 24g,黄芩 9g,芍药 9g,半夏 9g,枳实 9g,大黄 6g(后下),大枣 4 枚,生姜 15g。

2. **功效** 和解少阳,内泻热结。

3. **主治** 少阳阳明合病。往来寒热,胸胁苦满,呕不止,郁郁微烦,心下痞硬,或心下急痛,大便不解或协热下利,舌苔黄,脉弦数有力。

4. **用法** 上八味,以水一斗二升,煮取六升,去滓,再煎,温服一升,日三服。现代用法:水煎服,每日 2 次。

5. **方解** 方中重用柴胡为君,疏解少阳之邪。臣以黄芩清泻少阳郁热,与柴胡相伍,和解清热,以解少阳之邪。轻用大黄、枳实泻热通腑,行气破结,内泻阳明热结,共为臣药。白芍缓急止痛,与大黄相配可治腹中实痛,合枳实能调和气血,以除心下满痛;半夏和胃降逆,辛开散结;配伍大量生姜,既增止呕之功,又解半夏之毒,共为佐药。大枣和中益气,与生姜相配,调脾胃、和营卫,并调和诸药,为佐使药。诸药合用,既不悖少阳禁下原则,又可和解少阳、内泻热结,使少阳与阳明之邪得以分解。和下并用,主以和解少阳,辅以内泻热结,佐以缓急降逆。

【评述】大柴胡汤是刘老在临床上治疗少阳阳明合病的常用方剂,临床主要是由少阳之邪内传阳明,化热成实而致。而少阳病未解,故见往来寒热、胸胁苦满;邪入阳明,化热成实,气机被阻,腑气不通,故见心下痞硬,或心下急痛、大便不解、苔黄、脉数;里热较甚,以致郁郁微烦;胆热犯胃,加之阳明热结,胃气上逆更甚,故由少阳证之"喜呕"进而成"呕不止"。若阳明积热下迫,大肠传导失司,又可见协热下利。此为少阳与阳明合病,亦为表里同病。伤寒少阳证治当和解,禁用下法,否则会伤及气血或引邪入里,但兼见阳明腑实之证,则又当选用下法。故临证当以和解少阳为主,辅以内泻阳明热结之证。本方以和解少阳的小柴胡汤与轻下阳明热结的小承气汤合方加减而成。刘老认为在临床应用时注意与小柴胡汤加以鉴别,二者均有柴胡、黄芩、半夏、大枣,具和解少阳之功,两方均能够治疗呕逆之证。但小柴胡汤所治之呕逆主要以虚实夹杂、表里之证为主,大柴胡汤所治呕逆之证较小柴胡汤为重,故重用生姜以加强止呕之力,且生姜与柴胡配伍还可加强散邪之功。然大柴胡汤中并没有用到小柴胡汤中重用的人参、甘草,这主要是由于少阳之邪渐次传里,阳明实热已结,且见"呕不止",故不用人参、甘草,恐助邪气而闭门留寇。故而在原方基础上加大黄、枳实,意在泻热除结,再加用芍药旨在加强缓急止痛之功。小柴胡汤专治少阳病,大柴胡汤则治少阳阳明合病。正如吴谦在《医宗金鉴·删补名医方论》中提到"柴胡证在,又复有里,故立少阳两解法也。以小柴胡汤加枳实、芍药者,仍解其外以和其内也。去参、草者,以里不虚。少加大黄,以泻结热。倍生姜者,因呕不止也。斯方也,柴胡得生姜之倍,解半表之功捷,枳、芍得大黄之少,攻半里之效徐,虽云下之,亦下中之和剂也"。

三三、射干麻黄汤

1. **组成**　射干 9g,麻黄 12g,生姜 12g,细辛 9g,紫菀 9g,款冬花 9g,五味子 12g,大枣 7 枚,半夏 12g。

2. **功效**　温肺化饮,下气祛痰。

3. **主治**　寒痰郁肺结喉证。症见咳嗽,气喘,喉间痰鸣似水鸡声,或胸中似水鸣音,或胸膈满闷,或吐痰涎,苔白腻,脉弦紧或沉紧。临床常用于支气管哮喘、急慢性支气管炎、慢性阻塞性肺疾病、肺源性心脏病等。

4. **用法**　以水一斗二升,先煎麻黄二沸,去上沫,纳诸药,煮取三升,分温三服。现代用法:水煎服,每日 2 次。

5. **方解**　方中重用麻黄宣肺温肺,化饮散寒,止咳平喘,开达气机;病机主要在于寒饮结喉,故治以射干泻肺降逆,利咽散结,祛痰化饮,故而为君药。由于患者往往寒饮内盛兼见,故而以细辛温肺化饮,温宣肺气;肺主治节、主宣降,故治以款冬花宣肺化饮,调气机之宣降以达止咳平喘之功效;紫菀长于泻肺止咳,降逆祛痰,温化寒饮,调畅气机,其与款冬花相配伍,一宣发一降逆,共同调理肺气;由于痰饮蕴结之证兼见,故治以半夏,一则能够醒脾燥湿化痰,二则可以温肺化饮,利喉涤痰;再加之生姜能够降逆化饮,畅利胸膈,可以助半夏降逆化痰,共为臣药。肺气上逆,以五味子收敛肺气,使得肺气宣降有序,兼防宣发降泄药物伤及肺气,共为佐药。大枣补益中气,生化气血,滋荣肺气,为佐使药。诸药配伍,共奏温肺化饮,下气祛痰之效。纵观全方,宣肺药与降肺药相伍,以调和肺气宣发肃降;收敛药与宣降药相伍,宣散降泄而不伤肺气。

【评述】射干麻黄汤出自《金匮要略》。具有温肺化饮、下气祛痰之功效。主治寒痰郁肺结喉证。《千金方衍义》中曾有所述"上气而作水鸡声,乃是痰碍其气,气触其痰,风寒入肺之一验。故于小青龙方中,除桂心之热,芍药之收,甘草之缓,而加射干、紫菀、款冬、大枣。专以麻黄、细辛发表,射干、五味下气,款冬、紫菀润燥,半夏、生姜开痰,四法萃于一方,分解其邪,大枣运行脾津以和药性也"。射干麻黄汤是刘老临床上治疗寒痰郁肺结喉证以及寒证哮喘的基础方,临床应用主要是以咳喘、喉中痰鸣,痰多色白,舌质淡,苔白腻,脉浮紧或沉迟为辨治要点。加减:若肺气虚者,可再加人参、生黄芪,以补益肺气,使肺气职司升降;若患者兼见饮邪明显者,可再加桂枝、百部,以温阳化饮;若胸满者,加陈皮、厚朴,以行气宽胸化痰;若气喘明显者,加苏子、葶苈子,降泻肺气止咳等。此外还常用于治疗支气管哮喘、急慢性支气管炎、慢性阻塞性肺疾病、肺源性心脏病等。

三四、小 陷 胸 汤

1. **组成**　黄连 6g,半夏 12g,瓜蒌 20g。
2. **功效**　清热化痰,宽胸散结。
3. **主治**　痰热互结之小结胸证。心下痞闷,按之则痛,或心胸闷痛,或咳痰黄稠,舌红苔黄腻,脉滑数。
4. **用法**　上三味,以水六升,先煮瓜蒌,取三升,去滓,内诸药,煮取二升,去滓,分温三服。现代用法:水煎服,每日 2 次。
5. **方解**　方中重用瓜蒌实味甘性寒,既可清热涤痰以除胸中之痰热邪气,又能利气散结而宽胸以治气郁不畅之胸满痞痛,为君药。正如清代医家周岩在《本草思辨录》中所谓"瓜蒌实之长,在导痰浊下行,故结胸、胸痹非此不治"。小陷胸汤原方重用黄连苦寒,泻热降火,为臣药,与瓜蒌实相合则清热化痰之力倍增。再加半夏祛痰降逆,开结消痞,为佐药。半夏与黄连两味药物同用,辛开苦降,既能够清热化痰,又可以开郁除痞。小陷胸汤全方药虽然仅有三味,但配伍精当,正如《古今名医方论》中所述"以半夏之辛散之,黄连之苦泻之,瓜蒌之苦润涤之,所以除热散结于胸中也"。全方苦辛润相合,辛开苦降,润燥相得,消痰除痞,药简效专。为治疗痰热互结证之常用方。

【评述】小陷胸汤出自《伤寒论》,是刘老临证治疗结胸证痰热互结之常用方剂。在临床用药过程中应当认真鉴别小陷胸汤与大陷胸汤之区别,小陷胸汤与大陷胸汤两者皆主治热实结胸证。但大陷胸汤证主要为水热互结心下,涉及胸腹之证,其病情较重,病势较急,临证主要以心下痛,按之石硬,甚则从心下至少腹硬满而痛不可近,脉象沉紧为特征,故而治宜泻热逐水、破结通便,选用大黄、芒硝与甘遂配伍,以泻热逐水破结;然而小陷胸汤证则主要为痰热互结心下,病位局限,病情相对较轻,病势较缓,故而临证仅见胸脘痞闷、按之则痛、脉象滑数,治宜清热化痰、宽胸散结,方用瓜蒌与黄连、半夏相伍,重在清热涤痰散结。柴胡陷胸汤是小柴胡汤与小陷胸汤两方加减化裁而成,即小柴胡汤去人参、甘草、大枣益气扶正之品,再加小陷胸汤及枳实、桔梗以清热化痰,利气宽胸,共呈和解少阳、清热涤痰、宽胸散结之效。刘老在临床上时常应用小陷胸汤或柴胡陷胸汤治疗痰热互结之小结胸证。柴胡陷胸汤较之小陷胸汤,兼有和解少阳之功,且行气消痰之力有所增强,故对于邪陷少阳,痰热内结所致之少阳、结胸合病者尤为适宜。正如明代医家许宏在《金镜内台方议》所述"心下硬,不按而痛,手不可近者,大结胸也。心下满,按之则痛者,邪热浅结,为小结胸也。此不可下,只宜散也。故用栝蒌为君,其味苦性寒,能破胸膈结气;半夏为佐为使,以辛能散气也;黄连为臣,苦以泄之,以辅君主之药,而下心下之结也"。

三五、葶苈大枣泻肺汤

1. **组成** 葶苈子 15g,大枣 12 枚。
2. **功效** 泻肺去痰,利水平喘。
3. **主治** 肺痈,面目浮肿,喘嗽痰涎。
4. **用法** 先以水 600ml,煮枣取 400ml,去枣,纳葶苈子,煮取 200ml,顿服。现代用法:水煎服,每日 2 次。
5. **方解** 方中首选葶苈子为君药,其功在入肺泻气,开结利水,使得肺气通利,痰水俱下,则喘可平,肿可退;但又恐葶苈子其药性猛力峻,故佐以大枣之甘温安中而缓和药力,使之祛邪而不伤正。《千金方衍义》曾有所述"肺痈已成,吐如米粥,浊垢壅遏清气之道,所以喘不得卧,鼻塞不闻香臭。故用葶苈破水泻肺,大枣护脾通津,乃泻肺而不伤脾之法,保全母气以向后复长肺叶之根本"。

【评述】葶苈大枣泻肺汤出自《金匮要略》,是治疗面目浮肿、喘嗽痰涎的经典名方。尽管刘老临证之时常用葶苈大枣泻肺汤治疗面目浮肿、喘嗽痰涎之症,但对于肺胃素虚者,葶苈亦难轻试,不可不慎。正如《删补名医方论》中提到"独用葶苈之苦,先泻肺中之水气,佐大枣恐苦甚伤胃也"。临床若症见患者吐痰顷刻升余,喘咳不定,面色郁黯,精神不快,则当服仲景之葶苈大枣汤。

若患者兼见风寒表证者,可酌加荆芥、防风、紫苏叶;若兼见风热表证者,可酌加桑叶、菊花、金银花、连翘;若兼见少阳证者,可酌加柴胡、黄芩;若兼见偏热痰者,可酌加黄芩、桑白皮等;若胸痛明显者,可酌加丹参、郁金等;若胸水多,呼吸困难者,可酌加甘遂。

三六、清燥救肺汤

1. **组成**　桑叶 9g,石膏 7.5g,甘草 3g,人参 2g,胡麻仁 3g,阿胶 2.5g,麦门冬 3.5g,杏仁 2g,枇杷叶 3g。

2. **功效**　清燥润肺,益气养阴。

3. **主治**　温燥伤肺、气阴两伤证。其证见身热头痛、干咳无痰、气逆而喘、咽喉干燥、鼻燥、胸满胁痛、心烦口渴,舌干少苔,脉虚大而数者。

4. **用法**　水煎服,每日 2 次。

5. **方解**　方中重用霜桑叶为君,取其质轻寒润入肺,清透宣泄燥热,清肺止咳。取石膏辛甘大寒,善清肺热而兼能生津止渴;与甘寒养阴生津之麦冬相伍,既可助桑叶清除温燥,又可兼顾损伤之津液,共为臣药。肺为娇脏,所以清肺不可过于寒凉,故石膏煅用,谨防伤及肺脏。《素问·脏气法时论》中还所述“肺苦气上逆,急食苦以泄之”。故而原方中应用少量杏仁、枇杷叶苦降肺气,止咳平喘;阿胶、胡麻仁以助麦门冬养阴润燥。《难经·十四难》中又提到“损其肺者,益其气”。而土为金之母,故用人参、甘草益气补中,培土生金,以上均为佐药。再加甘草调和药性,兼为使药。诸药合用,使燥热得清,气阴得复,肺金濡润,肺逆得降,诸症自除。纵观全方宣清合法,宣中有降,清中有润,气阴双补,培土生金。

【评述】清燥救肺汤为刘老临证治疗温燥伤肺重症之代表方。临证主要是以身热、干咳无痰、气逆而喘,舌干少苔,脉虚大而数为辨证要点。原著《医门法律》中曾载“痰多加贝母、瓜蒌;血枯加生地黄;热甚加犀角、羚羊角,或加牛黄”。刘老认为,本方证治虽属外燥,但对于温燥伤肺较重者,临证可依肺热及阴伤之程度,及时调整桑叶、石膏、麦冬等君臣药之用量,不可拘泥于原方原药和用量,应当圆机活法。清燥救肺汤在临床应用时应当与桑杏汤鉴别使用,两者均用桑叶、杏仁轻宣燥、苦降肺气,同治温燥伤肺之证。然二方治证轻重有别,各有所长,桑杏汤由辛凉解表合甘凉而润的药物组成,清燥润肺作用弱于清燥救肺汤,治疗燥伤肺卫、津液受灼之温燥轻证,症见头痛微热、咳嗽不甚、鼻燥咽干等;清燥救肺汤由辛寒清热及益气养阴药物组成,清燥益肺作用均强,治疗燥热偏重、气阴两伤之温燥重证,症见身热咳喘、心烦口渴、脉虚大而数者,如王子接在《绛雪园古方选注》中所述"燥曰清者,伤于天之燥气,当清以化之,非比内伤血燥宜于润也。肺曰救者,燥从金化,最易自戕肺气。经言秋伤于燥,上逆而咳,发为痿厥。肺为娇脏,不容缓图,故曰救。石膏之辛,麦门之甘,杏仁之苦,肃清肺经之气;人参、甘草生津补土,培肺之母气;桑叶入肺走肾,枇杷叶入肝走肺,清西方之燥,泻东方之实;阿胶、胡麻色黑入肾,壮生水之源,虽亢火害金,水得承而制之,则肺之清气肃而治节行,尚何有喘呕痿厥之患哉?"

三七、保 元 汤

1. **组成** 黄芪 9g,人参 3g,炙甘草 3g,肉桂 1.5g。

2. **功效** 益气温阳。

3. **主治** 虚损劳怯,元气不足之证。主要症见倦怠乏力、少气畏寒,以及小儿痘疮,阳虚顶陷,不能发起灌浆者。临床适用于冠心病心绞痛、虚劳、虚损出现上述证候者。

4. **用法** 水煎服,每日 2 次。

5. **方解** 保元汤原用于治疗小儿痘疮,来源于李东垣《兰室秘藏》所载小儿治惊之剂"黄芪汤",明代医家魏直在《博爱心鉴》中曾提到"人参益内,甘草和中,实表宜用黄芪,助阳须凭官桂。前三味得三才之道体,后一味扶一命之颠危""借以治痘,以人参为君,黄芪为臣,甘草为佐,上下相济,治虽异而道则同"。后世医家对本方的应用在小儿痘疮外又有所发挥,多以本方增减治疗虚损之证,对其组方有"参、芪非桂之逐血引导,则不能树其功;桂亦非甘草平和气血,则不能绪其条理"之说。方中主药黄芪补气益脾,人参大补元气,补脾益肺;辅以肉桂温补肾阳;佐以炙甘草益气和中,调和各药。诸药同用,合奏保守真元之气的功效,故称"保元汤"。

【评述】保元汤加减是刘老在临床上治疗心血管疾病的常用方剂,对于心气不足、心阳不振的胸痹、真心痛有着很好的治疗效果。柯韵伯云:"保元者,保守其元气之谓也。"临证时刘老常根据患者症状加减,胸痛如刺,舌有瘀斑者,加赤芍 12g、桃仁 12g、延胡索 12g;胸中闷痛者,加郁金 15g、香附 12g;胸闷痰多者,加瓜蒌 24g、前胡 12g、半夏 9g;口干舌燥者,去肉桂,加砂仁 5g、北沙参 24g、知母 15g;脘闷纳呆明显者,加姜半夏 10g、生山楂 20g、生麦芽 30g。

三八、麻黄附子细辛汤

1. **组成**　麻黄 6g,细辛 3g,制附子 9g。

2. **功效**　助阳解表。

3. **主治**　素体阳虚,外感风寒表证。发热,恶寒甚剧,其寒不解,神疲欲寐,脉沉微。

4. **用法**　上三味,以水一斗,先煮麻黄,减二升,去上沫,内诸药,煮取三升,去滓,温服一升,日三服。现代用法:水煎服,每日 2 次。

5. **方解**　全方主要以麻黄为君,取其辛温,发汗散寒解表。以制附子为臣,取其大辛大热之性,温补阳气,助麻黄鼓邪外出。因麻黄发汗之力较峻,阳虚之人用之则恐损耗其阳,并且阳虚更无力助其辛散表邪,遂与附子同用则无伤阳之弊,相辅相成,为助阳解表之常用配伍。再加细辛归肺、肾二经,芳香气浓,性善走窜,通彻表里,既能祛风散寒以助麻黄解表,又可鼓动阳气以协附子助阳散寒,为佐助之用。三药并用,可使外感风寒之邪得以表散,在里之阳气得以振奋,则阳虚外感可愈,为治表里俱寒、太少两感之剂。全方解表药与温里药合法,辛温并用,助阳解表。

【**评述**】麻黄附子细辛汤为刘老治疗阳虚外感风寒表证之基础方,临证主要是以恶寒重、发热轻、神疲欲寐、脉沉为辨证要点。然而临证应当与再造散仔细鉴别,麻黄细辛附子汤与再造散均用附子、细辛,皆能助阳解表,用治阳虚外感风寒表证。但麻黄附子细辛汤药物仅三味,主治阳虚感寒,太少两感之证;再造散不用麻黄辛温解表发散邪气,而取羌、防、桂、辛及参、芪、附等助阳益气的药物合用,散寒解表与助阳益气兼顾,兼具调和营卫之功,故用治阳虚气弱,复感风寒之证。

三九、温　胆　汤

1. **组成**　半夏、竹茹、枳实各 6g,陈皮 9g,甘草 3g,茯苓 4.5g,生姜 5 片,大枣 1 枚。

2. **功效**　理气化痰,清胆和胃。

3. **主治**　胆胃不和、痰热内扰证。胆怯易惊,虚烦不宁,失眠多梦,或呕恶呃逆,或眩晕,或癫痫等,苔腻微黄,脉弦滑。

4. **用法** 上为锉散,每服四大钱,水一盏半,姜五片,枣一枚,煎七分,去滓,食前服。现代用法:水煎服,每日2次。

5. **方解** 全方主要应用半夏燥湿化痰,和胃止呕,为君药。再加竹茹清胆和胃,清热化痰,除烦止呕,为臣药。君臣相配,既化痰和胃,又清胆热,令胆气清肃,胃气顺降,则胆胃得和,烦呕自止。再加陈皮理气和中,燥湿化痰;枳实长于破气化痰;茯苓长于渗湿健脾以消痰;生姜、大枣和中培土,使水湿无以留聚,共为佐药。炙甘草长于益气和中,调和诸药,故为佐使之药。综合全方,半夏、陈皮、生姜偏温,竹茹、枳实偏凉,温凉兼进,令全方不寒不燥,理气化痰以和胃,胃气和降则胆郁得舒,痰浊得去则胆无邪扰,如是则复其宁谧,诸症自愈。主治"大病后,虚烦不得眠,此胆寒故也"。是方药性以温为主,后世多以此方化裁,亦用治"虚烦"诸症。

【评述】 温胆汤最早见于《外台秘要》引《集验方》,是刘老临床治疗惊悸、失眠胆胃不和、痰热内扰证的常用方剂。在诸多温胆汤的历史记载中,刘老尤以推崇陈无择《三因极一病症方论》之温胆汤,其减生姜四两为五片,另入茯苓一两半,大枣一枚,遂使方之温性有减而凉性得增,然仍沿用"温胆"之名。罗东逸曾有述"和即温也,温之者,实凉之也"。化痰与理气共施,温而不燥;清胆与和胃并行,凉而不寒。本方为治疗胆胃不和,痰热内扰证之常用方。以虚烦不眠,眩悸呕恶,苔白腻微黄,脉弦滑为辨证要点。在临证选方用药上,温胆汤应当与酸枣仁汤鉴别应用,两者均可治疗虚烦不眠之证。但是温胆汤所治虚烦不眠乃因胆胃不和、痰热内扰所致,故而其用药重在理气化痰、清胆和胃,使痰热得清、胆胃得和,则虚烦自除;酸枣仁汤所致虚烦不眠乃因心肝血虚兼阴虚内热所致,其组方重在养血安神、清热除烦,使心肝得养、虚热得清,则虚烦可止。《证治准绳》还载有方剂——十味温胆汤,该方由温胆汤化裁,去清热化痰之竹茹,再加益气养血、补心安神之人参、熟地黄、五味子、酸枣仁、远志而成。主要适用于痰浊内扰,气血不足之心胆虚怯、神志不宁证。汪昂在《医方集解》中还曾提到"此足少阳、阳明药也。橘、半、生姜之辛温,以之导痰止呕,即以之温胆;枳实破滞;茯苓渗湿;甘草和中;竹茹开胃土之郁,清肺金之燥,凉肺金即所以平甲木也。如是则不寒不燥而胆常温矣"。

四〇、天王补心丹

1. **组成** 人参、茯苓、玄参、丹参、桔梗、制远志各5g,当归、五味子、麦门冬、天门冬、柏子仁、炒酸枣仁各9g,生地黄12g。

2. 功效 滋阴养血,补心安神。

3. 主治 阴虚血少,神志不安证。心悸怔忡,虚烦失眠,神疲健忘,或梦遗,手足心热,口舌生疮,大便干结,舌红少苔,脉细数。

4. 用法 上为末,炼蜜为丸,如梧桐子大,用朱砂为衣,每服二三十丸(6~9g),临卧,竹叶煎汤送下。现代用法:水煎服,每日2次。

5. 方解 方中重用甘寒之生地黄长于滋阴养血,清虚热,为君药。天冬、麦冬长于滋阴清热,酸枣仁、柏子仁长于养心安神,当归补心血,共助生地黄滋阴补血以养心安神,俱为臣药。人参大补元气,使气旺而阴血自生,以宁心神;五味子酸收敛阴,以养心神;茯苓、远志养心安神,交通心肾;玄参滋阴降火,以制虚火上炎;丹参养心血而活血,可使诸药补而不滞;朱砂镇心安神,兼治其标,共为佐药。桔梗为舟楫,载药上行,以使药力上入心经,为使药。诸药相伍,共奏滋阴养血、补心安神之功。重用甘寒,补中寓清;心肾并治,重在养心。

【评述】 天王补心丹为刘老临床治疗心肾阴血亏虚、虚火上炎并伴神志不安之常用方。临证主要以心悸失眠、手足心热、舌红少苔、脉细数为要点。刘老认为天王补心丹临床应用上应当与归脾汤和孔圣枕中丹鉴别应用,天王补心丹与归脾汤两方同用酸枣仁、远志、当归、人参等,有宁心安神、治疗失眠之功。但天王补心丹重用多种滋阴药物,意在补心肾之阴血,主治以心肾阴亏内热为主之心神不安证;归脾汤则重用补益气血之品,意在补养心脾气血,主治心脾气血两虚之神志不宁证。天王补心丹、柏子养心丸、孔圣枕中丹三者药物同治阴血亏虚之虚烦不眠。但天王补心丹重用生地黄,配伍二冬、玄参等大队滋阴清热药以滋补心肾之阴,重在补心,用治以阴虚内热为主的心神不安证;柏子养心丸重用柏子仁与枸杞子,配伍熟地黄、当归等,滋阴之力弱,适用于心肾两虚之轻者;孔圣枕中丹则以宁心益智药与交通心肾之远志、菖蒲相配伍,故主治心肾不交之健忘、失眠等。心者主火,而所以主者,神也。神衰则火为患,故补心者,必清其火而神始安。罗美在《古今名医方论》中曾有所述"补心丹用生地黄为君者,取其下足少阴以滋水主,水盛可以伏火。此非补心之阳,补心之神耳!凡果核之有仁,犹心之有神也。清气无如柏子仁,补血无如酸枣仁,其神存耳!参、苓之甘以补心气,五味之酸以收心气,二冬之寒以清气分之火,心气和而神自归矣;当归之甘以生心血,玄参之咸以补心血,丹参之寒以清血中之火,心血足而神自藏矣。更假桔梗为舟楫,远志为向导,和诸药入心而安神明。以此养生则寿,何有健忘、怔忡、津液干涸、舌上生疮、大便不利之虞哉？”

四一、酸 枣 仁 汤

1. **组成** 酸枣仁 15g，甘草 3g，知母 6g，茯苓 6g，川芎 6g。

2. **功效** 养血安神，清热除烦。

3. **主治** 肝血不足、虚热内扰之虚烦不眠证。虚烦失眠，心悸不安，头目眩晕，咽干口燥，舌红，脉弦细。

4. **用法** 上五味，以水八升，煮酸枣仁，得六升，内诸药，煮取三升，分温三服。现代用法：水煎服，每日 2 次。

5. **方解** 方中重用酸枣仁养血补肝，宁心安神，为君药。茯苓宁心安神，知母滋阴润燥、清热除烦，俱为臣药。川芎之辛散，调肝血，疏肝气，为佐药。川芎与酸枣仁相伍，寓散于收，补中有行，共奏养血调肝之功。甘草和中缓急，调和诸药，为佐使药。合而成方，共奏养血安神、清热除烦之功。方中重用酸枣仁，且需先煎。

【评述】酸枣仁汤证乃肝血不足，虚热内扰所致。肝藏血，血舍魂。若肝血不足，心失所养，魂不守舍，加之虚热内扰，则虚烦不寐、惊悸不安；头目眩晕，咽干口燥，舌红，脉弦细等，皆血虚肝旺之征。治宜养血安神，清热除烦之法。心肝同治，重在养肝；补中兼行，以适肝性。酸枣仁汤为治疗肝血虚而致虚烦失眠之常用方。以虚烦失眠，咽干口燥，舌红，脉弦细为辨证要点。本方与天王补心丹、朱砂安神丸都是刘老在临床上治疗失眠疾病的重要方剂。但是酸枣仁汤与天王补心丹、朱砂安神丸应当在临床上鉴别应用，三者均具滋阴养血安神之功，用治阴血不足，虚热内扰之虚烦不眠证。但天王补心丹重用生地黄，并与天冬、麦冬、玄参等滋阴清热药为伍，主治心肾阴亏血少，虚火内扰之证；而酸枣仁汤中重用酸枣仁，与茯苓、川芎为伍，养肝血，宁心神，主治肝血不足之证。酸枣仁汤与朱砂安神丸两者均可治失眠。但朱砂安神丸适用于心火偏亢，阴血不足之证，并兼见心神烦乱、舌红、脉细数等症，方以安神定志与泻火养阴并投，使心火下降、阴血上承，则诸症自愈；而酸枣仁汤则主要适用于肝血不足，血不养心之证，症见虚烦不眠、头目眩晕、咽干口燥、脉细弦等，方以养血安神、清热除烦为主，以使肝血充足、肝气条达，则虚烦不眠自愈。如张秉成在《成方便读》中所述“夫肝藏魂，有相火内寄。烦自心生，心火动则相火随之，于是内火扰乱，则魂无所归。故凡有夜卧魂梦不安之证，无不皆以治肝为主。欲藏其魂,则必先去其邪。方中以知母之清相火,茯苓之渗湿邪,川芎独入肝家,行气走血,流而不滞,带引知、茯搜剔而无余。然后枣仁可敛其耗散之魂,甘草以缓其急悍之性也。虽曰虚劳,观其治法,较之一于呆补者不同也"。

四二、黄连阿胶汤

1. **组成**　黄连 12g,黄芩 6g,白芍 6g,鸡子黄 2 枚,阿胶 9g。

2. **功效**　滋阴降火,除烦安神。

3. **主治**　阴虚火旺、心肾不交证。心中烦热,失眠不得卧,口燥咽干,舌红苔少,脉细数。

4. **用法**　上五味,以水六升,先煮三物,取二升,去滓,内胶烊尽,小冷,内鸡子黄,搅令相得,温服七合,日三服。现代用法:水煎服,每日 2 次。

5. **方解**　方中黄连苦寒入心,清降心火;阿胶甘平入肾,滋阴补血。二药相伍,降心火,滋肾阴,使心火降、肾水旺,水火共济,心神安宁,共为君药。黄芩苦寒,助黄连清热泻火;芍药酸甘,养血滋阴,助阿胶滋补肾水,共为臣药。佐以血肉有情之品鸡子黄,上以养心,下以补肾,并能安中。诸药相伍,降心火、补肾水,心肾相交,诸症自除。苦寒以降心火,酸甘以滋肾水,标本兼顾,交通心肾。

【评述】黄连阿胶汤主要由热邪深入少阴,致使肾水亏虚,心火亢盛,心肾不交,心神不安,属邪实正虚之病。心火亢盛,故而心中烦热;水亏火旺,心肾不交,故失眠不得卧;肾水亏虚,不能上承咽喉,故而口燥咽干;舌红苔少,脉细数,亦为阴亏火旺之象。黄连阿胶汤为刘老治疗阴虚火旺、心肾不交之失眠证之常用方。以心烦失眠、舌尖红、脉细数为辨证要点,刘老认为在临证过程中应当与交泰丸鉴别应用,黄连阿胶汤与交泰丸均有交通心肾、安神之功。黄连阿胶汤养阴与降火并重,主要适用于阴虚火旺、心肾不交之失眠;而交泰丸以降心火为主,适用于心火不降、肾水不升之失眠。黄芩与黄连相配伍,其功在泻心也;阿胶与鸡子黄相配伍,其功在养阴也。少阴病烦,是君火热化为阴烦,非阳烦也,故而黄芩、黄连之所不能治,当与阿胶、鸡子黄交合心肾,以除少阴之热。王子接在《绛雪园古方选注》中曾提到"鸡子黄色赤,入通于心,补离中之气;阿胶色黑,入通于肾,补坎中之精。第四者沉阴滑利,恐不能留恋中焦,故再佐芍药之酸涩,从中收阴,而后清热止烦之功得建"。

四三、四 逆 汤

1. **组成** 炙甘草 6g,生附子 10g,干姜 6g。

2. **功效** 回阳救逆。

3. **主治** 心肾阳衰寒厥证。四肢厥逆,恶寒蜷卧,神衰欲寐,面色苍白,腹痛下利,呕吐不渴,舌苔白滑,脉微细。

4. **用法** 上三味,以水三升,煮取一升二合,去滓,分温再服。强人可大附子一枚,干姜三两。现代用法:水煎服,每日 2 次。

5. **方解** 方中生附子大辛大热,温壮元阳,破散阴寒,回阳救逆,为君药。干姜入心、脾、肺经,温中散寒,助阳通脉,为臣药。再加炙甘草一可益气补中,以治虚寒之本,又能缓和干姜、附子之峻烈之性,还有调和诸药,使药力持久。故甘草为佐使药。生附子与干姜同用,一温先天以生后天,二温后天以养先天,相须为用,温里回阳之力大增,是回阳救逆的常用组合。

【评述】四逆汤是刘老临证治疗心肾阳衰寒厥重症之常用方剂,同时也是常用于急救之效方。刘老用四逆汤主要治疗心肾阳衰寒厥证,临床应用主要以四肢厥逆、恶寒蜷卧、面色苍白、舌苔白滑、脉微细为辨证要点。四逆汤具有温中祛寒,回阳救逆的功效,用于身体阳虚欲脱、冷汗自出、四肢厥逆、下利清谷、脉微欲绝的临床表现症状,对于身体出现的低血压、休克、急性肠炎、食物中毒以及呕吐、四肢厥冷、腹痛下痢、瘟疫、疟疾、脱证等上述病症都有良好的急救治疗措施和作用。另外对于心肌梗死、心衰、急性胃肠炎、腹泻等因素引起的阳衰阴盛症状也能够起到良好的治疗效果。对于血虚寒凝证也可以通过此方进行治疗达到急救的目的。

四四、四 君 子 汤

1. **组成** 人参、白术、茯苓各 9g,炙甘草 6g。

2. **功效** 益气健脾。

3. **主治** 脾胃气虚证。面色萎白,语声低微,气短乏力,食少便溏,舌淡苔白,脉虚缓。

4. **用法** 上为细末,每服二钱,水一盏,煎至七分,通口服,不拘时候;入盐少许,白汤点亦得。现代用法:水煎服,每日 2 次。

5. 方解 方中人参甘温,能大补脾胃之气,故为君药。臣以白术健脾燥湿,与人参相须,益气补脾之力更强。脾喜燥恶湿,喜运恶滞,故又以茯苓健脾渗湿,合白术互增健脾祛湿之力,为佐助。炙甘草益气和中,既可加强人参、白术益气补中之功,又能调和诸药,故为佐使。四药皆为甘温和缓之品,而呈君子中和之气,故以"君子"为名。四药合力,重在健补脾胃之气,兼司运化之职,且渗利湿浊,共成益气健脾之功。甘温和缓,适合脾欲缓喜燥之性。

【评述】四君子汤证乃由禀赋不足,或由饮食劳倦,损伤脾胃之气,使其受纳与运化无力所致。《灵枢·营卫生会》中曾有所述"人受气于谷,谷入于胃,以传与肺,五脏六腑皆以受气",脾胃为后天之本,气血生化之源。若脾胃气虚,气血生化不足,气血不能上荣于面,故面色痿白;脾为肺之母,脾气虚则肺气亦虚,故语声低微、气短;脾主肌肉,脾胃气虚,四肢肌肉失养,故乏力;脾胃又为气机升降之枢纽,脾主运化,胃主受纳,胃气虚弱,则纳差食少;脾运不健,湿浊内生,则大便溏薄;舌淡苔白,脉虚缓,均为脾胃气虚之象。正如《医方考》中所述"夫面色痿白,则望之而知其气虚矣;言语轻微,则闻之而知其气虚矣;四肢无力,则问之而知其气虚矣;脉来虚弱,则切之而知其气虚矣"。其治当补益脾胃之气,脾胃健旺,则诸症除矣。本方为补气之基础方,以气短乏力、面色痿白、食少便溏、舌淡苔白、脉虚缓为辨证要点。四君子汤与理中丸均用人参、白术、炙甘草补益脾胃之气。但理中丸以干姜配人参为主,既补脾胃之虚,又能温中祛寒,具温中补虚之功,而治脾胃虚寒证;四君子汤则以人参配白术为主,重在健补脾胃之气,兼助运化,具补气健脾之功,故主治脾胃气虚之证。除了四君子汤之外,异功散、六君子汤、香砂六君子汤与保元汤也是刘老在临床治疗脾胃不和、胃气虚弱的常用方剂,但是刘老嘱临证之时应当仔细鉴别使用。异功散、六君子汤、香砂六君子汤与保元汤均由四君子汤加减而成,属治疗脾胃气虚之剂。异功散加入陈皮,益气健脾,辅以理气和胃,适用于脾胃气虚兼气滞证;六君子汤加入陈皮、半夏,又有燥湿化痰之功,适用于脾胃气虚兼痰湿证;香砂六君子汤加入陈皮、半夏、木香、砂仁,除益气化痰外,又能行气散寒止痛,适用于脾胃气虚、痰阻气滞、脘腹胀痛之证;保元汤加入生黄芪、肉桂,去白术、茯苓,纯补无泻,温补阳气之功著,适用于虚损劳怯、元气不足证。方广在《丹溪心法附余》中曾有所述"四君子汤用白术、人参、茯苓、甘草者,白术则健脾燥湿,人参则补肺扶脾,茯苓则降气渗湿,甘草则补胃和中,譬如宽厚和平之君子,而不为奸险卒暴之行也。〈和剂〉云等分,愚以为药之君臣,剂之大小,又人之所处何如也"。陈念祖在《时方歌括》中还提到"胃气为生人之本,参、术、苓、草从容和缓,补中宫土气,达于上下四旁,而五脏六腑皆以受气,故一切虚证皆以此方为主。若加陈皮,则有行滞进食之效;再加半夏,即有除痰宽胀之功;再加木香、砂仁,则行气之药多于补守,凡肿满、痰饮、结聚等症,无不速除,此犹人所易知也。而为数方之主,则功在人参。人皆曰'人参补气补阳,温药藉之以尽其力量',而余则曰'人参补阴养液,燥药得之则臻于和平'"。

四五、炙 甘 草 汤

1. **组成** 炙甘草 12g,生姜 9g,人参 6g,生地黄 50g,桂枝 9g,阿胶 6g,麦冬 10g,麻仁 10g,大枣 10 枚。

2. **功效** 滋阴养血,益气温阳,复脉定悸。

3. **主治** 阴血不足、阳气虚弱证,脉结代,心动悸,虚羸少气,舌光少苔或质干而瘦小者;虚劳肺痿,咳嗽,涎唾多,形瘦短气,虚烦不眠,自汗盗汗,咽干舌燥,大便干结,脉虚数。

4. **用法** 以清酒七升,水八升,先煮八味,取三升,去滓,内胶烊消尽,温服一升,日三服。现代用法:水煎服,每日 2 次。

5. **方解** 炙甘草汤重用生地黄为君药,滋阴养血。臣以炙甘草益气养心;麦冬长于滋养心阴;桂枝长于温通心阳,与生地黄相伍,可收气血阴阳并补之效。佐以人参补中益气;阿胶长于滋阴养血;麻仁长于滋阴润燥;大枣长于益气养血;生姜药性辛温,具有宣通之性,与桂枝相伍具有温通阳气之功,再配伍大枣以益脾胃、滋化源、调阴阳、和气血。炙甘草汤的应用方法中应当注重加酒煎服,这主要是由于清酒辛热,可温通血脉,以行药势。诸药配伍,阴血足而血脉充,阳气旺而心脉通,气血充足,阴阳调和,则悸定脉复,故本方又名"复脉汤"。虚劳肺痿为阴阳气血诸不足。炙甘草汤长于滋阴养血,益气温阳,故可用于治疗阴阳气血俱虚之虚劳肺痿。气血阴阳并补,补中寓通,滋而不腻,温而不燥。

【评述】本方为刘老治疗气血阴阳虚损证之常用方,尤其是对于心血管疾病的治疗收效卓著。刘老认为炙甘草汤以虚羸少气、心动悸、脉结代为辨证要点。炙甘草汤与加减复脉汤均具有滋阴养液之功,在临证过程中的方药选择应当仔细鉴别。炙甘草汤重在气血阴阳并补,于滋阴补血、益气养心之品中,更加温经通脉之桂枝、生姜、清酒,适用于阴阳气血俱虚之证;加减复脉汤是在炙甘草汤的原方中去甘温之人参、大枣及辛温通散之桂枝、生姜、清酒,再加入养血敛阴之白芍,功效专于滋阴养液,敛阴复脉。人参、麦冬、甘草、大枣长于益中气而复脉;生地黄、阿胶长于助营血而宁心;再取麻仁润滑之用,以缓脾胃;姜、桂辛温,以散余邪;加清酒以助药力也。正如汪昂《医方集解》中所述"津液散为枯,五脏痿弱,营卫涸流,湿剂所以润之。麻仁、阿胶、麦冬、地黄之甘,润经益血,复脉通心也"。

四六、瓜蒌薤白半夏汤

1. **组成**　瓜蒌 24g,薤白 12g,半夏 9g,白酒(适量)。

2. **功效**　通阳散结,行气祛痰。

3. **主治**　胸痹,胸阳不振、痰气互结证。胸部闷痛,甚至胸痛彻背,咳唾喘息,短气,舌苔白腻,脉沉弦或紧。

4. **用法**　三味同煮,取二升,分温再服。现代用法:水煎服,每日 2 次。

5. **方解**　该方以瓜蒌为君,甘寒入肺,长于涤痰散结,理气宽胸。薤白辛温,通阳散结,行气止痛,用为臣药。二药相配,化上焦痰浊,散胸中阴寒,宣胸中气机,为治胸痹要药。半夏辛温入肺胃,化痰散结,降逆和胃再佐以辛散温通之白酒,行气活血,以增行气通阳之力。全方虽然药仅四味,但是配伍精当,共奏通阳散结、行气祛痰之功。行气祛痰与温通胸阳并用,药简力专。

【评述】瓜蒌薤白半夏汤是刘老临证治疗胸痹之常用方剂,也是治疗胸阳不振、气滞痰阻之胸痹的基础方。主要是以胸中闷痛、喘息短气、舌苔白腻、脉弦紧为辨证要点。刘老嘱临证之时应当与瓜蒌薤白白酒汤和枳实薤白桂枝汤加以鉴别。三方均以瓜蒌配伍薤白为基础,皆具有通阳散结、行气祛痰之功,主要治疗胸阳不振、痰阻气滞之胸痹。但是瓜蒌薤白白酒汤药力较小,是通阳散结、行气祛痰之基础方,临证之时主要用于治疗胸痹而痰浊较轻者;瓜蒌薤白半夏汤中配伍半夏,祛痰散结之力较大,主要适用于胸痹而痰浊较甚者;枳实薤白桂枝汤伍以枳实、厚朴及桂枝,其通阳散结之力较大,主要用于下气降逆、行气除满,适用于胸痹而气结较甚,以胸满而痛、气从胁下上逆抢心为主症者。正如周扬俊在《金匮玉函经二注》中所述"寒浊之邪,滞于上焦,则阻其上下往来之气,塞其前后阴阳之位,遂令为喘息、为咳唾、为痛、为短气也。阴寒凝泣,阳气不复自舒,故沉迟见于寸口,理自然也。乃小紧数复显于关上者,何耶?邪之所聚,自见小紧,而阴寒所积,正足以遏抑阳气,故反形数。然阳遏则从而通之,栝蒌实最足开结豁痰,得薤白、白酒佐之,既辛散而复下达,则所痹之阳自通矣"。

四七、茯苓杏仁甘草汤

1. **组成** 茯苓 9g,杏仁 9g,甘草 3g。

2. **功效** 宣肺利气化饮。

3. **主治** 饮阻胸痹证。胸痛,胸闷,以闷为主,短气,或似有水饮逆窜胸中,或呕吐痰涎,质地清稀,舌淡、苔滑,脉沉或滑。

4. **用法** 上三味,以水一斗,煮取五升,温服一升,日三服。不瘥,更服。现代用法:水煎服,每日 2 次。

5. **方解** 方中茯苓利水渗湿、健脾宁心,作用于中焦,可健脾化痰逐中焦之水,平上冲之气;杏仁降气止咳平喘,作用于上焦,逐胸中之水,降肺之逆气,又可开胸散结;甘草补脾益气,缓中健脾,使水饮去而肺气利。诸药合用,共奏健脾化痰、益气化饮之功。《沈注金匮要略》"此痹胸中之气也,邪气阻塞胸膈,肺气不得往来流利,则胸中气塞短气。方用杏仁通调肺气,以茯苓渗导饮湿下行,甘草和中,俾邪去则痹开而气不短矣"。

【评述】茯苓杏仁甘草汤出自《金匮要略·胸痹心痛短气病脉证治》"胸痹,胸中气塞,短气,茯苓杏仁甘草汤主之;橘枳姜汤亦主之。"本证为胸痹之轻证,以胸中气塞、短气为特征。刘老常应用茯苓杏仁甘草汤、橘枳姜汤两方于水饮痹阻心脉所致胸痹心痛患者。同时刘老嘱临证应当注意的是,两方使用虽有偏于饮阻和偏于气滞之别,但是饮阻与气滞往往互为因果,故临床上难以截然区分,如茯苓杏仁甘草汤通阳化饮,亦可宣畅气机;橘枳姜汤,方以橘皮和其胃,枳实降其饮,生姜化其饮,合用亦可宣肺化饮。因此,在使用此二方时,可分可合,亦可根据胸痛之病情与瓜蒌、薤白、半夏等配伍运用。

四八、肾 气 丸

1. **组成** 生地黄 24g,山药、山茱萸各 12g,泽泻、茯苓、牡丹皮各 9g,桂枝、附子各 3g。

2. **功效** 补肾助阳,化生肾气。

3. **主治** 肾阳气不足证。腰痛脚软,身半以下常有冷感,少腹拘急,小便不利,或小便反多,入夜尤甚,阳痿早泄,舌淡而胖,脉虚弱,尺部沉细,以及痰饮、水肿、消渴、脚气、转胞等。

4. 用法 上八味,末之,炼蜜和丸梧子大,酒下十五丸,加至二十五丸,日再服。现代用法:蜜丸,每服 6g,每日 2 次,白酒或淡盐汤送下;亦可作汤剂,水煎服。

5. 方解 方用生地黄为君,滋补肾阴,益精填髓。明代医家缪希雍在《本草经疏》中曾有所述"干地黄……乃补肾家之要药,益阴血之上品"。臣以山茱萸,补肝肾,涩精气;山药健脾气,固肾精。二药与地黄相配,补肾填精,谓之"三补"。臣以附子、桂枝,温肾助阳,生发少火,鼓舞肾气。佐以茯苓健脾益肾,泽泻、牡丹皮降相火而制虚阳浮动,且茯苓、泽泻均有渗湿泄浊、通调水道之功。三者配伍,与"三补"相对而言,谓之"三泻",即补中有泻,泻清中之浊以纯清中之清,而益肾精,且补而不滞。诸药相合,非峻补元阳,乃阴中求阳,微微生火,鼓舞肾气,即"少火生气"之意。"肾气丸"原名为"崔氏八味丸"。后世医家多奉此方为平补肾之阳气之方。方中乃以补益肾精肾水之品为主,温补之品,药少量轻,意在以辛热之桂、附化其阴精以益肾气。"肾气丸"中重用"三补三泻",以益精泻浊;少佐温热助阳,以"少火生气"。

【评述】肾气丸为补肾助阳、化生肾气之代表方,也是刘老临证治疗肾气亏虚、肾阳不足疾病的重要方剂。临证主要以腰膝酸软、腰以下冷、小便失常、舌淡而胖、脉沉无力为辨证要点。刘老嘱在临床应用上应当与济生肾气丸和十补丸相鉴别。济生肾气丸与十补丸均系肾气丸加味化裁而成,也是刘老临证治疗的常用方剂。济生肾气丸主要是由肾气丸加车前子、牛膝配伍而成,但是方中的生地黄等"三补""三泻"之品用量锐减,而附子之量倍增,重在温阳利水,适用于阳虚水肿而肾虚不著者;十补丸非但加入鹿茸、五味子,且亦减"三补"之生地黄、山药、山茱萸和"三泻"茯苓、泽泻、牡丹皮之量,而增附子,遂易温补肾气之方而为补肾阳、益精血之剂,适用于肾阳虚损、精血不足之证。就肾气丸的配伍及应用,清末医家张山雷在《小儿药证直诀笺正》中提到"仲师八味,全为肾气不充,不能鼓舞真阳,而小水不利者设法,故以桂、附温煦肾阳,地黄滋养阴液,山茱萸收摄耗散,而即以牡丹皮泄导湿热,茯苓、泽泻渗利膀胱,其用山药者,实脾以堤水也。立方大旨,无一味不从利水着想。方名肾气,所重者在一气字。故桂、附极轻,不过借其和煦,吹嘘肾中真阳,使溺道得以畅遂"。清代医家吴谦在《医宗金鉴·删补名医方论》中也提到"命门之火,乃水中之阳。夫水体本静,而川流不息者,气之动,火之用也,非指有形者言也。然火少则生气，火壮则食气，故火不可亢，亦不可衰，所云火生土者，即肾家之少火游行其间，以息相吹耳。若命门火衰，少火几于熄矣。欲暖脾胃之阳，必先温命门之火，此肾气丸纳桂、附于滋阴剂中十倍之一，意不在补火，而在微微生火，即生肾气也。故不曰温肾，而名肾气，斯知肾以气为主，肾得气而土自生也。且形不足者，温之以气，则脾胃因虚寒而致病者固瘥，即虚火不归其原者，亦纳之而归封蛰之本矣"。

四九、二 陈 汤

1. **组成** 半夏、橘红各 15g，茯苓 9g，炙甘草 4.5g，生姜 7 片，乌梅 1 个。

2. **功效** 燥湿化痰，理气和中。

3. **主治** 湿痰证。咳嗽痰多，色白易咳，恶心呕吐，胸膈痞闷，肢体困重，或头眩心悸，舌苔白滑或腻，脉滑。

4. **用法** 为末，蜜为丸，如梧桐子大。每服 10 丸，酒送下，1 日 3 次。现代用法：水煎服，每日 2 次。

5. **方解** 方中选用半夏为君，辛温而燥，燥湿化痰，降逆和胃，散结消痞，能解痰湿壅盛，为祛湿痰之主药。湿痰既成，阻滞气机，橘红辛苦温燥，理气行滞，燥湿化痰，乃"治痰先治气，气顺则痰消"之意，为臣药。茯苓甘淡，渗湿健脾以杜生痰之源，与半夏配伍，体现了"燥湿渗湿则不生痰"之理；生姜既助半夏降逆，又制半夏之毒；少许乌梅收敛肺气，与半夏相伍，散中有收，使祛痰而不伤正，且有"欲劫之而先聚之"之意，均为佐药。炙甘草调和诸药，为使药。清代医家汪昂在《医方集解·除痰之剂》中曾有所述"陈皮、半夏贵其陈久，则无燥散之患，故名二陈"。燥化之中寓行运之法，重在治脾以消痰。

【评述】二陈汤出自《太平惠民和剂局方》，为治疗湿痰证之基础方。以咳嗽、呕恶，痰多色白易咳，舌苔白腻，脉滑为辨证要点。刘老认为现代社会大部分人群工作压力大，饮食不注意，喜食油腻、膏粱厚味之品，故所生疾病多伴痰湿阻滞，临证应当注意辨别，应对此类体质及兼症之人群，刘老常用二陈汤以化痰湿，祛壅滞。若阴虚燥咳、痰中带血者，不宜应用本方。导痰汤、涤痰汤皆由二陈汤化裁而成，均有燥湿化痰之功用。导痰汤是二陈汤去乌梅，加天南星、枳实而成。半夏与天南星相伍则燥湿化痰之力强，橘红与枳实相合则行气之力增，故祛痰行气之功较二陈汤为著，适宜于痰厥证，或痰饮壅盛所致的胸膈痞塞、咳嗽喘促等症；涤痰汤是导痰汤加石菖蒲、竹茹、人参而成，涤痰开窍、益气扶正之功优,适宜于中风痰迷心窍证。

五〇、半夏泻心汤

1. **组成** 半夏 12g,黄芩、干姜、人参、炙甘草各 9g,黄连 3g,大枣 12 枚。

2. **功效** 和胃降逆,散结消痞。

3. **主治** 主寒热中阻,胃气不和证。心下痞满不痛,或干呕,或呕吐,肠鸣下利,舌苔薄黄而腻,脉弦数者。

4. **用法** 上药咀,每服四钱(12g),用水一盏,生姜七片,乌梅一个,同煎六分,去滓,热服,不拘时候。现代用法:加生姜 7 片,乌梅 1 枚,水煎服,每日 2 次。

5. **方解** 方中半夏和胃降逆、消痞散结为君;干姜温中散寒,黄芩、黄连清泻里热为臣;人参、炙甘草、大枣益气健脾、和中补虚为佐。凡因寒热互结于心下,胃气不和,见证如上所述者,均可用之。本方证为中气受伤,脾胃、下焦功能失调,其症状为心下痞满、干呕、肠鸣下利。本方是由小柴胡汤化裁而成,是在小柴胡汤原方的基础上去柴胡、生姜,而加黄连、干姜。本方中法半夏、干姜辛温除寒,和胃止呕;黄连、黄芩苦寒泄降除热,又能清肠燥湿;人参、大枣、炙甘草补中益气、养胃。因无半表证,故去解表之柴胡、生姜,痞因寒热错杂而成,故加寒热平调之黄连、干姜药物,变和解少阳之剂,而为调和肠胃之方。

【评述】半夏泻心汤为刘老临证治疗痞证以及胃气不和之常用方剂,临证常常遵其原方,并随证加减,广泛应用于中焦寒热错杂、升降失调之诸症。湿热蕴积中焦,呕甚而痞,若兼见中气不虚或舌苔厚腻者,还可去人参、甘草、大枣、干姜,加枳实、生姜以下气消痞止呕。若患者兼见气机结滞者可加枳实、升麻功在开结散滞。若兼见食积者可酌加神曲、焦槟榔,消食化积。此外,患者临床还可症见急慢性胃炎、胃及十二指肠溃疡、慢性肠炎、早期肝硬化、口腔溃疡等属寒热错杂、肠胃不和者。半夏泻心汤既为治疗中气虚弱,寒热错杂,升降失常而致肠胃不和的常用方,又是体现调和寒热,辛开苦降治法的代表方。临床应用应当以心下痞满、呕吐泻痢、苔腻微黄为辨证要点。此外,刘老嘱还应当注意半夏泻心汤与生姜泻心汤、甘草泻心汤、黄连汤的区分,几种泻心汤合理运用,临证方能取得良效。生姜泻心汤即半夏泻心汤减干姜二两,加生姜四两而成。方中重用生姜,取其和胃降逆,宣散水气而消痞满,配合辛开苦降、补益脾胃之品,故能用治水热互结于中焦,脾胃升降失常所致的痞证。甘草泻心汤即半夏泻心汤加重炙甘草用量而成,方中重用炙甘草调中补虚,配合辛开苦降之品,故能用治胃气虚弱,寒热错杂所致的痞证。黄连汤即半夏泻心汤加黄连二两,并以黄芩易桂枝而成,本方证为上热下寒,上热则欲呕,下寒则腹痛,故用黄连清上热,干姜、桂枝温下寒,配合半夏和胃降逆,参、草、枣补虚缓急。全方温清并用,补泻兼施,使寒散热清,上下调和,升降复常,则腹痛呕吐自愈。综上诸方,或一二味之差,或药量有异,虽辛开苦降,寒热并调之旨不变,而其主治却各有侧重。正如吴昆在《医方考》中还曾有所述"伤寒下之早,胸满而不痛者为痞,此方主之。伤寒自表入里……若不治其表,而用承气汤下之,则伤中气,而阴经之邪乘之矣。以既伤之中气而邪乘之,则不能升清降浊,痞塞于中,如天地不变而成否,故曰痞。泻心者,泻心下之邪也。姜、夏之辛,所以散痞气;芩、连之苦,所以泻痞热;已下之后,脾气必虚,人参、甘草、大枣所以补脾之虚"。

五一、甘草泻心汤

1. **组成**　炙甘草 12g,黄芩 9g,半夏 12g,大枣 12 枚,黄连 3g,干姜 9g,人参 9g。

2. **功用**　补虚和中,泄热消痞。

3. **主治**　中虚湿热痞利重症。心下痞硬,但以满为主,下利日数十行,腹中雷鸣,干呕,少气,心烦不得安。

4. **用法**　上七味,以水一斗,煮取六升,去滓,再煎取三升。温服一升,一日 3 次。现代用法:水煎服,每日 2 次。

5. **方解**　方中甘草以补中益脾胃,使脾胃之气复职,既生化气血,又主持其功能。黄连、黄芩清热燥湿,使脾胃不为湿热所肆虐。半夏、干姜以宣畅中焦气机,使湿热之邪无内居之机。人参、大枣以补中益气,与甘草相用,以治病扶正祛邪,正气得复,不为邪虐,则诸症罢,诸药相合,以达苦寒泻邪而不峻,辛温温通而不散正气,甘药补而有序以和中固本。

【评述】甘草泻心汤最早见于《伤寒杂病论》。在《伤寒论》中用于治疗因误治后,脾胃虚弱,表邪内陷中焦,导致寒热错杂,中焦升降失常,出现频繁下利,肠鸣,心下胀满痞硬、干呕心烦等。《金匮要略》则用于治疗脾胃湿热久蕴,虫毒为患的狐惑病。刘老常应用本方治疗消化系统、心律失常、冠心病、口腔溃疡等疾病,对于妇科疾病、湿疹也有一定的疗效。在临床上,遇到寒热错

259

杂之症,较为难治,清上热要用苦寒药,苦寒伤胃;温下焦要用热药,又易生火。胃中有热,肠中有寒,此时应首选甘草泻心汤。刘老认为甘草泻心汤是治疗脾胃之方,但又不能拘泥于此,有此证皆可用之。甘草泻心以辛开苦降除其根,上热下寒为病本。

五二、龙胆泻肝汤

1. **组成**　龙胆草 6g,黄芩 9g,栀子 9g,泽泻 12g,木通 9g,车前子 9g,当归 8g,生地黄 20g,柴胡 10g,生甘草 6g。

2. **功用**　清泻肝胆实火,清利肝经湿热。

3. **主治**　①肝胆实火上炎证。头痛目赤,胁痛,口苦,耳聋,耳肿,舌红苔黄,脉弦细有力。②肝经湿热下注证。阴肿,阴痒,筋痿,阴汗,小便淋浊,或妇女带下黄臭等,舌红苔黄腻,脉弦数有力。

4. **用法**　现代用法:水煎服,每日 2 次。亦可制成丸剂,每服 6~9g,每日 2 次,温开水送下。

5. **方解**　方中龙胆草大苦大寒,既能清利肝胆实火,又能清利肝经湿热,故为君药。黄芩、栀子苦寒泻火,燥湿清热,共为臣药。泽泻、木通、车前子渗湿泄热,导热下行;实火所伤,损伤阴血,当归、生地黄养血滋阴,邪去而不伤阴血;共为佐药。柴胡舒畅肝经之气,引诸药归肝经;甘草调和诸药,共为佐使药。

【评述】龙胆泻肝汤出自《太平惠民和剂局方》,该方泻中有补,利中有滋,降中寓升,祛邪不伤正,泻火不伤胃。但遇肝胆实火热盛,可去木通、车前子,加黄连泻火;若湿盛热轻者,去黄芩、生地黄,加滑石、薏苡仁以增强利湿之功;阴囊囊肿,红热甚者,加连翘、黄芩、大黄以泻火解毒。此外,刘老提醒注意方中药多苦寒,易伤脾胃,故对脾胃虚寒和阴虚阳亢之证皆非所宜。

五三、天麻钩藤饮

1. **组成**　天麻 9g,钩藤 12g(后下),石决明 18g(先煎),栀子、黄芩各 9g,川牛膝 12g,杜仲、益母草、桑寄生、夜交藤、茯神各 9g。

2. **功用**　平肝息风,清热活血,补益肝肾。

3. **主治**　肝阳偏亢,肝风上扰证。症见头痛,眩晕,失眠,震颤,或口苦面红,舌红苔黄,脉弦或数。

4. **用法**　水煎服,每日2次。

5. **方解**　方中天麻平肝息风止眩;钩藤清肝息风定眩,共为君药。石决明长于平肝潜阳,清热明目,助君平肝息风;川牛膝活血利水,引血下行,直折亢阳,共为臣药。益母草活血利水,与牛膝配伍以平降肝阳;栀子、黄芩清肝降火,以折其亢阳;杜仲、桑寄生补益肝肾,以治其本;夜交藤、茯神宁心安神,为佐药。诸药合用,标本兼顾,以平肝息风治标为主,兼以补益肝肾,清热安神。

【评述】本方出自《中医内科杂病症治新义》。刘老常言天麻钩藤饮乃治疗肝阳偏亢、肝风上扰的常用方。头痛、眩晕、失眠、舌红苔黄、脉弦为辨证要点,首选天麻钩藤饮,此乃平肝降逆之剂。以天麻、钩藤、石决明平肝祛风降逆为主,辅以清降之栀子、黄芩,活血之牛膝,滋补肝肾之桑寄生、杜仲等,滋肾以平肝之逆;并辅以夜交藤、朱茯神以镇静安神,缓其失眠,故为用于肝厥头痛、眩晕、失眠之良剂。此外,刘老又言此方诞生于20世纪50年代,学术主力中西医汇通,为高血压头痛而设。故若以高血压而论,本方所用之黄芩、杜仲、益母草、桑寄生等,均经研究有降低血压之作用,故有镇静安神、降压缓痛之功。眩晕头痛剧者,可酌加羚羊角、龙骨、牡蛎等,以增强平肝潜阳息风之力;若肝火盛,口苦面赤,心烦易怒,加龙胆草、夏枯草,以加强清肝泻火之功;脉弦而细者,宜加生地黄、枸杞子、何首乌以滋补肝肾。

五四、半夏白术天麻汤

1. **组成**　半夏4.5g,天麻、茯苓、橘红各3g,白术9g,甘草1.5g,生姜3g,大枣6g。

2. **功用**　化痰息风,健脾祛湿。

3. **主治**　风痰上扰证。眩晕,头痛,胸膈痞闷,恶心呕吐,舌苔白腻,脉弦滑。

4. **用法**　水煎服,每日2次。

5. **方解**　方中以半夏、天麻为君药,其中半夏燥湿化痰,降逆止呕;天麻平肝息风而止头眩,两药合用,为治风痰眩晕头痛要药。白术、茯苓健脾祛湿,以治生痰之源,共为臣药。橘红气化痰,使气顺痰消,为佐药。甘草调和诸药,为使药。煎加姜枣,以和中健脾。诸药合用,能使风息痰消,眩晕自愈。

【评述】该方出自清·程钟龄《医学心悟》。"无痰不作眩",风痰上扰,肝风内动,故眩晕头痛,眩晕甚者,自觉天旋地转;痰阻气机,浊阴上逆,故胸闷呕恶;舌苔白腻,脉弦滑,均为风痰之象。脾湿生痰,为病之本;肝风内动,风痰上扰,为病之标。刘老认为本方证重点是痰与风,脾虚生湿,湿聚成痰,引动肝风,风痰上扰所致。故以化痰息风治标为主,健脾祛湿治本为辅。故以半夏、天麻两味为君药。以白术、茯苓为臣,健脾祛湿,能治生痰之源。佐以橘红理气化痰,俾气顺则痰消。使以甘草和中调药;煎加姜、枣调和脾胃,生姜兼制半夏之毒。若眩晕较甚者,可加僵蚕、胆南星等以加强化痰息风之力;头痛甚者,加蔓荆子、白蒺藜等以祛风止痛;呕吐甚者,可加代赭石、旋覆花以镇逆止呕;兼气虚者,可加党参、生黄芪以益气;湿痰偏盛,舌苔白滑者,可加泽泻、桂枝以渗湿化饮。

五五、吴 茱 萸 汤

1. **组成** 吴茱萸 9g,生姜 18g,人参 9g,大枣 12 枚。

2. **功用** 温中补虚,降逆止呕。

3. **主治** 肝胃虚寒、浊阴上逆证。食后泛泛欲吐,或呕吐酸水,或干呕,或吐清涎冷沫,胸满脘痛,颠顶头痛,畏寒肢冷,甚则伴手足逆冷,大便泄泻,烦躁不宁,舌淡,苔白滑,脉沉弦或迟。

4. **用法** 上四味,以水七升,煮取二升,去滓。温服七合,日三服。现代用法:水煎服,每日 2 次。

5. **方解** 方中吴茱萸味辛苦而性热,既能温胃暖肝祛寒,又能和胃降逆止呕,为君药。生姜温胃散寒,降逆止呕,为臣药;人参益气健脾,为佐药;大枣甘平,合人参益脾气,为使药。

【评述】吴茱萸汤出自《伤寒论》。刘老认为本方证治是由肝胃虚寒,浊阴上逆所致。本方原治三种证候,一为阳明寒呕,二为厥阴头痛,三为少阴吐利。其证虽有阳明、厥阴、少阴之别,但其见症均有呕吐,均与中虚寒气上逆有关。治宜温中补虚,降逆止呕。该方是治疗肝胃虚寒的方剂,由吴茱萸、大枣、人参、生姜四味药构成。有温中补虚、降逆止呕的作用,可以治疗肝胃虚寒、浊阴上逆,表现为呕吐酸水、干呕、吐清涎冷沫、胸满脘痛、畏寒肢凉、手足逆冷、大便泄泻、烦躁不安等。若因热呕吐、阴虚呕吐或肝阳上亢之头痛应禁用此方。

五六、四 物 汤

1. **组成** 白芍 9g,当归 9g,熟地黄 9g,川芎 9g。

2. **功用** 补血和血,调经化瘀。

3. **主治** 冲任虚损,月经不调,脐腹疼痛,崩中漏下,血瘕块硬,时发疼痛;妊娠将理失宜,胎动不安,腹痛血下;及产后恶露不下,结生瘕聚,少腹坚痛,时作寒热;跌打损伤,腹内积有瘀血。

4. **用法** 水煎热服,每日 2 次。

5. **方解** 方中当归补血养肝,和血调经为君;熟地黄滋阴补血为臣;白芍药养血柔肝和营为佐;川芎活血行气,畅通气血为使。四味合用,补而不滞,滋而不腻,养血活血,可使宫血调和。

【评述】四物汤最早记载于唐朝的蔺道人著的《仙授理伤续断秘方》,应用较为广泛的药方则是取自《太平惠民和剂局方》的记载。本方是从《金匮要略》胶艾汤化裁而来,为补血调经的基础方剂。张秉成《成方便读》曰"一切补血诸方,又当从此四物而化也"。王子接《绛雪园古方选注》曰"四物汤,物,类也,四者相类而仍各具一性,各建一功,并行不悖,芎、归入少阳主升,芍、地入厥阴主降,芎䓖郁者达之,当归虚者补之,芍药实者泻之,地黄急者缓之"。本方皆补血入肝之品,共四味相类药物配伍,故名"四物汤"。刘老认为本方以甘温味厚的熟地黄为主,滋阴养血。配伍当归补血养肝,和血调经;白芍养血和营以增强补血之力;川芎活血行气,调畅气血。综合全方,补血而不滞血,和血而不伤血,因此,血虚者可用之以补血,血瘀者可用之以活血,是既能补血养血,又能活血调经的常用方剂。

五七、地 黄 饮 子

1. **组成** 熟地黄 30g,巴戟天 30g,山茱萸 30g,肉苁蓉 30g,附子 30g,石斛 30g,五味子 30g,肉桂 30g,茯苓 30g,麦冬 15g,制远志 15g,石菖蒲 15g,薄荷 5g,生姜 9g,大枣 6g。

2. **功用** 滋肾阴,补肾阳,开窍化痰。

3. **主治** 下元虚衰、痰浊上泛之暗痱证。舌强不能言,足废不能用,口干不欲饮,足冷面赤,脉沉细弱。

4. **用法** 水煎服,每日 2 次。

5. **方解** 方中熟地黄、山茱萸补肾填精;肉苁蓉、巴戟天温壮肾阳,四药合用以治下元虚衰之本,共为君药。附子、肉桂助阳益火,温养下元,摄纳浮阳,引火归原;石斛、麦冬滋阴益胃,补后天以充先天;五味子酸涩收敛,合山茱萸可固肾涩精,伍肉桂能接纳浮阳。五药合用,助君药滋阴温阳补肾,共为臣药。石菖蒲、远志、茯苓开窍化痰,以治痰浊阻窍之标,又可交通心肾,是为佐药。生姜、大枣和中调药,功兼佐使之用。诸药合用,标本兼顾,阴阳并补,上下同治,而以治本治下为主,下元得以补养,虚阳得以摄纳,水火相济,痰化窍开则暗痱可愈。本方原名地黄饮,《黄帝素问宣明论方》在原方基础上加少许薄荷,名"地黄饮子",薄荷疏郁而轻清上行,清利咽喉窍道,对痰阻窍道更为适合。

【评述】地黄饮子,出自《圣济总录》。刘老认为本方配伍特点有三:一是上下兼治,标本并图,尤以治下治本为主;二是补中有敛,开中有合,而成补通开合之剂;三是滋而不腻,温而不燥,乃成平补肾阴肾阳之方。本方证是由下元虚衰,阴阳两亏,虚阳上浮,痰浊随之上泛,堵塞窍道所致。"暗"是指舌强不能言语,"痱"是指足废不能行走。肾藏精主骨,下元虚衰,筋骨失养,故见筋骨痿软无力,甚则足废不能用;足少阴肾脉挟舌本,肾虚则精气不能上承,痰浊随虚阳上泛堵塞窍道,故舌强而不能言;阴虚内热,虚阳上浮,故口干不欲饮,面赤;阳虚失于温煦,故足冷;脉沉细弱是阴阳两虚之象。此类病症常见年老及重病之后,治宜补养下元为主,摄纳浮阳,佐以开窍化痰。

五八、补阳还五汤

1. **组成** 生黄芪 120g,当归尾 6g,赤芍 5g,地龙、川芎、红花、桃仁各 3g。

2. **功用** 补气,活血,通络。

3. **主治** 中风之气虚血瘀证。半身不遂,口眼㖞斜,语言謇涩,口角流涎,小便频数或遗尿失禁,舌暗淡,苔白,脉缓无力。

4. **用法** 水煎服,每日 2 次。

5. **方解** 方中重用生黄芪大补元气为君药,意在使气旺血行,瘀去络通,使祛瘀而不伤正。当归尾长于活血养血,化瘀不伤血,为臣药。与黄芪同用为"当归补血汤",能补气生血,既弥补经脉血瘀而致的血虚不足,又活血通络而不伤正。川芎、赤芍活血和营;桃仁、红花活血化瘀;地龙性善走窜,通经活络,行走全身,以行药力,共为佐药。

【评述】本方出自《医林改错》,本方证为中风后,气虚血瘀,血行不畅,脉络瘀阻所致。由于正气亏虚,不能行血,以致脉络瘀阻,筋脉肌肉失养,故半身不遂,口眼歪斜;气虚血瘀,舌本失养,约束无力,故语言謇涩,口角流涎;气虚不固,膀胱失约,故小便频数,遗尿不禁;苔白,脉缓为气虚之象。可见,本方是以气虚为本,血瘀为标,即王清任提出的"因虚致瘀"理论。治宜补气为主,活血通络为辅。本方的配伍特点,一是大量补气药与少量活血化瘀药同用,体现了益气活血法,使气虚得补,经络得通,补气而不壅滞;二是黄芪用量独重,5倍于方中当归尾、赤芍、地龙、川芎、红花、桃仁等活血化瘀药的总量,使气旺血行,活血而不伤正。

五九、柴胡加龙骨牡蛎汤

1. **组成** 柴胡 12g,半夏 12g,党参 12g,黄芩 6g,茯苓 12g,桂枝 6g,肉桂 6g,龙骨 12g,牡蛎 12g,大黄 6g(后下),生姜 6g,大枣 15g。

2. **功用** 和解清热,镇惊安神。

3. **主治** 伤寒往来寒热,胸胁苦满,烦躁惊狂不安,时有谵语,身重难以转侧,现用于癫痫、神经症、梅尼埃病以及高血压病等见有以胸满烦惊为主症者。

4. **用法** 上十二味,以水八升,煮取四升,内大黄,切如棋子,更煮一两沸,去滓,温服一升。现代用法:水煎服,每日 2 次。

5. **方解** 方中柴胡、桂枝、黄芩和里解外,以治寒热往来、身重;龙骨、牡蛎重镇安神,以治烦躁惊狂;半夏、生姜和胃降逆;大黄泻里热,和胃气;茯苓安心神,利小便;党参、大枣益气养营,扶正祛邪。共成和解清热、镇惊安神之功。

【评述】柴胡加龙骨牡蛎汤出自《伤寒论》"伤寒八九日,下之,胸满烦惊,小便不利,谵语,一身尽重,不可转侧者,柴胡加龙骨牡蛎汤主之"。全方由小柴胡汤原量减半,去甘草,加龙骨、牡蛎、大黄、桂枝、茯苓组成。为和解少阳、通阳泄热、重镇安神之基本方,主要治疗柴胡证误下后少阳之邪未解,热邪内陷,阳气受损,郁遏不达,气机不畅,故胸满未除,反增烦惊等病症。刘老认为疾病的发生多与气有关,少阳枢机不利乃基本病机,临床重视辨证论治,常用柴胡加龙骨牡蛎汤加减治疗脑系疾病,可获满意疗效。

六〇、平 胃 散

1. **组成** 苍术 9g,厚朴 6g,陈皮 9g,炙甘草 3g。

2. **功用** 燥湿运脾,行气和胃。

3. **主治** 湿滞脾胃证。脘腹胀满,不思饮食,口淡无味,恶心呕吐,嗳气吞酸,肢体沉重,怠惰嗜卧,常多自利,舌苔白腻而厚,脉缓。

4. **用法** 上为散。每服二钱,水一中盏,加生姜二片,大枣二枚,同煎至六分,去滓,食前温服。现代用法:共为细末,每服 4~6g,姜枣煎汤送下;或作汤剂,水煎服,用量按原方比例酌减。

5. **方解** 方中以苍术为君药,以其辛香苦温,入中焦能燥湿健脾,使湿去则脾运有权,脾健则湿邪得化。湿邪阻碍气机,且气行则湿化,故方中臣以厚朴,本品芳化苦燥,长于行气除满,且可化湿。与苍术相伍,行气以除湿,燥湿以运脾,使滞气得行,湿浊得去。陈皮为佐,理气和胃,燥湿醒脾,以助苍术、厚朴之力。使以甘草,调和诸药,且能益气健脾和中。煎加姜、枣,以生姜温散水湿且能和胃降逆,大枣补脾益气以襄助甘草培土制水之功,姜、枣相合尚能调和脾胃。

【**评述**】该方出自《太平惠民和剂局方》。本方为治疗湿滞脾胃证之基础方。刘老认为临床应用以脘腹胀满、舌苔厚腻为辨证要点。证属湿热者,可加黄连、黄芩以清热燥湿;属寒湿者,加干姜、草豆蔻以温化寒湿;湿盛泄泻者,加茯苓、泽泻以利湿止泻。

六一、旋覆代赭汤

1. **组成** 旋覆花、半夏、炙甘草各 9g,人参、代赭石各 6g,生姜 15g,大枣 4 枚。

2. **功用** 降逆化痰,益气和胃。

3. **主治** 胃虚痰阻气逆证。胃脘痞闷或胀满,按之不痛,频频嗳气,或见纳差、呃逆、恶心,甚或呕吐,舌苔白腻,脉缓或滑。

4. **用法** 以水一斗,煮取六升,去滓再煎,取三升,温服一升,日三服。现代用法:水煎服,每日 2 次。

5. **方解** 旋覆代赭汤以旋覆花下气消痰、降逆止呃为君药,代赭石质重而沉降,善镇冲逆,但味苦气寒,故用量稍小为臣药;两药配合,一苦一辛,一通一降,寒温并用,镇逆行水,消痰通脉,为理气降逆的良药。半夏辛温,燥湿化痰,生姜辛温而散,涤痰而消心下痞硬;人参、甘草益气补中以疗胃虚,甘草、大枣又能调和诸药,共为佐药。

【评述】旋覆代赭汤为胃虚痰阻气逆的常用方,出自汉代张仲景名著《伤寒论》,首见于《辨太阳病脉证并治》第161条"伤寒发汗,若吐若下,解后心下痞硬,噫气不除者,旋覆代赭汤主之"。刘老强调生姜于本方用量独重,寓意有三:一为和胃降逆以增止呕之效,二为宣散水气以助祛痰之功,三可制约代赭石的寒凉之性,使其镇降气逆而不伐胃。且注意服药时以少量频服为佳,可预防服后吐出。若顽固性呕吐,服药入口即吐者,可用灶心黄土或芦根先煎取汁,以药汁煎其他药。

六二、归 脾 汤

1. **组成** 白术9g,当归9g,茯苓9g,炙黄芪9g,龙眼肉9g,制远志9g,炒酸枣仁9g,木香6g,炙甘草6g,人参12g,生姜3g,大枣6g。

2. **功用** 益气补血,健脾养心。

3. **主治** ①心脾气血两虚证。心悸怔忡,健忘失眠,盗汗,体倦食少,面色萎黄,舌淡,苔薄白,脉细弱。②脾不统血证。便血,皮下紫癜,妇女崩漏,月经超前,量多色淡,或淋漓不止,舌淡,脉细弱。

4. **用法** 水煎服,每日2次。

5. **方解** 方中黄芪甘温,益气补脾,龙眼肉甘平,既补脾气,又养心血以安神,为君药。人参、白术补脾益气,助黄芪益气生血;当归补血养心,助龙眼肉养血安神,为臣药。茯苓、酸枣仁、远志宁心安神;木香辛香而散,理气醒脾,与大量益气健脾药配伍,补而不滞,滋而不腻,为佐药。炙甘草补气调中,为佐使药。用法中姜、枣调和脾胃,以资化源。全方共奏益气补血,健脾养心之功,为治疗思虑过度,劳伤心脾,气血两虚之良方。

【评述】刘老认为该方配伍特点有三:一是心脾同治,重点在脾,使脾旺则气血生化有源,方名归脾,意在于此;二是气血并补,但重在补气,意即气为血之帅,气旺则血自生,血足则心有所养;三是补气养血药中佐以木香理气醒脾,补而不滞。宋朝严用和《济生方》,但方中无当归、远志,至明·薛己补此二味,使养血宁神之效尤彰。本方的适应范围,亦随着后世医家的临床实践,不断有所扩充,原治思虑过度、劳伤心脾之健忘、怔忡。元·危亦林在《世医得效方》中增加治疗脾不统血之吐血、下血。明·薛己《内科摘要》增补了治疗惊悸、盗汗、嗜卧少食、月经不调、赤白带下等症。

六三、五 苓 散

1. **组成**　猪苓、茯苓、白术各9g,泽泻15g,桂枝6g。
2. **功用**　利水渗湿,温阳化气。
3. **主治**　膀胱气化不利之蓄水证。小便不利,头痛微热,烦渴欲饮,甚则水入即吐;或脐下动悸,吐涎沫而头目眩晕;或短气而咳;或水肿、泄泻。舌苔白,脉浮或浮数。
4. **用法**　捣为散,以白饮和服方寸匕,日三服,多饮暖水,汗出愈,如法将息。现代用法:散剂,每服6~10g;汤剂,水煎服,多饮热水,取微汗,用量按原方比例酌定。
5. **方解**　方中重用泽泻为君,以其甘淡,直达肾与膀胱,利水渗湿。臣以茯苓、猪苓之淡渗,增强其利水渗湿之力。白术、茯苓相须,佐以白术健脾以运化水湿。《素问·灵兰秘典论》谓"膀胱者,州都之官,津液藏焉,气化则能出矣",膀胱的气化有赖于阳气的蒸腾,故方中又佐以桂枝温阳化气以助利水,解表散邪以祛表邪,《伤寒论》示人服后当饮暖水,以助发汗,使表邪从汗而解。

【评述】五苓散出自《伤寒论》"太阳病,发汗后,大汗出,胃中干,烦躁不得眠,欲得饮水者,少少与饮之,令胃气和则愈。若脉浮、小便不利、微热消渴者,五苓散主之。""中风发热,六七日不解而烦,有表里证,渴欲饮水,水入则吐者,名曰水逆,五苓散主之"。本方为利水化气之剂。临床应用以小便不利、舌苔白、脉浮为辨证要点。诸药相伍,甘淡渗利为主,佐以温阳化气,使水湿之邪从小便而去。临床可以用于治疗阳气不足、膀胱气化不利、水湿内停所导致的水肿、痰饮以及脾胃湿困、清气不升、浊气不降所导致的呕吐、泄泻、身重、体倦等。

六四、猪 苓 汤

1. **组成**　猪苓9g,茯苓9,泽泻9g,滑石9g,阿胶9g。
2. **功用**　利水清热养阴。

3. 主治 主治水热互结,邪热伤阴证。小便不利,发热,口渴欲饮,或见心烦不寐,或兼有咳嗽、呕恶、下利,舌苔白,脉濡。

4. 用法 水煎服,每日 2 次。

5. 方解 方中以猪苓、茯苓渗湿利水,滑石、泽泻通利小便,泄热于下,两者相配,分消水气,疏泄热邪,使水热不致互结;更佐以阿胶滋阴,滋养内亏之阴液。诸药合用,利水而不伤阴,滋阴而不恋邪,使水气去,邪热清,阴液复而诸症自除。若内热盛,阴津大亏者忌用。

【评述】伤寒之邪传入于里,化而为热,与水相搏,遂成水热互结,热伤阴津之证。水热互结,气化不利,热灼阴津,津不上承,故小便不利、发热、口渴欲饮;阴虚生热,内扰心神,则心烦不寐;水气上逆于肺则为咳嗽,流于胃脘则为呕恶,注于大肠则为下利;舌红苔白或微黄、脉细数为里热阴虚之征。治宜利水清热养阴,故选猪苓汤。刘老认为本方与五苓散,皆可治小便不利、心烦、口渴、发热。其中口渴、小便不利,属水饮停留所致。而发热一症,五苓散证属表邪未净,猪苓汤证属阴虚发热。二证舌象亦明显有别,五苓散证,因水湿较盛,舌淡润滑,苔白而腻;猪苓汤证因津伤液亏,水热互结,故舌质红,苔薄黄腻。

六五、茵陈蒿汤(茵陈五苓散)

1. 组成 茵陈 18g,栀子 12g,大黄 6g。

2. 功用 清热,利湿,退黄。

3. 主治 湿热黄疸。一身面目俱黄,黄色鲜明,发热,无汗或但头汗出,口渴欲饮,恶心呕吐,腹微满,小便短赤,大便不爽或秘结,舌红苔黄腻,脉沉数或滑数有力。

4. 用法 上三味,以水一斗二升,先煮茵陈,减六升,内二味,煮取三升,去滓,分三服。现代用法:水煎服,每日 2 次。

5. 方解 方中重用茵陈为君药,本品苦泄下降,善能清热利湿,为治黄疸要药。臣以栀子清热降火,通利三焦,助茵陈引湿热从小便而去。佐以大黄泻热逐瘀,通利大便,导瘀热从大便而下。三药合用,利湿与泻热并进,通利二便,前后分消,湿邪得除,瘀热得去,黄疸自退。

【评述】茵陈蒿汤为张仲景治疗湿热黄疸的代表方,目前多以此方治疗湿热所致黄疸,通过清热利湿,黄疸等症可以迅速祛除。刘老研读《伤寒杂病论》认为黄疸只是湿热证的表现之一,湿热内蕴,脾胃升降失调,肝胆疏泄不利是其病机的关键,但湿热尚可导致其他内科杂证。临床应用此方应不拘于黄疸病,抓住湿热内蕴的病机即可。

六六、八 正 散

1. **组成**　木通9g,瞿麦9g,萹蓄9g,车前子12g,滑石15g,栀子9g,大黄9g,甘草6g。

2. **功用**　清热泻火,利水通淋。

3. **主治**　湿热淋证。尿频尿急,溺时涩痛,淋漓不畅,尿色浑赤,甚则癃闭不通,小腹急满,口燥咽干,舌苔黄腻,脉滑数。

4. **用法**　上为散,每服二钱,水一盏,入灯心,煎至七分,去滓,温服,食后临卧。小儿量力少少与之。现代用法:散剂,每服6~10g,灯心煎汤送服;汤剂,加灯心,水煎服,用量根据病情酌定。

5. **方解**　方中木通、瞿麦、萹蓄、车前子、滑石均为清热除湿、利尿通淋药,为主药;配栀子清利三焦湿热,大黄泄热降火,导热下行,增强了泻火解毒功效,是辅药;灯心清心利水,甘草调和诸药,缓急止痛,为辅佐药,诸药合用,具有清热泻火,利尿通淋之作用。

【评述】该方出自《太平惠民和剂局方》。本方为治疗热淋的常用方,其证因湿热下注膀胱所致。湿热下注蕴于膀胱,水道不利,故尿频尿急、溺时涩痛、淋漓不畅,甚则癃闭不通;湿热蕴蒸,故尿色浑赤;湿热郁遏,气机不畅,则少腹急满;津液不布,则口燥咽干。治宜清热利水通淋。本方集大队寒凉降泄之品,泻火与利湿合法,利尿与通腑并行,诸药合用,既可直入膀胱清利而除邪,又兼通利大肠导浊以分消,务使湿热之邪尽从二便而去,共成清热泻火、利水通淋之剂。

六七、参苓白术散

1. **组成**　白扁豆6g,白术6g,茯苓6g,甘草6g,桔梗6g,莲子肉6g,人参6g,砂仁6g,山药6g,薏苡仁6g。

2. **功用**　益气健脾,渗湿止泻。

3. **主治**　脾虚湿盛证。饮食不化,胸脘痞闷,肠鸣泄泻,四肢乏力,形体消瘦,面色萎黄,舌淡苔白腻,脉虚缓。

4. **用法** 上为细末。每服二钱,枣汤调下。小儿量岁数加减服之。现代用法:水煎服,用量按原方比例酌减。

5. **方解** 方中人参、白术、茯苓益气健脾渗湿为君。配伍山药、莲子肉助君药以健脾益气,兼能止泻;并用白扁豆、薏苡仁助白术、茯苓以健脾渗湿,均为臣药。更用砂仁醒脾和胃,行气化滞,是为佐药。桔梗宣肺利气,通调水道,又能载药上行,培土生金;甘草健脾和中,调和诸药,共为佐使。综观全方,补中气,渗湿浊,行气滞,使脾气健运,湿邪得去,则诸症自除。

【评述】本方是在四君子汤基础上加山药、莲子肉、白扁豆、薏苡仁、砂仁、桔梗而成。两方均有益气健脾之功,但四君子汤以补气为主,为治脾胃气虚的基础方;参苓白术散兼有渗湿行气作用,并有保肺之效,是治疗脾虚湿盛证及体现"培土生金"治法的常用方剂。刘老常言《古今医鉴》所载参苓白术散,较本方多陈皮一味,适用于脾胃气虚兼有湿阻气滞者。

六八、防己黄芪汤

1. **组成** 防己 12g,黄芪 15g,甘草 6g(炒),白术 9g。

2. **功用** 益气祛风,健脾利水。

3. **主治** 表虚不固之风水或风湿证。汗出恶风,身重微肿,或肢节疼痛,小便不利,舌淡苔白,脉浮。

4. **用法** 上锉麻豆大,每抄五钱匕,生姜四片,大枣一枚,水盏半,煎八分,去滓温服,良久再服,服后当如虫行皮中,腰以下如冰,后坐被中,又以一被绕腰以下,温令微汗,瘥。现代用法:作汤剂,加生姜、大枣,水煎服,用量按原方比例酌定。

5. **方解** 方中防己祛风行水;黄芪益气固表,且能行水消肿。两药合用,祛风而不伤表,固表而不留邪,共为君药。白术为臣药,补气健脾祛湿,与防己相配则增祛湿行水之力,与黄芪相伍增益气固表之功。甘草培土和中,调和药性,为使药。煎加姜枣为佐,调和营卫。诸药合用,使肌表得固,脾气得健,风邪得除,水湿得运,则风水、风湿之证自愈。

【评述】刘老认为诸药相伍,祛风与除湿健脾并用,扶正与祛邪兼顾,使风湿俱去,诸症自除。若兼喘者,加麻黄以宣肺平喘;腹痛肝脾不和者,加芍药以柔肝理脾;冲气上逆者,加桂枝以平冲降逆;水湿偏盛,腰膝肿者,加茯苓、泽泻以利水退肿。

六九、无比山药丸

1. **组成**　山茱萸 15g，泽泻 20g，熟地黄 20g，茯苓 15g，巴戟天 10g，牛膝 15g，赤石脂 10g，山药 25g，杜仲 15g，菟丝子 20g，肉苁蓉 15g，五味子 18g。

2. **功用**　健脾补肾。

3. **主治**　用于治疗虚劳，梦遗滑精，腰痛，头晕乏力，心悸气促，耳鸣眼花和劳淋等病。

4. **用法**　上药为末，炼蜜为丸。每服 6~9g，日服 2~3 次，温水开送服。现代用法：水煎服，每日 2 次。

5. **方解**　方用山药益肾健脾，辅以地黄、五味子、山茱萸培补真阴，肉苁蓉、菟丝子、杜仲、巴戟天温补肾虚，更以赤石脂涩精止遗；茯苓、泽泻泄肾浊，化水湿，阴阳并补，补中有运，补而不结，为其配伍特点。

【评述】刘老认为本方适用于脾肾双亏，气血不足，寒湿内蕴，治疗须培补脾肾。本方是以都气丸(六味地黄加五味子)重用五味子，减去牡丹皮加减而成。临床应用以头目眩晕、冷痹骨疼、耳鸣腰痛，舌苔淡、脉虚微，为其辨证要点。刘老常用于小便淋漓不尽，遇劳即发，证属劳淋患者。

七○、血府逐瘀汤

1. **组成**　桃仁 12g，红花、当归、生地黄、牛膝各 9g，川芎、桔梗各 4.5g，赤芍、枳壳、甘草各 6g，柴胡 3g。

2. **功用**　活血化瘀，行气止痛。

3. **主治**　胸中血瘀证。胸痛，头痛，日久不愈，痛如针刺而有定处，或呃逆日久不止，或饮水即呛，干呕，或内热瞀闷，或心悸怔忡，失眠多梦，急躁易怒，入暮潮热，唇暗或两目暗黑，舌质暗红，或舌有瘀斑、瘀点，脉涩或弦紧。

4. **用法**　水煎服，每日 2 次。

5. **方解**　方中以桃仁、红花、赤芍、川芎为君，活血化瘀，畅通血脉。气为血帅，故用桔梗、柴胡、枳壳、牛膝为臣，理气行滞，其中桔梗开胸膈，宣肺气，以行上焦气滞；柴胡、枳壳疏肝理气，以畅中焦气滞；牛膝导瘀下行，以通下焦气滞。生地黄、当归为佐，养血和血，俾活血而不伤血；甘草为使，调和诸药，防止他药伤胃,诸药相配,共奏活血化瘀、理气行滞、调畅气血之功。

【评述】血府逐瘀汤出自清代著名中医大家王清任《医林改错》。《内经》曰:"血气不和,百病乃变化而生。"王清任亦谓:"治病之要诀,在明白气血。"余以为六淫七情致病,所伤者无非气血,初病在经主气,久病入络主血,故凡久病不愈的疑难杂症,总宜以"疏其血气,令其调达,而致和平"为治疗大法。血府逐瘀汤既能活血,又可理气,用治多种疑难病症,随证加减,每获良效。该方配伍,一为活血与行气相伍,既行血分瘀滞,又解气分郁结;二是祛瘀与养血同施,则活血而无耗血之虑,行气又无伤阴之弊;三为升降兼顾,既能升达清阳,又可降泄下行,使气血和调。如阳虚而瘀者,加党参、黄芪,甚则加肉桂、附子;阴虚而瘀者重用生地黄,加龟板、麦冬;寒凝血瘀者去生地黄,加桂枝、附子;因热煎熬成瘀者去川芎,加黄连、牡丹皮;兼有痰浊者,加半夏、陈皮;湿阻者,去生地黄,加苍白术、厚朴;气滞甚者加檀香或降香;出血者,加生蒲黄、三七;腹泻者去生地黄、桃仁,加木香、焦楂曲等。

七一、通窍活血汤

1. **组成** 赤芍 3g,川芎 3g,桃仁 9g(研泥),红枣 7 个(去核),红花 9g,老葱 3 根(切碎),鲜姜 9g(切碎),麝香 0.15 克(绢包)。

2. **功用** 活血化瘀,通窍活络。

3. **主治** 偏头痛,日久不愈,头面瘀血,头发脱落,眼疼白珠红,酒渣鼻,久聋,紫白癜风,牙疳,妇女干血痨,小儿疳证等。

4. **用法** 用黄酒 250ml,将前七味煎至 150ml,去滓,将麝香入酒内,再煎二沸,临卧服。现代用法:黄酒煎服,每日 2 次。

5. **方解** 方中麝香,辛香走窜,通窍开闭,活络散瘀,能引诸药透达十二经,使全身气血畅通,瘀血无安身之所,为君药。桃仁、红花两药相伍,活血散瘀,配麝香驱散周身瘀滞。赤芍、川芎行血活血,葱、姜通阳,麝香开窍,黄酒通络,佐以大枣缓和芳香辛窜药物之性。

【评述】刘老强调方内黄酒,宁可多 60ml,不可少,煎至 150ml,酒亦无味,虽不能饮酒之人亦可服。方内麝香最要紧,必买上好的方妥,因方中麝香味辛性温,功专开窍通闭,解毒活血,为主药;与姜、葱、黄酒配伍更能通络开窍,通利气血运行的道路,从而使赤芍、川芎、桃仁、红花更能发挥其活血通络的作用。

七二、独活寄生汤

1. **组成**　独活 9g,桑寄生、杜仲、牛膝、细辛、秦艽、茯苓、肉桂、防风、川芎、人参、甘草、当归、芍药、地黄各 6g。

2. **功用**　祛风湿,止痹痛,益肝肾,补气血。

3. **主治**　痹证日久,肝肾两虚,气血不足证。腰膝疼痛、痿软,肢节屈伸不利,或麻木不仁,畏寒喜温,心悸气短,舌淡苔白,脉细弱。

4. **用法**　以水一斗,煮取三升,分三服,温身勿冷也。现代用法:水煎服,每日 2 次。

5. **方解**　方中独活、秦艽、防风、细辛祛风除湿,散寒止痛;杜仲、牛膝、桑寄生补肝肾,强筋骨,祛风湿;当归、地黄、芍药、川芎养血和血;人参、茯苓、甘草补气健脾;桂心温通血脉。诸药合用,共奏祛风湿、止痹痛、补肝肾、益气血之功。

【评述】独活寄生汤载于《备急千金要方》,为唐代名医孙思邈所创。刘老认为本方为治疗久痹而肝肾两虚、气血不足之常用方。其证乃因感受风寒湿邪而患痹证,日久不愈,累及肝肾,耗伤气血所致。风寒湿邪客于肢体关节,气血运行不畅,故见腰膝疼痛,久则肢节屈伸不利,或麻木不仁,正如《素问·痹论》所言"痹在于骨则重……在于肉则不仁"。肾主骨,肝主筋,邪客筋骨,日久必致损伤肝肾,耗伤气血。又腰为肾之府,膝为筋之府,肝肾不足,则见腰膝痿软;气血耗伤,心失所养,故心悸气短。《素问·逆调论》云:"荣气虚则不仁,卫气虚则不用,荣卫俱虚则不仁且不用。"其证属正虚邪实,治宜扶正与祛邪兼顾,既应祛散风寒湿邪,又当补益肝肾气血。

七三、当归拈痛汤

1. **组成**　白术 6g,人参 6g,苦参 6g,升麻 6g,葛根 6g,苍术 6g,防风 9g,知母 9g,泽泻 9g,黄芩 9g,猪苓 9g,当归 9g,甘草 15g,茵陈 15g,羌活 15g。

2. **功用**　利湿清热,疏风止痛。

3. **主治**　风湿热痹证。肢节烦痛,肩背沉重,或遍身疼痛,或脚气肿痛,脚膝生疮,苔白腻微黄,脉弦数或濡数等。

4. **用法**　水煎服,每日 2 次。

5. **方解** 方中以羌活、茵陈为君药,其中羌活辛散祛风,苦燥胜湿,止周身痹痛;茵陈清热利湿而通利关节。臣以猪苓、泽泻利水渗湿;黄芩、苦参清热燥湿,共助祛湿清热之力;防风、升麻、葛根解表疏风,升发脾胃清阳以化湿,以资疏风除湿之功。佐以白术、苍术健脾燥湿,使湿邪得以运化;人参、当归益气养血,扶正祛邪,且可使诸药燥利而不伤气血;知母清热润燥,兼能使辛散而不耗阴津。使以甘草,调和药性,而益脾胃。综合全方,具有利湿清热、疏风散邪、表里分消之效。适用于风湿热痹以及脚气、疮疡等,证属湿重热轻者。

【评述】刘老常选用该方合吴鞠通宣痹汤,治疗热痹,疗效满意。本方发散风湿与利湿清热相配,表里同治;苦燥渗利佐以补气养血,邪正兼顾,是治疗肢节沉重肿痛,舌苔白腻微黄,脉数等风湿热痹的良方。除此方外,刘老擅重用生甘草以泻火解毒,缓急止痛,生地黄清热凉血滋阴。同时根据临床不同证型选用连翘清热,薏苡仁、防己、滑石除湿,生黄芪益气除湿,海桐皮、忍冬藤活络止痛。

七四、桂枝芍药知母汤

1. **组成** 桂枝 12g,芍药 9g,甘草 6g,麻黄 12g,生姜 15g,白术 15g,知母 12g,防风 12g,附子 10g。

2. **功用** 通阳行痹,祛风逐湿。

3. **主治** 主治肢节疼痛,身体羸弱,脚肿如脱,头眩短气,温温欲吐,舌偏红苔白,脉濡数。

4. **用法** 水煎服,每日 2 次。

5. **方解** 方中麻黄、桂枝祛风通阳;白术、防风祛风除湿;芍药、知母养阴清热;附子温经散寒止痛;生姜、甘草和胃调中,全方合用有通阳行痹、散风化湿之效。

【评述】本方以关节疼痛肿胀灼热、风寒湿痹为辨证要点。现代常用于治疗风湿性关节炎、关节痛、类风湿性关节炎、坐骨神经痛、麻疹并发肺炎、腰腿痛、气管炎、肺源性心脏病伴心力衰竭、深部组织炎等。若见风偏胜者,加秦艽、独活;关节疼痛灼热,加忍冬藤、海桐皮、桑枝;寒偏胜者,加车前子、薏苡仁、泽泻;湿热下注者,加防己、海桐皮、萆薢;胸胁烦闷者,加柴胡、黄芩;渴急饮者,加天花粉、石斛。

七五、麻杏苡甘汤

1. **组成** 麻黄 6g,杏仁 8g,薏苡仁 15g,炙甘草 9g。
2. **功用** 解表祛湿。
3. **主治** 风湿一身尽疼,发热,日晡所剧者。
4. **用法** 水煎服,每日 2 次,微汗,避风。
5. **方解** 方中麻黄、杏仁解表宣肺,以疏散风邪;薏苡仁除湿清热;炙甘草和中,调和药性。诸药相伍,共奏发汗解表、祛风除湿之功效。

【评述】麻杏苡甘汤出自《金匮要略》,是张仲景治疗风湿所致周身疼痛的有效方剂,原文曰:"病者一身尽疼,发热,日晡所剧者,名风湿。此病伤于汗出当风,或久伤取冷所致也,可与麻黄杏仁薏苡甘草汤。"本方以麻黄辛温发汗,用薏苡仁甘寒利湿,亦是小发汗之法。《神农本草经》谓"薏苡仁味甘微寒,无毒。主筋急拘挛……风湿痹"。痹证湿热明显时,更不可以发大汗退热,而是在发汗的同时利湿,本方即承此意,虽组成简单,但如方药对证则疗效卓著。本方证多见于急、慢性关节炎或瘾疹而偏于湿热明显者。刘老强调临床应用以一身尽疼、午后发热加重、脉浮带数为辨证要点。若湿邪偏胜且从热化,加防己、桑枝、忍冬藤;风邪偏胜,加僵蚕、蝉蜕等。同时,刘老认为本方治疗上半身疼痛好,前方桂枝芍药知母汤治疗下半身疼痛好。

七六、当归四逆汤

1. **组成** 当归 12g,桂枝 9g,芍药 9g,细辛 3g,甘草 5g,通草 3g,大枣 12 枚。
2. **功用** 温经散寒,养血通脉。
3. **主治** 血虚寒厥证。手足厥寒,舌淡苔白,脉细欲绝或沉细者;或寒入经络而致腰、股、腿、足疼痛者。
4. **用法** 水煎服,每日 2 次。
5. **方解** 本方由桂枝汤去生姜,倍大枣,再加当归、细辛、通草而成。方中当归性甘辛温,补血和血,为血中之气药,养血通脉为君,合芍药以补营血之虚;通脉散逆,先去血中之邪,故以桂枝散太阳血分之风,细辛散少阴血分之寒;甘草、大枣益气健脾而资化源,同时调和诸药;重用大枣,既合当归、芍药以补营血,又防桂枝、细辛燥烈大过,伤及阴血;通草其性极通,善利九窍,通血脉关节,内通窍而外通营,诸药借其性而破阻滞,散厥寒。诸药相配,使营血充,阳气振,厥寒除,则手足自温,其脉可复。

【评述】 当归四逆汤出自《伤寒论》,云:"手足厥寒,脉细欲绝者,当归四逆汤主之。"成无己曰:"手足厥寒者,阳气外虚,不温四末,脉细欲绝者,阴血内弱,脉行不利,与当归四逆汤助阳生阴。"故刘老常选用该方治疗各类痹证,如肩周炎、类风湿性关节炎、雷诺病、冻疮、动脉硬化闭塞症等属血虚寒凝者。临证中刘老常配合生黄芪,以加强益气固表之力,取黄芪桂枝五物汤之意;或加入川芎,以加强行气活血止痛之功,通达气血,使药力得以达四末而血脉通畅,厥寒得散。

七七、玉 女 煎

1. **组成** 生石膏 15g,熟地黄 15g,麦冬 9g,知母 9g,牛膝 9g。
2. **功用** 清胃热,滋肾阴。
3. **主治** 胃热阴虚证。烦渴,头痛,牙痛,牙齿松动,牙龈出血,舌红苔黄而干。亦治消渴等。
4. **用法** 水煎服,每日 2 次。
5. **方解** 本方配伍,清阳脏火热与滋阴生津并用,以清阳明有余之热,滋少阴不足之阴。方中石膏、知母清胃泻火,润燥生津,熟地黄、麦冬滋肾养阴,壮水除烦,少用牛膝以导热引血下行。诸药合用,补泻并投,标本兼顾,共奏清胃滋阴之功。正如《成方便读》所言"人之真阴充足,水火均平,决不致有火盛之病。若肺肾真阴不足,不能濡润于胃,胃汁干枯,一受火邪,则燎原之势而为似白虎之证矣;方中熟地、牛膝以滋肾水,麦冬以保肺金,知母上益肺阴,下滋肾水,能治阳明独胜之火,石膏甘寒质重,独入阳明,清胃中有余之热"。

【评述】 玉女煎出自张景岳《景岳全书》,原文云:"水亏火盛,六脉浮洪滑大;少阴不足,阳明有余,烦热干渴,头痛牙疼,失血等证。"刘老常用此方治疗各类老年牙齿疾病,并曾使用此方治疗自身牙齿松动、疼痛,至今未再犯。他认为,老年患者肾精亏虚,"齿为骨之余,龈为胃之络",肾主骨,齿为骨之余,肾阴不足,虚火上炎,故易见牙齿疼痛、松动欲脱等症。在牙齿疾病的病症中,"阳明有余"与"少阴不足"两者一般同时存在,相互影响,只是由于患者体质、病邪性质以及邪气轻重等因素的差异,而表现各异,治疗当以此方随证加减。

七八、苍耳子散

1. **组成**　苍耳子10g,辛夷15g,白芷15g,薄荷6g。

2. **功用**　祛风通窍。

3. **主治**　风邪犯肺,鼻窍不通。鼻塞,鼻痒,鼻流浊涕不止,嗅觉缺失,或伴有前额头痛,舌苔薄白或白腻,脉浮。

4. **用法**　上为细末,每服二钱,用葱、茶调下。现代用法:水煎服,每日2次。

5. **方解**　本方所治病症,其病机在于风邪犯肺,鼻窍不通,故治宜祛风通窍。方中苍耳子"独能上达颠顶,疏通脑户之风寒",有祛风除湿,通窍止痛之功,善治各类鼻窍不通之症;白芷主手足阳明,上行头面,通窍表汗,除湿散风;辛夷通九窍,散风热,能助胃中清阳上行头脑;二者合用,以助苍耳子祛风通窍之功。薄荷既可助上三药散邪通窍,又能制其辛燥化热之弊,还可宣散壅遏之热邪,一药三用,使全方温中兼清,且其性下降,又使全方升中有降。诸药合用,标本同治,寒热并用,相制相成,共奏祛风散邪、宣通鼻窍之功。

【评述】苍耳子散出自宋《济生方》。刘老常用此方治疗急、慢性鼻炎、鼻窦炎及过敏性鼻炎等各类鼻窍失常疾病,凡证属风邪所致者均可使用本方加减治疗。刘老认为,鼻乃清窍,为肺之门户,其呼吸之畅通,嗅觉灵敏全赖清阳充养,如《灵枢》所言"肺气通于鼻,肺和则鼻能知臭香矣"。慢性鼻炎、鼻窦炎、过敏性鼻炎属中医学"鼻窒""鼻渊""鼻鼽""脑漏"范畴。鼻窒有虚实,实者,多责之心肺郁热、气血瘀阻;虚者,多责之肺、脾气虚,其病位在肺,风寒之邪袭肺,日久郁而化热,灼津为涕,致肺窍不利,肺气失宣,发为鼻窒。鼻渊多因风邪犯肺,郁而化热,灼腐生脓,滞留空窍,弥散清空,清浊不分,清窍闭塞,引发鼻塞流涕、头痛头涨、四肢疲劳,常因外感诱发及加重,与现代医学鼻窦炎相似,治疗关键是清肺化浊通窍,升清降浊是有效的治法。鼻鼽的特点是突然或反复瘙痒、打喷嚏、流鼻涕和鼻塞,与现代医学过敏性鼻炎相似。上述鼻病多由外感因素诱发,刘老均常用苍耳子散加减治疗。素体不足,肺气虚弱者,常合玉屏风散益气固表祛风;风热偏盛者,加金银花、蒲公英;肝火偏盛者,加柴胡、郁金、玄参;肺热壅盛者,加桑叶、桑白皮、黄芩等。

七九、百合地黄汤

1. **组成**　百合 30g,生地黄 15g。

2. **功用**　滋阴清热。

3. **主治**　百合病阴虚内热证。神志恍惚,沉默寡言,如寒无寒,如热无热,时而欲食,时而恶食,口苦,小便赤,舌质红少苔而干,脉弦细或细数。

4. **用法**　水煎服,每日 2 次。

5. **方解**　本方证主因心肺阴虚内热,百脉失和,而心神不安及饮食失调所致。阴虚内热,扰乱心神,故沉默寡言,欲卧不能卧,欲行不能行;情志不遂致脾失健运,故意欲饮食复不能饮食,时而欲食,时而恶食;阴虚生内热,故如寒无寒,如热无热,口苦,小便赤。其治法专以滋润为主。本方中百合味甘,性微寒,入肺、心、胃经,其色白,尤入肺经,能润肺益气、清心安神;生地黄味甘、苦,性寒,入心、肝、肾经,其色黑,尤入肾经,能清热凉血,养血生津,配伍百合,共奏滋养心肺、清热凉血之功。

【评述】百合地黄汤出自《金匮要略》,原文:"百合病,不经吐下发汗,病形如初者,百合地黄汤主之。"刘老常以此方治疗神经衰弱、抑郁症、失眠症、焦虑症、妇女更年期综合征等症见上述症状者。刘老认为,百合病不独为邪热伤肺,尤伤脑府,因肺气上通于鼻,而达于脑;同时肺为水之上源,肺热则小便黄,故此类精神疾病患者多伴有头眩头痛、小便黄赤等,这也是临床辨证的要点。口渴者酌加瓜蒌、麦冬、牡蛎生津润燥;胸闷、口苦、身重等湿热内盛者,加知母、滑石、石菖蒲以清热利湿;肝郁气滞者,加柴胡、郁金、合欢花、香附以疏肝解郁。

八〇、芍药甘草汤

1. **组成**　芍药 20g,甘草 12g。

2. **功用**　敛阴养血,缓急止痛。

3. **主治**　津液受损,阴血不足,筋脉失濡所致诸证。腿脚挛急,心烦,微恶寒,肝脾不和,脘腹疼痛。脉细数无力。

4. **用法**　水煎服,每日 2 次。

5. **方解**　方中白芍酸苦,入肝经,养血敛阴,柔肝止痛,平抑肝阳;甘草甘平,入走太阴,补中益气,泻火解毒,润肺去痰,缓急止痛,调和药性。白芍味酸,得木之气最纯,甘草味甘,得土之气最厚。二药伍用,酸甘化阴,阴复而筋得所养,则挛急自解,二者共奏敛阴养血,缓急止痛之功。

【评述】芍药甘草汤出自《伤寒论》,"伤寒,脉浮,自汗出,小便数,心烦,微恶寒,脚挛急。反与桂枝欲攻其表,此误也。得之便厥,咽中干,烦躁吐逆者,作甘草干姜汤与之,以复其阳;若厥愈足温者,更作芍药甘草汤与之,其脚即伸"。主治阴液耗损,不能濡养筋脉而造成的挛急、筋缓诸证。刘老常以此方用于治疗各种肌肉痉挛,如面肌痉挛、手足挛急、胃痉挛、颈椎综合征等,以及腹痛、痛经等病症,凡属阴血不足,筋脉失濡者,皆可使用,临证中芍药、甘草的用量要大,面肌痉挛者,可加入全蝎、蜈蚣、白附子等,合用牵正散之意;手足挛急者,根据不同病情酌情加入木瓜、伸筋草、桂枝等祛风散寒通络之品。如单纯属于阳虚寒甚,筋脉失于温煦所导致的痉挛,即"寒则收引"者,则不属于本方治疗范围。

八一、安神定志丸

1. **组成**　茯苓 30g,茯神 30g,人参 30g,远志 30g,石菖蒲 15g,龙齿15g。

2. **功用**　安神定志,益气镇惊。

3. **主治**　心胆气虚,心神不宁证。精神烦乱,失眠,梦中惊跳、怵惕,心悸胆怯,舌质淡,脉细弱。亦治癫痫及遗精。

4. **用法**　水煎服,每日 2 次。

5. **方解**　本方所治之证,当责之于心气不足,志乱不安,神燥不宁,治疗以益气安神镇惊为主。方中辰砂、龙齿重镇安神,定惊,远志、石菖蒲入心开窍,交通心肾,除痰定惊,同为君药。茯神养心安神,为臣药;茯苓、人参健脾益气,为佐药,协助君药宁心除痰。诸药合用,共奏安神定志,益气镇惊之功。本方中含有人参,故不宜与五灵脂、藜芦同服。

【评述】安神定志丸出自程钟龄《医学心悟》,原文载其治"有惊恐不安卧者,其人梦中惊跳怵惕是也,安神定志丸主之"。临床主要用于以烦躁、睡眠障碍、心悸为主要表现的心律失常、抑郁症患者。刘老常用此方治疗精神疾患见上述症状者,凡见失眠、心悸者,皆可加减使用。使用时多采用汤剂,改处方中朱砂 1g 冲服以定惊安神。气阴两虚者,多予原方合用生脉饮、甘麦大枣汤加减；肝血不足者，加入酸枣仁、柏子仁、首乌藤等。

第二节 独 创 验 方

一、调脂化浊丸

1. **组成** 制何首乌 75g，丹参 50g，桑椹 80g，杭白芍 45g，生黄芪 75g，党参 50g，麦冬 45g，生地黄 60g，西洋参 60g，山楂 45g，红曲 45g，五味子 25g。

2. **功用** 益肾健脾，祛痰化浊。

3. **主治** 肝浊（脂肪肝）。因饮食不节、缺乏锻炼，使脾肾受损、痰浊困阻，而致体型肥胖、精神萎靡、周身困乏、不耐劳累、纳食无味、夜寐欠安、大便黏腻不爽，舌质淡红，苔薄白或腻，脉弦或滑。

4. **用法** 上方一料，共为细末，炼蜜为丸，每丸 10g，每日 2 次，每次 1 丸。

5. **方解** 方中制何首乌、桑椹、生地黄、麦冬，滋阴益肾；白芍、五味子，味酸入肝脾心经，补脾益肾；黄芪、党参、西洋参，补益脾气；山楂、红曲、丹参活血化瘀、化痰降浊。

【评述】刘老指出，随着生活习惯、生活方式的改变，疾病谱也随之发生 相应变化。目前，现代人习惯于高脂饮食，且多静坐工作，缺乏必要锻炼，如此摄取过多，而代谢不足，导致高脂血症、脂肪肝成为现代社会的常见病、多发病。刘老通过长期临床实践体会认为肝浊一病，病机主要为脾胃失健运，升降失常，肾脏受损，虚不泄浊，造成营养物质过剩而堆积体内，日久成痰化浊，发为本病。刘老针对于此，治以益肾健脾、祛痰化浊为法，并创制调脂化浊方进行治疗。刘老鉴于本病治疗需长期服药方可获效，故变换剂型改为丸药，便于患者携带、服用。临床用之，常收显著疗效。

二、泻 肝 汤

1. **组成** 龙胆草 6g，栀子 9g，黄芩 10g，青黛 3g（冲服），全当归 6g，生地黄 12g，杭白芍 12g，醋柴胡 6g。

2. **功用** 清肝泻火，疏肝养阴。

3. **主治** 眩晕（肝火炽盛型），或因郁怒，或因忧思不解，导致肝气郁结，郁而化火,肝火上炎,扰乱脑窍,出现面红目赤、口干口苦、头晕耳鸣,甚者昏仆强直,舌质红、苔黄、脉弦数。

4. **用法**　水煎服,每日 2 次,早晚分服。

5. **方解**　方中以龙胆草、青黛为君,直折肝火;据《易经》所谓"水就湿,火就燥"之义,选当归、生地黄、芍药为臣,滋肝阴、益肝血、润肝木,勿使木燥,以绝火源;佐以栀子、黄芩,清透邪热,使热有所出,辅助君药,以防郁遏;柴胡为少阳、厥阴引经之药,又可疏肝理气,用其为使,可引药入肝,发挥其力。诸药相合,君臣佐使,共奏清肝泻火、止晕定眩之功效。

【评述】刘老认为,肝火炽盛的发生与患者体质密切相关。此类患者多为青壮年少之人,素体阳盛,若遇忧思郁怒等诱因,则"皆从火化",肝火上炎,扰动清窍,而致头晕耳鸣,甚则昏仆强直。此正如《素问·六元正纪大论》所谓"木郁之发……民病胃脘当心而痛,上支两胁,膈咽不通,食饮不下,甚则耳鸣眩转,目不识人,善暴僵仆"。刘老依据"热者寒之""木郁达之""火郁发之"之旨,提出该型眩晕的治疗当以清肝泻火为主,同时应辅以疏肝养阴之品。刘老解释,若治疗一味清泻肝火,则为"扬汤止沸"之举,稍一停药,死灰复燃,肝火旋起,徒劳无功,且长时间使用苦寒之品,又有损阳伤脾之虞。故适当配伍疏肝养阴之药,滋润肝木,则可釜底抽薪,绝其火源。刘老依据这一观点,制定泻肝汤,方中清润同用,标本同治,双管齐下,以收良效。

三、补肾生髓汤

1. **组成**　熟地黄 15g,当归 12g,生杭白芍 9g,阿胶 12g(烊化),续断 12g,桑寄生 12g,桑椹 15g,党参 12g,珍珠母 24g,酸枣仁 9g,白茯苓 12g,炙甘草 6g。

2. **功用**　补肾填精,养髓止眩。

3. **主治**　眩晕(肾精不足型),或先天不足、肾阴不充,或老年肾亏,或久病伤肾,或房劳过度,导致肾精亏耗,不能生髓,髓海不充,上下俱虚。症见:头晕,精神萎靡,耳鸣健忘,头重脚轻,腰膝酸软,遗精阳痿,舌质淡红,脉象沉细。

4. **用法**　水煎服,每日 2 次,早晚分服。

5. **方解**　方中以熟地黄、桑椹、桑寄生为君,补肾填精,取"乙癸同源""精血互生"之义;臣以当归、白芍、续断、阿胶,补血益精;以党参、白茯苓,健运脾胃,佐制君臣,防其滋腻生湿;更增珍珠母、酸枣仁,平潜肝阳,佐助止晕定眩之效;甘草为使,调和诸药。

【评述】刘老指出,此型眩晕者,多为年老、久病以致肾虚体衰之人,肾虚精亏,无以充海,"髓海不足,则脑转耳鸣,胫酸眩冒,目无所见,懈怠安卧"。肾精不足为此型眩晕证之病机根本,针对于此,刘老遵《难经·十四难》中"损其肾者,益其精"之论,以补肾填精、养髓止眩为法,创制补肾生髓汤。刘老以益精养血之品为君臣主药,并根据患者多为年老久病之人,其脏腑消化吸收功能衰退的特点,佐以健脾之品以助运化。综观全方,思虑周详,君臣佐使,配伍得当,补而不腻,实为填精养髓、止晕定眩之良方也。

四、补虚益损定眩汤

1. **组成** 生地黄 15g,怀山药 10g,枸杞子 12g,山茱萸 12g,菟丝子 9g,牛膝 24g,杜仲 10g,续断 9g。

2. **功用** 平补阴阳,养脑定眩。

3. **主治** 眩晕(阴阳两虚型),发病日久,伤损于肾,阴阳俱虚,以致头晕空痛,精神萎靡,少寐多梦,健忘耳鸣,腰酸遗精,齿摇发落。偏阴虚者,则兼颧红咽干,烦热形瘦,舌嫩红,少苔,脉细数;偏阳虚者,四肢不温,舌质淡,脉沉细无力。

4. **用法** 水煎服,每日 2 次,早晚分服。

5. **方解** 方中以生地黄、山茱萸滋补肾阴,杜仲、菟丝子温助肾阳,四药相合,共为君药以收平补阴阳之效;枸杞、山药益气养血,共为臣药;续断、牛膝,同为佐使,通达血脉,引药入肾。诸药相伍,共奏平补阴阳,养脑定眩之功效。

【评述】刘老论治阴阳两虚之眩晕,推崇张介宾之先天学说。张介宾在《灵枢·卫气》所提"上虚则眩"论的基础上,着重对"下虚致眩"做了补充论述。《景岳全书·眩晕》曰:"头眩虽属上虚,然不能无涉于下。盖上虚者,阳中之阳虚也;下虚者,阴中之阳虚也。阳中之阳虚者,宜治其气……阴中之阳虚者,宜补其精。"张氏之说着重强调了精气并补为治疗阴阳两虚眩晕的不二法门。刘老赞同张氏之见,但并未拘泥于张氏之说,而是结合自身体会,提出己见,认为阴阳俱虚之眩晕其发病根本在于肾,肾为阴阳水火之宅,主张以阴阳为纲论述眩晕的病因病机,以阴阳互生互长之论确定治疗大法。据此,刘老拟定补虚益损定眩汤,以平补阴阳、养脑定眩。对于阳虚偏甚者,刘老常增以鹿角胶、肉桂;对于阴虚甚者,则多加龟甲、鳖甲;对于年老体弱、脾胃消化功能较差者,刘老每每配以焦三仙助其运化。

五、胸 痹 饮

1. **组成** 全瓜蒌 15g,薤白 12g,何首乌 12g,三七 3g(冲服)。

2. **功用** 滋肾活血,通阳化浊。

3. **主治** 肾阴亏虚、心阳瘀阻型胸痹,或因年老肾亏,或因久病伤肾,或因劳累损精,肾虚则不能上承,心气失养,胸阳不振,浊阴内生,气血失调,导致心前区或胸骨后憋闷疼痛,固定不移,痛引肩背或臂内侧,伴或不伴短气,心悸不宁,腰膝酸软,头晕目眩。舌暗红,苔薄白,脉沉细无力者。

4. **用法** 水煎服,每日 2 次,早晚分服。

5. **方解** 本方以何首乌、瓜蒌为君药,滋肾阴,通心阳。心肾为水火之脏,肾之阴为全身阴液的根本,肾水充盛,则可上滋心阴,使心火不亢;心为火脏,心火旺盛则下温肾水,使肾水不寒。何首乌,《开宝本草》谓其"止心痛,益血气,黑髭发……久服长筋骨,益精髓……亦治妇人产后及带下诸疾"。《本草备要》谓其"补肝肾,涩精……养血祛风……为滋补良药,气血大和"。瓜蒌,《名医别录》谓其"治胸痹,悦泽人面"。薤白通阳散结,配合瓜蒌开胸涤痰,为臣药,俾使痰去结散,胸阳得展。佐以三七,活血化瘀、血脉通畅。全方从心肾着手,共奏滋肾活血、通阳化浊之功。

【评述】刘老指出胸痹(冠心病)发病多在四十岁以后,与衰老发生密切相关,人体衰老发生、发展的过程,也是肾元始亏、匮乏、衰微的过程,二者亦步亦趋。肾虚伴随衰老,衰老伴随本病,且现代冠心病的发病年龄与中医学肾元始衰的时间相吻合。以此推之,年老肾虚是冠心病发病的始动因子。五脏之中,心肾相通,关系密切。心肾以经络维系,上下联络,相互交通。《灵枢·经脉》对其描绘"肾足少阴之脉……其直者,从肾上贯肝膈,入肺中……其支者,从肺出络心,注胸中"。结构上的紧密联系,不仅决定了生理上相互依存,病理上亦相互影响。肾阳不足,心阳失助,鼓动无力,血行瘀滞,脉络痹阻,胸痛发作;肾阴亏虚,心阴失滋,心火偏亢,耗伤阴血,心脉不荣,脉道失润,塞涩作痛。故《景岳全书》明言"心本乎肾,所以上不宁者,未有不由乎下;心气虚者,未有不因乎精"。再次,肾元亏虚,痰浊、血瘀、阴寒诸邪随之丛生。一则,肾阳亏虚,心失温煦,阳不胜阴,阴寒内盛,寒性收引,则心脉挛急,发为胸痹心痛。二则,气化失司,运化失常,聚湿成痰,停聚心脉,阻滞气机,发为胸痹。三则,肾精虚损,生髓不能,血无所生,如《证治汇补》言"心血一虚,神气失守,神去则舍空,舍空则郁而停痰,痰居心位,此惊悸之所以肇端也"。四则,肾中元气为人体原动力,若元气不足,诸气必虚,推动无力,血行不畅,而成血瘀之患。据此,刘老提出,胸痹一病"肇始于肾""肾匮为根"的学术观点,并依据这一理论观点,确立"补肾""通阳""祛邪"为胸痹心痛治疗大法,创制胸痹饮一方,用于治疗肾阴亏虚、心阳瘀阻型冠心病。

临证之时,刘老针对患者自身情况,在胸痹饮的基础上灵活变化,加减用之,务求契合病机。若年老久病,肾亏严重,无力化精生气者,刘老常增以桑椹、桑寄生、牛膝、太子参,以补肾填精、益气养心;若胸阳不展者,辅以枳实通痹消滞,黄酒走窜血脉、扶阳宣通,以助瓜蒌、薤白畅达胸中阳气之功效;若瘀血显著者,选用川芎、当归、丹参、红花等,与三七伍用,活血养血,祛瘀而不伤正;若痰浊壅盛,胸中憋闷明显者,刘老则遵仲景之说,即"胸痹,胸中气塞,短气,茯苓杏仁甘草汤主之",合用茯苓、杏仁,从而配合瓜蒌以祛胸中之痰,或加藿香、佩兰等芳香化浊;若胸痛剧烈者,多用细辛、蒲黄、姜黄,辛散寒邪、行气导滞、畅通血脉,共奏止痛之效;若伴见心中悸动、惕惕不安者,则取法仲景所言"其人叉手自冒心,心下悸,欲得按者,桂枝甘草汤主之",加以桂枝、甘草,辛温扶阳、通血脉、止悸动;气滞较明显者,可加陈皮,厚朴以行气化浊。

六、热痹饮三方

1. 组成

Ⅰ号方:当归 12g,黄芩 9g,知母 12g,栀子 9g,连翘 12g,生甘草 12g,生薏苡仁 24g,防风 12g,防己 12g,羌活 12g,独活 12g,海桐皮 15g,忍冬藤 15g。

Ⅱ号方:当归 15g,生薏苡仁 24g,防己 12g,苦参 15g,滑石 15g(包煎),生甘草 12g,半夏 9g,黄芩 9g,连翘 12g,防风 12g,秦艽 12g,忍冬藤 15g,海桐皮 12g。

Ⅲ号方:当归 15g,生地黄 18g,知母 12g,黄芩 9g,连翘 12g,生甘草 15g,生薏苡仁 24g,苦参 12g,半夏 9g,防己 12g,防风 12g,海桐皮 12g,忍冬藤 15g,滑石 15g(包煎)。

2. 功用

Ⅰ号方:清热宣痹,祛湿通络。

Ⅱ号方：祛湿宣痹，清热通络。

Ⅲ号方：养阴清热，祛湿宣痹。

3. 主治 热痹。

Ⅰ号方：热盛证。多见于痹证初期，发病较急，病程较短。症见关节红肿疼痛，灼热感明显，皮肤可见环形红斑，伴发热，恶寒，口干喜饮，大便秘结，小便灼赤，舌质红，苔黄腻偏燥，脉象滑数。

Ⅱ号方：湿盛证。可见于痹证初起或复发期，患病关节肿胀较甚，疼痛重着，灼热感轻度或不明显，伴发热或身热不扬，身体沉重，疲乏无力，纳呆欲呕，大便溏，小便短黄，舌苔黄腻，脉濡滑而数。

Ⅲ号方：阴虚证。多见久患痹证反复发作之患者，其病程较长，患病关节疼痛，或有肿胀灼热感，甚则轻度变形，常伴低热，五心烦热，形体消瘦，口干咽燥，大便干结，小便短少，舌红无苔或苔少，脉细滑数。

4. 用法 水煎服，每日 2 次，早晚分服。

5. 方解

Ⅰ号方：方中黄芩、知母、栀子、连翘，清热泻火、解毒镇痛；防风、防己、羌活、独活、生薏苡仁，祛风胜湿，通其滞塞；海桐皮、忍冬藤，祛风湿、通经络、消肿痛；当归、甘草，充实正气，鼓动血脉，调畅气血，既利于他药发挥效力，又具止痹痛之功。诸药相合，清热宣痹、祛湿通络，实乃治疗热痹证之良方。

Ⅱ号方：方中以防己、苦参苦寒燥湿，半夏辛温燥湿，滑石、薏苡仁淡渗利湿，五药相合，共祛湿邪；以防风、秦艽，驱散风邪；黄芩、连翘，清热解毒，共逐热邪；忍冬藤、海桐皮、当归，通经络、畅气血、止痹痛；生甘草，调和药性，兼以清热止痛。诸药配伍，相辅相成，共奏祛湿宣痹、清热通络之功效。

Ⅲ号方：方中以生地黄、当归润燥滋阴，知母、黄芩、连翘、忍冬藤清热养阴；防己、苦参、半夏、滑石、薏苡仁清利湿浊；防风、海桐皮，祛风胜湿、通利经络；生甘草，调和诸药，兼以清邪热、止痹痛。诸药相配，共奏养阴清热、祛湿宣痹之功。

【评述】刘老认为，热痹的发病主要取决于两大因素，即患者的体质和感受外邪的性质。刘老指出，就患者体质而言，素体阴虚阳盛者，感受风、寒、湿邪，容易发生热痹；以感受外邪而论，风、湿、热邪相兼侵袭人体，湿热蕴蒸，亦能产生热痹。此外，风、寒、湿三痹经久不愈，邪留经络，郁而化热，也可转化为热痹。刘老总结，热痹实乃湿与热相搏，流注关节，阻于经络，气血运行不畅所致；其病因应以湿热为源，兼有风寒；其临床表现有热偏盛和湿偏盛之异，其兼证可见寒象而成寒热错杂之证，而热邪最易伤阴，故热痹每有阴虚见证。据此，刘老将热痹分为热盛型、湿盛型、阴虚型，临床之时辨证施治。对于热痹热盛证，刘老治以清热祛湿、宣痹通络之热痹Ⅰ号方，服用该方 15 剂后，一般均能退热，关节疼痛明显减轻，若能治疗月余，效果更好。对于热痹湿胜证，刘老以祛湿宣痹、清热通络为法，给予热痹Ⅱ号方治疗，服用该方 20 剂，发热可除，关节肿胀疼痛可明显减轻，全身症状均能改善。对于热痹阴虚证，刘老以养阴清热、祛湿宣痹为治则，给予Ⅲ号方治疗，服用上方 10~20 剂，一般低热能够逐渐减退，关节疼痛症状减轻，关节肿胀消除，关节活动困难亦随着症状好转，运动功能逐步恢复。刘老强调，热痹多见于痹证初起或复发期，是疾病的一个阶段。治疗时一旦热邪已除，黄芩、栀子、连翘等清热泻火药物就当及时减去。但风湿之邪缠绵难愈，祛风胜湿之品须继续使用，同时还应增加调理气血之品以善后，如此则可扶正与祛邪并举，增强疗效，缩短病程。热痹后期患者，久病多虚，正气亏损，以致余邪留恋，治疗之时又当参以补气养血之药，如黄芪、太子参、当归、白芍等，以辅助正气，鼓动血脉，逐邪外出，方达祛邪务尽之目的。

七、肾炎经验方

1. 组成 猪苓 12g，茯苓 15g，泽泻 12g，阿胶 9g，滑石 15g，苇茎 24g，金银花 12g，连翘 12g，玉竹 12g，白芍 9g。

2. 功用 清利湿热。

3. 主治 慢性肾小球肾炎，可由急性肾小球肾炎发展而来，也可起病之时即为慢性改变，临床常以蛋白尿、血尿、高血压、水肿为主要临床表现。该病相当于中医学中"水肿""水气"范畴，其特点主要为湿热伤肾，治疗以清补兼顾为法。

4. 用法 水煎服，每日 2 次，早晚分服。

5. 方解 本方以猪苓汤为基础方，增金银花、连翘、苇茎、白茅根，以助清热祛湿之功；辅以太子参，健运脾胃，脾健则升，胃和则降，脾胃升降得调，则湿热之邪易化；反佐生地黄、玉竹、白芍、生甘草，滋养阴液以杜利水伤阴之虞。诸药配伍，和缓不峻、补而不滞、利而不伤，既可清利湿热，又能育阴固本，实为治疗肾炎之良方。

【评述】刘老认为，慢性肾炎病程较久，单纯的实证或单纯的虚证较为少见，其病机常表现为虚中夹实、实中夹虚、虚实错杂。其正虚主要有肺、脾、肾之不同，然尤以肾虚最为关键；其邪实主要责之水湿、热毒、瘀血等，诸邪是导致疾病不断加重、发展的条件。对其治疗，刘老主张"主以治肾，辅以健脾，兼以祛邪"。刘老认为仲景猪苓汤既可清下焦湿热，又可以滋少阴之源，十分切合湿热伤肾的病机特点，实为治疗肾炎的一张良方。